Kohlhammer

Konzepte und Methoden der
Klinischen Psychiatrie

Herausgegeben von
Wolfgang Gaebel
Franz Müller-Spahn

Rolf-Dieter Stieglitz

Diagnostik und Klassifikation in der Psychiatrie

Verlag W. Kohlhammer

1. Auflage 2008

Umschlag: Gestaltungskonzept Peter Horlacher
Gesamtherstellung:
W. Kohlhammer Druckerei GmbH + Co. KG, Stuttgart
Printed in Germany

ISBN-13: 978-3-17-018944-7

Gewidmet meinem Freund
Dr. phil. Dr. med. Rolf Saupe,
der leider viel zu früh verstorben ist.

Inhalt

Vorwort

Die psychiatrische Diagnostik und Klassifikation hat seit einigen Jahren nach einer langen Zeit der Stagnation in der Forschung, vor allem aber auch mangelnder Akzeptanz in der Praxis, kontinuierlich an Bedeutung gewonnen. Belege für diese Entwicklung sind eine kaum noch zu überblickende Fülle von Publikationen in Fachzeitschriften zu rein diagnostischen Fragestellungen oder die zunehmende Neu- oder Weiterentwicklung von diagnostischen Verfahren wie auch die Übersetzung und Validierung fremdsprachiger Instrumente. Dieser Aufwärtstrend zeigt sich in einem zunehmenden Angebot an Aus-, Fort- und Weiterbildungsveranstaltungen zur Vermittlung praktischer Fertigkeiten in der Anwendung diagnostischer Verfahren und Methoden.
Die Gründe für diese Entwicklung sind vielfältig:

- Seit Einführung des DSM-III, dem Klassifikationssystem der American Psychiatric Association (APA) Anfang der 80er Jahre, wurde erstmals ein System vorgelegt, dessen Anwendung eine hinreichend reliable Erfassung psychiatrischer Störungen ermöglichte.
- Eine Voraussetzung hierfür war die Definition psychischer Störungen basierend auf expliziten diagnostischen Kriterien (sog. operationalisierte Diagnostik), die zudem eine empirische Überprüfung dieser Störungen im Hinblick auf ihre Validität ermöglichen.
- Die Verfügbarkeit von Instrumenten für die Diagnosenstellung (u.a. Interviews), die nochmals die Zuverlässigkeit der Erfassung erhöhte.

Jedoch nicht nur diese sog. **klassifikatorische Diagnostik** hat weiter an Bedeutung gewonnen, gleiches gilt auch für den Bereich der **symptomatologischen** und **syndromalen Diagnostik**. Hier ist ebenfalls eine Vielzahl von Entwicklungen festzustellen. Dies betrifft vor allem die Entwicklung oder Weiterentwicklung von Untersuchungsverfahren, die in unterschiedlichen Kontexten einsetzbar sind (Grundlagen- sowie Therapie- und Verlaufsforschung) und ein weites Spektrum klinisch relevanter Aspekte abdecken (zunehmende Differenzierung psychischer Phänomene).
Das **Ziel des vorliegenden Bandes** ist, diese Entwicklungen und den aktuellen Stand der psychiatrischen Diagnostik und Klassifikation darzustellen. Im Einzelnen soll dabei auf folgende Bereiche eingegangen werden:

(1) Zunächst wird eine allgemeine Einführung in die Grundlagen psychiatrisch-psychotherapeutischer Diagnostik und Klassifikation, vor allem begrifflicher Art gegeben.
(2) Im Anschluss daran wird auf die unterschiedlichen Funktionen und Assessmentziele der psychiatrisch-psychotherapeutischen Diagnostik eingegangen.
(3) Ein kurzer historischer Abriss soll einerseits die Entwicklung der letzten 50 Jahre skizzieren, andererseits ein Verständnis für die aktuellen Entwicklungstendenzen liefern.
(4) Kernstück des Buches stellen die drei Unterscheidungsebenen psychiatrischer Diagnostik – Symptom, Syndrom und Diagnose bzw. Störung – dar. Diese werden jeweils umfassend dargestellt hinsichtlich der Bereiche Kennzeichen, Funktionen, spezielle Aspekte und Probleme, Instrumente sowie Evaluationskriterien. Dabei werden vor allem auch anwen-

dungsbezogene Aspekte berücksichtigt und praktische Beispiele zur Veranschaulichung gegeben.

(5) Im Kapitel zum diagnostischen Prozess und zur multimodalen Diagnostik werden die in den vorausgegangenen Kapiteln diskutierten Aspekte integriert und auf die damit verbundenen Problembereiche eingegangen.

(6) Die vielfältigen neueren Entwicklungen der letzten Jahre werden in einem eigenen Kapitel aufgegriffen und hinsichtlich ihres Nutzens diskutiert.

(7) Abschließend werden Defizite und zukünftige Forschungsziele im Bereich der psychiatrisch-psychotherapeutischen Diagnostik und Klassifikation aufgezeigt.

Diagnostik und Klassifikation haben keinen Selbstzweck. Ihnen kommt in der **klinischen Praxis** in der Therapie eine entscheidende Funktion zu. Sind diagnostische Einschätzungen falsch, resultieren daraus oft falsche Behandlungskonsequenzen mit u.U. weitreichenden Folgen für den Patienten und auch das Gesundheitswesen in Folge von Mehrkosten. Erhebungsinstrumente und Klassifikationsansätze, die auch psychometrischen Kriterien genügen, sind daher von großer Bedeutung. Vor allem auch bei Überlegungen zur Qualitätssicherung geht es um den Einsatz adäquater diagnostischer Methoden (Prozessqualität) wie auch um die Evaluation der durchgeführten Maßnahmen (Ergebnisqualität). Jedoch auch in der **Forschung** ist eine reliable und valide Diagnostik eine zentrale Voraussetzung für die Aussagekraft von Studien (externe Validität) und die Vergleichbarkeit von Studien.

1 Allgemeine Einführung

Diagnostik und Klassifikation sind zentrale Begriffe der Psychiatrie, wobei Diagnostik der übergeordnete ist: „Geht man von der Wortbedeutung aus (Dia: durch, hindurch, zwischen, auseinander; Gnosis: Erkenntnis) könnte man Diagnostik als Erkenntnisgewinn zur Unterscheidung von Objekten auffassen" (Wottawa und Hossiep 1987, S. 3). Klassifikation bedeutet sowohl die Einteilung und Anordnung von klinisch bedeutsamen Phänomenen (z.B. Symptome), die durch gemeinsame Merkmale gekennzeichnet sind, in ein nach Klassen eingeteiltes System (= Klassifikationssystem; vgl. auch Abschnitt 4.3) als auch den Vorgang der Zuordnung (in diesem Fall einer Person) zu vorgegebenen Klassen (Baumann und Stieglitz 2005).

Aufgrund des größeren Bedeutungsumfangs des Begriffs Diagnostik soll auf diesen zunächst ausführlicher eingegangen werden. Psychiatrische Diagnostikkonzepte sind eng mit psychologischen Ansätzen verbunden. Jäger (1988b, S. 3) definiert die psychologische Diagnostik als

„eine wissenschaftliche Disziplin. Ihre Funktion besteht darin, eine Methodologie zu entwickeln und anzuwenden. Die Methodologie wird aufgefasst als das Insgesamt von Regeln, Anleitungen, Algorithmen etc. zur Bereitstellung von Instrumenten. Sie dient sowohl der Gewinnung psychologisch relevanter Charakteristika von Merkmalsträgern als auch der Integration gegebener Daten zu einem Urteil. Außerdem wird sie eingesetzt zur Vorbereitung und Evaluation von Entscheidungen. Als Merkmalsträger gelten Einzelpersonen und Personengruppen, Institutionen, Situationen, Gegenstände etc. Die Methodologie kommt in der praktischen Tätigkeit beim Diagnostizieren und Prognostizieren zum Tragen."

Eine Erweiterung dieser Überlegungen durch Einbeziehung von Veränderungsprozessen als Gegenstand der Diagnostik findet sich bei Amelang und Zielinski (1997, S. 3):

„Psychodiagnostik ist eine Methodenlehre im Dienste der Angewandten Psychologie. Soweit Menschen die Merkmalsträger sind, besteht die Aufgabe darin, interindividuelle Unterschiede im Verhalten und Erleben sowie intraindividuelle Merkmale und Veränderungen einschließlich ihrer jeweils relevanten Bedingungen zu erfassen, dass hinlänglich präzise Vorhersagen künftigen Verhaltens und Erlebens sowie deren evtl. Veränderungen in definierten Situationen möglich werden."

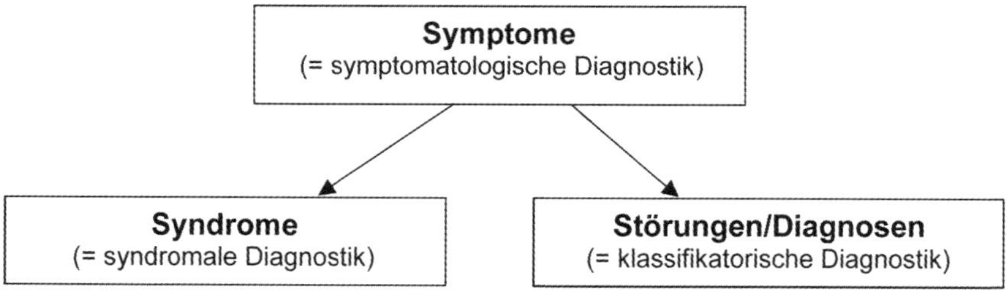

Abb. 1: Beschreibungsebenen psychischer Phänomene

Im Folgenden soll der Begriff der psychiatrischen Diagnostik als Oberbegriff zur Kennzeichnung einer Vielzahl verschiedener Ansätze auf sehr unterschiedlichen Ebenen verwendet werden.

In der Psychiatrie werden verschiedene begriffliche Unterscheidungen bezüglich der hierarchisch anzuordnenden Beschreibungsebenen zur Kennzeichnung psychischer Phänomene getroffen (vgl. Abbildung 1). Die elementarste Ebene stellt das sog. **Symptom** dar. Interindividuell überzufällig häufig gemeinsam auftretende Symptome oder Symptomkomplexe werden in der Regel als **Syndrome** bezeichnet. Syndrome werden zu **Störungen**, wenn es Belege dafür gibt, dass die Konstellation von Symptomen als nicht unabhängig voneinander anzusehen ist. Hinweise hierfür ergeben sich z. B. aus dem natürlichen Verlauf von Störungen, der Familiengeschichte oder eventuellen biologischen Korrelaten. Der Begriff der Störung hat sich inzwischen auch im Bereich psychiatrischer Klassifikationssysteme eingebürgert und die Kennzeichnung derartiger Störungen soll im Folgenden zur Vereinfachung mit dem Begriff der **Diagnose** gleichgesetzt werden. Auf der höchsten Ebene ist der Begriff der **Krankheit** anzusiedeln. Von Krankheit spricht man dann, wenn für einzelne Störungskomplexe eine spezifische, gemeinsame Ätiologie und, wenn möglich, auch ein einheitliches Ansprechen auf Therapie angenommen werden kann. Die meisten psychiatrischen Krankheiten können im Gegensatz zu somatischen Erkrankungen auf diesem Abstraktionsniveau bisher nicht definiert werden und sind daher primär auf der Störungsebene anzusiedeln. Der Begriff der Störung wurde z. B. in der ICD-10 zudem eingeführt, um die nicht unproblematischen Begriffe Krankheit oder Erkrankung zu vermeiden. Entsprechend den verschiedenen Beschreibungsebenen soll nachfolgend auch von der **symptomatologischen, syndromalen** oder **klassifikatorischen Diagnostik** gesprochen werden.

Neben der Differenzierung auf diesen unterschiedlichen Beschreibungsebenen psychischer Phänomene sind noch weitere Unterscheidungen zu treffen. Unter einer **Klinischen Diagnostik** soll nach Stieglitz (2006a) die zielgerichtete Anwendung der Methoden, Verfahren und Strategien der psychologischen Diagnostik auf Fragestellungen der Klinischen Psychologie, Psychiatrie und Psychotherapie verstanden werden. Es geht dabei um die Messung und Beschreibung intra- wie interindividueller psychischer/psychologischer Unterschiede, wobei vor allem der intraindividuelle Aspekt (Veränderung) von besonderer Bedeutung ist.

Psychiatrische und Klinische Diagnostik ist im Wesentlichen eine Diagnostik, die unterschiedliche Ebenen im Sinne eines **multimodalen Ansatzes** (vgl. auch Abschnitt 5.2) berücksichtigen muss. Der **biologischen Datenebene** kommt eine besondere Bedeutung zu, sie ist jedoch im Hinblick auf die Diagnostik psychischer Störungen am wenigsten weit elaboriert. Bisher lassen sich für die meisten psychischen Störungen kaum eindeutige bzw. nur inkonsistente Beziehungen zwischen psychischen und biologischen Phänomenen nachweisen, die eine hinreichend zuverlässige Erstellung einer Nosologie (Krankheitslehre) ermöglichen bzw. die Möglichkeit einer Diagnosenstellung erlauben. Von daher steht in der vorliegenden Arbeit die **psychologische Datenebene** (vgl. hierzu im Detail Abschnitt 5.2) im Zentrum der Ausführungen. Dabei sollen die Möglichkeiten und Grenzen der Erfassung psychiatrisch relevanter Phänomene auf der psychologischen Datenebene im Vordergrund stehen. Der Schwerpunkt liegt weiterhin auf den Teilbereichen Erleben und Verhalten, denen in Praxis wie Forschung die größte Bedeutung zukommt. Ausführliche Darstellungen zur biologischen Datenebene finden sich in Lehrbüchern wie Berger (2004), Gaebel und Müller-Spahn (2002) sowie Möller (2006).

2 Relevanz von Diagnostik und Klassifikation in der Psychiatrie und Psychotherapie

2.1 Allgemeine Überlegungen

Diagnostik und Klassifikation haben vor allem in den letzten Jahrzehnten eine zunehmende Bedeutung bekommen. Während früher beide unter Begründungen wie Stigmatisierung oder Belastung der therapeutischen Beziehung oft eher kritisch gesehen bzw. sogar abgelehnt wurden, wird ihre Bedeutung heute kaum noch in Frage gestellt. Hierfür sind verschiedene Entwicklungen verantwortlich (s. im Detail Kapitel 3):

- Operationalisierung psychischer Störungen (vgl. Abschnitt 4.3),
- Zunahme von Verfahren, vor allem solchen, die auch für den Anwender in der Behandlung relevant sind (u.a. Evaluation Therapieerfolg; s. Abschnitt 4.2),
- externe Forderungen nach Qualitätssicherung,
- Entwicklung von neuen Therapieverfahren, deren Wirksamkeit entsprechend belegt werden muss,
- Entwicklung von Leitlinien, in denen mehr oder weniger differenziert Anforderungen an eine qualifizierte Diagnostik formuliert werden.

Tab. 2.1: Aufgaben der Diagnostik in der Psychotherapie in Anlehnung an Laireiter (2000)

Aufgaben	Funktionen
Beschreibung und Identifikation	Deskriptive Funktion
Konzeption therapeutischer Problemstellungen	Fallkonzeption
Selektion therapeutischer Ziel- und Problembereiche	Therapiezielbestimmung
Klassifikation (Diagnosestellung, ggf. Komorbidität, Differentialdiagnose)	Klassifikatorische Funktion
Selektion von Interventionsstrategien, Zuweisung zu spezifischen therapeutischen Interventionen	indikative Funktion (Indikation)
Prognose der Entwicklung der Symptomatik (Verlauf), Therapieresponse, Therapieerfolg usw.	prognostische Funktion
Verlaufs- und Qualitätskontrolle sowie Therapie- und Prozesssteuerung	Kontroll- und Steuerungsfunktion
Dokumentation	Dokumentationsfunktion
Evaluation und Erfolgsmessung	evaluative Funktion
Therapie	therapeutische Funktion

2.2 Ziele und Funktionen

Perrez (1985) unterscheidet bezogen auf die klinisch-psychologische Diagnostik folgende Funktionen, die auch auf den psychiatrisch-psychotherapeutischen Bereich übertragen werden können (s. a. Baumann und Stieglitz 2003):

- Beschreibung,
- Klassifikation,
- Erklärung,
- Prognose,
- Evaluation.

Beschreibung umfasst die Quantifizierung des Ausgangszustandes und ggf. seiner Veränderung. Unterschieden wird dabei zumeist zwischen folgenden Ebenen: Symptom – Syndrom – Diagnose/Störung (vgl. im Detail auch Kapitel 1). *Klassifikation* umfasst die Zuordnung einer Person zu Klassen eines Klassifikationssystems (Diagnosen) sowie die Zuweisung zu Interventionen. *Erklärung* beinhaltet den Beitrag erhobener Informationen und Daten zum Verständnis z. B. der Entstehung psychischer Störungen. *Prognose* bedeutet die Vorhersage des natürlichen oder durch Interventionen beeinflussten Verlaufs psychischer Störungen und *Evaluation* die Bewertung der z. B. durch Interventionen induzierten Veränderungen. Im Hinblick auf die Psychotherapie spezifiziert Laireiter (2000) diese Aspekte weiter, wie sie in Tabelle 2.1 aufgeführt sind.

2.3 Dimensionen psychiatrisch-psychotherapeutischer Diagnostik

Versucht man eine Systematisierung diagnostischer Dimensionen, so bieten sich als Ausgangspunkt die Überlegungen von Pawlik (1976) an. Er differenziert zwischen Status- vs. Prozessdiagnostik, norm- vs. kriterienorientierter Diagnostik, Testen vs. Inventarisieren, Diagnostik als Messung vs. Diagnostik als Information für und über Behandlung. **Statusdiagnostik** beinhaltet die Erfassung eines interessierenden Phänomens zu einem definierten Zeitpunkt (z. B. Stärke des depressiven Syndroms zu Therapiebeginn), **Prozess- oder Verlaufsdiagnostik** die kontinuierliche oder auf bestimmte Messzeitpunkte festgelegte Erfassung von Merkmalen (z. B. Veränderung der Depressivität im Verlauf einer Therapie). **Normorientierte Diagnostik** zielt darauf ab, die relative Position einer Person in Bezug zu einer definierten Vergleichspopulation zu bestimmen (z. B. Ausmaß der Depressivität eines Patienten im Vergleich zu Gesunden), eine **kriterienorientierte Diagnostik** dagegen versucht zu erfassen, inwieweit ein Patient ein definiertes Kriterium oder (Therapie-)Ziel erreicht (z. B. Erfüllung von Alltagsanforderungen). **Testen** beinhaltet die Bewertung von z. B. Symptomen mittels einer Ratingskala und dadurch die Quantifizierung eines Syndroms. Beim **Inventarisieren** dagegen geht es um die (vollständige) nicht quantifizierende Erfassung von Phänomenen (z. B. Zusammenstellung aller depressiver Kognitionen). **Diagnostik als Messung** dient der Quantifizierung von Merkmalen (z. B. depressives Syndrom), während **Diagnostik als Information für und über Behandlung** die direkte Umsetzung diagnostischer Informationen zur Therapieplanung und -durchführung beinhaltet (z. B. Erfassung der Veränderung der Therapiestrategien bei persistierender Symptomatik mittels einer Ratingskala; vgl. auch Abschnitt 4.2.6).

Diese Dimensionen haben auch Ihre Gültigkeit für die klinisch-psychologische und psychiatrische Diagnostik, wie auch wiederholt anderen Orts gezeigt werden konnte (z. B. Baumann 1990; Stieglitz 2000). Im Hinblick auf die speziellen Funktionen einer psychiatrisch-psychotherapeutischen Diagnostik sind jedoch einige Ergänzungen bzw. Erweiterungen sinnvoll, wie sie in Tabelle 2.2 aufgeführt sind.

Tab. 2.2: Dimensionen einer Klinischen Diagnostik (Stieglitz 2006 a)

Dimensionen	Diagnostische Zielsetzungen
unimodal ⇳ multimodal	Erfassung Facette, Ausschnitt ⇳ Erfassung eines weiten Spektrums (Breitbanderfassung)
dimensional ⇳ kategorial	Schweregraderfassung, Quantifizierung ⇳ Klassifikation
störungsübergreifend ⇳ störungsbezogen	universelle und vergleichende Erfassung ⇳ spezielle und konstruktnahe Erfassung
theoriebezogen ⇳ nicht-theoriebezogen	therapieorientierte/interventionsspezifische Erfassung ⇳ allgemeine Einsetzbarkeit
Statusdiagnostik ⇳ Verlaufsdiagnostik	Ist-Zustand (diagnostisch oder prognostisch) ⇳ Prozess- oder Veränderungserfassung

- **uni- versus multimodal**

Unter einer **unimodalen Diagnostik** soll die Anwendung *eines* Verfahrens oder *einer* Verfahrensgruppe verstanden werden. So kann etwa der Einsatz des *Beck-Depressions-Inventars (BDI)* zur Schweregradquantifizierung im Therapieverlauf hilfreich sein, um den Therapiefortschritt zu evaluieren (vgl. auch Anwendungsbeispiel in Abschnitt 4.2). Eine unimodale Diagnostik wird jedoch den vielfältigen Facetten psychischer Störungen oft nicht gerecht. So lässt sich z.B. der depressive Patient über das Depressive hinaus durch verschiedene andere, klinisch relevante Merkmale charakterisieren (z.B. Ängstlichkeit, soziale Unsicherheit, körperliche Beschwerden). Davon abzugrenzen ist daher eine sog. **multimodale oder multimethodale Diagnostik** (Seidenstücker und Baumann 1987; im Überblick Baumann und Stieglitz 2001), wie sie zwischenzeitlich als Standard akzeptiert wird, vor allem im Bereich der Forschung. Hier ist das Ziel, den vielfältigen Facetten eines Menschen dadurch gerecht zu werden, alle relevanten Ebenen zu berücksichtigen und mittels geeigneter Methoden und Instrumente abzubilden. In der klinischen Praxis ist eine derartige, alle Aspekte der Störung berücksichtigende Diagnostik jedoch ein Ideal, das kaum bei jedem Patienten realisierbar ist. Hier gilt es im Einzelfall das im Hinblick auf das oder die im Vordergrund stehenden Assessmentziele entsprechende Verfahren auszuwählen. Ausführlich wird hierauf in Abschnitt 5.2 eingegangen.

- **dimensional versus kategorial**

Die Klinische Diagnostik befindet sich im Schnittfeld der Anforderungen und Denkweisen der Klinischen Psychologie und der Psychiatrie. Während erstere ihren Ursprung in der Psychologie hat und damit eine eher dimensionale Betrachtungsweise psychischer Phänomene im Blickfeld hat (z.B. unterschiedliche Dimensionen zur Beschreibung der Persönlichkeit wie Extraversion oder Neurotizismus), ist die psychiatrische Denkweise eher einer kategorialen Betrachtungsweise psychischer Störungen verpflichtet (z.B. Schizophrenie: vorhanden oder nicht vorhanden). Beide Zugangsweisen zur Charakterisierung psychischer Störungen lassen sich zudem durch weitere Unterschiede kennzeichnen (vgl. Maier und Philipp 1993

Tab. 2.3: Unterschiede zwischen kategorialer und dimensionaler Diagnostik (in Anlehnung an Maier und Philipp 1993)

kategoriale Diagnostik	dimensionale Diagnostik
klassifikatorische Zuordnung	Schweregradbestimmung
Beurteilungszeitraum Krankheitsepisode	Beurteilungszeitraum meist eine Woche
Beurteilung der Symptome nach vorhanden/ nicht vorhanden	Beurteilung der Symptome meist nach Intensität (z. B. nicht vorhanden-leicht-mittel-schwer; z. T. nach Dauer, Häufigkeit)
z. T. unterschiedliche Gewichtung von Symptomen	gleiche Gewichtung von Symptomen
z. T. Subtypisierung anhand bestimmter Symptommuster (z. B. paranoide Schizophrenie)	Beurteilung der Gesamtheit der Symptome eines bestimmten Syndroms (z. B. depressives Syndrom)
Prognosestellung, Identifikation homogener Patientengruppen, Therapieindikation	Deskription im Querschnitt und im Verlauf, Bewertung von Therapieeffekten

sowie Abschnitt 4.2 und 4.3), wie sie in Tabelle 2.3 aufgeführt sind. Zunehmend findet sich jedoch eine Konvergenz der dimensionalen und kategorialen Sichtweisen zumindest auf der Ebene der Messinstrumente, wo versucht wird, beide zu integrieren (vgl. Abschnitt 6.3).

- **störungsübergreifend versus störungsbezogen**

Entsprechend den unterschiedlichen Anforderungen und Zielvorstellungen einer Klinischen Diagnostik bedarf es des Einsatzes unterschiedlicher Verfahren. Gilt es z. B. im Rahmen einer Ambulanz eine Standardtestbatterie zur Dokumentation *aller* Patienten oder auch eine Basisdokumentation stationär behandelter Patienten zusammenzustellen, sind andere Verfahren zu berücksichtigen als bei der Zusammenstellung einer Testbatterie für Patienten z. B. mit einer sozialen Phobie. Hier bietet sich eine Unterscheidung zwischen einer störungsübergreifenden vs. störungsbezogenen Diagnostik an. Bei **störungsübergreifenden Verfahren** handelt es sich um solche, die bei (fast) allen Störungsgruppen anwendbar sind. Exemplarisch zu nennen ist auf der Ebene der Selbstbeurteilungsverfahren die *Symptom Checkliste* (SCL-90-R, Franke 2002), auf der Ebene der Fremdbeurteilungsverfahren das *AMDP-System* (vgl. im Überblick Stieglitz 2000 sowie Abschnitt 4.1).

Demgegenüber finden sich Verfahren, die von der Grundintention her im Hinblick auf bestimmte Störungsgruppen entwickelt worden sind, sog. **störungsbezogene Verfahren**. Dies gilt vor allem für Verfahren aus dem Depressionsbereich (vgl. Stieglitz 2000), wie z. B. die *Hamilton-Depressions-Skala* (HAMD), die *Montgomery-Åsberg-Depressions-Rating-Skala* (MADRS) oder die *Bech-Rafaelsen-Melancholie-Skala* (BRMS). Alle wurden ursprünglich nur für Patienten mit einer Depression entwickelt, finden oft jedoch auch bei anderen Störungen Anwendung, wobei dies nicht unproblematisch ist (z. B. unterschiedliche Dimensionalität; vgl. Abschnitt 4.2). Im Zusammenhang mit einer zunehmenden Differenzierung therapeutischer Interventionen zeigt sich jedoch auch eine Zunahme von Verfahren, die sich stark an Störungen und deren Operationalisierung in Klassifikationssystemen orientieren (vgl. Abschnitt 6.1).

- **theoriebezogen versus nicht-theoriebezogen**

Mit der oben erwähnten Unterscheidung einer störungsbezogenen bzw. störungsübergreifenden Diagnostik eng zusammenhängend ist auch die Differenzierung einer an einer (Therapie-)**Theorie orientierten Diagnostik** und einer solchen ohne eine spezielle Orientierung an einer Theorie, eine sog. **nicht-theoriebezogene Diagnostik**. Betrachtet man die meisten diagnostischen Verfahren, die in der Psychiatrie und Psychotherapie Anwendung finden, so zeigt sich, dass diese nicht der theoriebezogenen Richtung zuzuordnen sind. So ist z. B. die am häufigsten eingesetzte Depressionsskala, die HAMD, aus keiner spezifischen Theorie abgeleitet; implizit kann man jedoch am Inhalt der Skala erkennen, dass sich der Autor stark am Konzept der in den 60er Jahren favorisierten endogenen Depression orientiert hat, in der vor allem auch somatische Symptome (z. B. Schlafstörungen, Appetit) eine wichtige Rolle spielen (vgl. Stieglitz 2000).

Im Kontext der nicht-theoriebezogenen Diagnostik wird auch das Problem der **technologischen Auswahl** von Verfahren diskutiert (Baumann und Stieglitz 2003): Oft werden Verfahren ausgewählt oder müssen sogar ausgewählt werden, weil sie sich bewährt bzw. weil sie den Status eines „Goldstandards" erworben haben. Als Beispiel zu nennen ist wiederum die HAMD, die trotz hinreichend bekannter psychometrischer Schwächen (vgl. im Überblick Stieglitz 1998) in fast jeder Depressionsstudie zur Anwendung kommt, meist sogar als Hauptoutcome (vgl. im Detail auch Abschnitt 4.2). An einer Theorie orientierte Verfahren sind dagegen eher selten. Ausnahmen stellen die von der Arbeitsgruppe um A. T. Beck und der kognitiven Theorie und Therapie abgeleiteten Verfahren dar. Zu den meisten der von Beck als relevant angesehenen Dimensionen und Bereiche existieren entsprechende diagnostische Verfahren (vgl. im Überblick Stieglitz 2004 sowie Abschnitt 6.2).

- **Statusdiagnostik versus Verlaufsdiagnostik**

Eine klassische Unterscheidung, die auch bereits bei Pawlik (1976) aufgeführt wurde, betrifft diejenige zwischen einer Status- und Verlaufsdiagnostik. Unter einer **Statusdiagnostik** versteht man die Erfassung eines Merkmals (meist auch Quantifizierung) zu einem definierten Zeitpunkt. Davon abzugrenzen ist die **Verlaufsdiagnostik**, die durch die wiederholte Anwendung diagnostischer Verfahren gekennzeichnet ist. Dies kann unter verschiedenen Zielvorstellungen erfolgen, wie Therapieprozess, Therapiefortschritt oder Therapieerfolg (vgl. auch Abschnitt 6.2). Dabei stehen jeweils unterschiedliche Ziele im Vordergrund. Therapiefortschritt und -erfolg sind dagegen mit der Bewertung der Effektivität der Behandlung verbunden (Stichwort: Veränderungsmessung), d. h. es geht darum, inwieweit die Therapie voranschreitet, Zwischenerfolge erkennen lässt bzw. am Ende den angestrebten Erfolg auch tatsächlich hat. Die meisten der zur Verfügung stehenden Verfahren lassen sich prinzipiell für beide Fragestellungen einsetzen. Auf unterschiedliche Möglichkeiten der Verlaufsdiagnostik und der damit oft verbundenen **Veränderungsmessung** wird in Abschnitt 4.2 näher eingegangen.

3 Anmerkungen zur historischen Entwicklung diagnostischer Konzepte

Die Diagnostik und Klassifikation in der Psychiatrie hat eine lange Tradition, deren umfassende Darstellung an dieser Stelle nicht zu leisten ist. Jedoch sollen nachfolgend einige Aspekte genannt werden, die für das Verständnis der nachfolgenden Ausführungen von Interesse sind. Auch hier soll von der Differenzierung zwischen Symptom, Syndrom und Störung/Diagnose ausgegangen werden.

3.1 Symptomebene

Eng mit dem Begriff der psychiatrischen Symptome ist der Begriff der Psychopathologie verbunden. Unter **Psychopathologie** (griech.: páthos = Leiden, Krankheit, Gefühl; lógos = Wort) als „Lehre von den Leiden der Seele" versteht man allgemein die wissenschaftliche Methodenlehre der Psychiatrie zur Erfassung von abnormen seelischen Zuständen und Geisteskrankheiten, die Wissenschaft von der Anwendung psychologischer Denkkategorien auf psychische Krankheiten (Peters 2004). Berner (1977) versteht Psychopathologie als eine Wissenschaft, „die versucht, aus ‚abnormen' Seelenvorgängen Einzelphänomene zu isolieren, ‚die sich in Begriffe von konstanter Bedeutung und Mittelbarkeit fassen' lassen und dann als psychopathologische Symptome bezeichnet werden" (S. 152). Diese psychopathologischen Symptome stellen die Basis des Psychopathologischen Befundes (vgl. auch Abschnitt 4.1) und der psychiatrischen Diagnosen dar. Die Bedeutung, die den Symptomen seit jeher beigemessen wurde, erkennt man u.a. daran, dass ihre **unterschiedliche Gewichtung** und unterschiedliche **diagnostische Relevanz** bereits früh herausgehoben wurde. So spricht z.B. Schneider (1992) von Symptomen 1. und 2. Ranges, Bleuler (1983) von Grund- und akzessorischen Symptomen bezogen auf die schizophrenen Störungen oder Berner (1977, S. 154f) allgemein von Leit- und Primärsymptomen:

> „Symptome, deren Aussagekraft in einer Reduktion der differentialdiagnostischen Möglichkeiten beruht, spielen aber, ebenso wie diejenigen, welche die Wahrscheinlichkeit einer bestimmten Ätiologie erhöhen, eine wichtige Rolle im diagnostischen Prozess. Beide werden daher als ‚Leitsymptome' bezeichnet. ... Als Primärsymptom bezeichnet man dann meist jenes Krankheitsmerkmal, das ursprünglich aufgetreten ist und von welchen sich andere Symptome als bloße Folgen ableiten lassen."

Eine umfassende Systematik und Zusammenstellung der wichtigsten und häufigsten psychiatrischen Symptome wurde erstmalig in den 60er Jahren durch die Arbeitsgemeinschaft für Methodik und Dokumentation in der Psychiatrie (AMP, heute AMDP; Baumann und Stieglitz 1983) vorgelegt und als *AMP-System* bezeichnet (heute *AMDP-System*; s.a. Abschnitt 4.1). Die Zusammenstellung von psychopathologischen Symptomen orientierte sich dabei an der klassischen deutschsprachigen Psychopathologie von Bleuler, Jaspers, Schneider und aus jüngerer Zeit Scharfetter. Entsprechend den damaligen Forschungsinteressen, vor allem bedingt durch die Entdeckung von Psychopharmaka (s.u.), lagen beim *AMP-System* ganz klar die Symptome der schizophrenen und affektiven Störung (z.T. auch organische Störungen) im Fokus des Interesses. In Tabelle 3.1 ist dies exemplarisch für die Symptomkriterien der Schizophrenie der ICD-10 aufgezeigt. Daraus erkennt man, dass auch heute noch große Korrespondenzen bestehen.

3.2 Syndromebene

Syndrome als überzufällig auftretende Kombinationen psychischer Symptome ergaben sich zunächst aufgrund klinischer Beobachtungen. Einige von ihnen sind bis zum heutigen Tag nach ihrem „Entdecker" benannt. Exemplarisch zu nennen sind z.B. das Capgras-Syndrom, das Anton-Syndrom oder das

Tab. 3.1: Gegenüberstellung der diagnostischen Kriterien der Schizophrenie der ICD-10 und des AMDP-Systems

ICD-10 Kriterien der Schizophrenie (Forschungskriterien)	Korrespondierende Symptome des AMDP-Systems
1a Gedankenlautwerden	55 Gedankenausbreitung
Gedankeneingebung	57 Gedankeneingebung
Gedankenentzug	56 Gedankenentzug
Gedankenausbreitung	55 Gedankenausbreitung
1b Kontrollwahn	40 Beeinträchtigungs- und Verfolgungswahn
Beeinflussungswahn	40 Beeinträchtigungs- und Verfolgungswahn
Gefühl des Gemachten	58 andere Fremdbeeinflussungserlebnisse
Wahnwahrnehmung	34 Wahnwahrnehmung
1c kommentierende oder dialogische Stimmen	48 Stimmenhören
1d anhaltender kulturell unangemessener, bizarrer Wahn	46 andere Wahninhalte
2a anhaltende Halluzinationen jeder Sinnesmodalität	49 andere akustische Halluzinationen
	50 optische Halluzinationen
	51 Körperhalluzinationen
	52 Geruchs- und Geschmackshalluzinationen
2b Neologismen	26 Neologismen
Gedankenabreißen oder Einschiebungen in den Gedankengang	24 gesperrt/Gedankenabreißen
Zerfahrenheit	25 inkohärent/zerfahren
danebenreden	23 vorbeireden
2c katatone Symptome wie	
Erregung	*
Haltungsstereotypen	84 Parakinesen
Wächsernde Biegsamkeit	84 Parakinesen
Negativismus	84 Parakinesen
Mutismus	87 mutistisch
Stupor	*
2d „negative" Symptome wie	
Apathie	80 antriebsarm
Sprachverarmung	87 mutistisch
verflachter Affekt	61 affektarm/79 affektstarr
inadäquater Affekt	76 Parathymie

* entfällt, keine Entsprechung

Tab. 3.2: Meilensteine in der Entwicklung von Ratingskalen

Jahr	Psychopharmaka	Ratingskalen
1949	Entdeckung der antimanischen Wirkung des Lithiums durch Cade	
1952	Entdeckung der antipsychotischen Wirkung des Chlorpromazins durch Delay und Deniker	
1953		• Inpatient Multidimenional Psychiatric Scale (IMPS, auch 1966)
1957	Entdeckung der antidepressiven Wirkung des Imipramins	
1959		• Hamilton-Angst-Skala (HAMA)
1960	Beginn der systematischen Untersuchung der prophylaktischen Wirkung des Lithiumssalzes	• Hamilton-Depressions-Skala (HAMD) • Beck-Depressions-Inventar (BDI) • Beginn Entwicklung AMP (heute: AMDP) • Comprehensive Psychiatric Rating Scale (CPRS) • Brief Psychiatric Rating Scale (BPRS)

Gilles-de-la-Tourette-Syndrom (für einen umfassenden Überblick vgl. Arenz 2001). Spricht man heute von Syndromen, so sind diese meist das Ergebnis multivariater statistischer Analysen (vgl. auch Abschnitt 4.2). Dennoch kann man meist eine sehr hohe Konvergenz zwischen klinischen Beobachtungen und den empirisch ermittelten Syndromen feststellen, auch wenn vielleicht bezüglich einzelner das Syndrom charakterisierender Phänomene Unterschiede bestehen bleiben. So spricht man im klinischen Alltag z.B. vom depressiven, manischen oder psychoorganischen Syndrom.

Syndrome dienen auch als Ausgangspunkt für die **Entwicklung von Skalen** (vgl. Abschnitt 4.2). In Tabelle 3.2 ist dies aufgezeigt. Für die heutigen Behandlungsmöglichkeiten psychischer Störungen wurde in den 50er Jahren mit der Entdeckung wichtiger Substanzen die Basis gelegt. Der klinischen Beobachtung ihrer Wirksamkeit stand auf der anderen Seite die Schwierigkeit ihrer Objektivierung gegenüber. Mit einem Zeitverzug von ca. 10 Jahren wurden dann die ersten Instrumente entwickelt, die z.T. bis zum heutigen Tag Anwendung finden. Zu nennen sind die HAMD oder das BDI. Da sich die Substanzen vor allem auf schizophrene und affektive Störungen bezogen, lag das Schwergewicht der entwickelten Verfahren der sog. 1. Generation auch auf diesen Gruppen.

3.3 Störungsebene

Neben den klassischen Störungen und ihren diagnostischen Bezeichnungen, wie sie vor allem von Kraepelin (1901) und Bleuler (1983) vorgelegt wurden, sind die Entwicklungen im Zusammenhang mit den Klassifikationssystemen in den letzten 20 Jahren von Bedeutung, wie sie in Tabelle 3.3 aufgeführt sind.

Seit ca. 20 Jahren zentriert sich die Entwicklung im Wesentlichen um die Systeme der Weltgesundheitsorganisation (WHO), der **International Classification of Diseases** (ICD; vgl. im Überblick Kramer 1988), und dem System der American Psychiatric Association (APA), dem **Diagnostic and Statistical Manual of Mental Disorders** (DSM).

Tab. 3.3: Entwicklung der Klassifikationssysteme ICD und DSM

Jahr	Systembezeichnung	Anmerkungen
1948	ICD-6	erste offizielle Klassifikation der WHO
1955	ICD-7	keine grundlegenden Änderungen geg. der ICD-6
1952	DSM-I	Definition der Kategorien, Beschreibung der Syndrome
		Erweiterung um neue Krankheitsgruppen; internationale Kooperation bei Entwicklung
1965	ICD-8	
1968	DSM-II	
1972	SLK	St. Louis Kriterien
1975	RDC	Research Diagnostic Criteria
1977	ICD-9	
1978	ICD-9-CM	ICD-9 klinische Modifikation
1980	DSM-III	erste offizielle Operationalisierung psychiatrischer Störungen, multiaxiale Klassifikation; Feldstudien vor Einführung
1987	DSM-III-R	offizielle Einführung des Komorbiditätsprinzips
1992	ICD-10	klinisch-diagnostische Leitlinien (deutsch)
1994	ICD-10	Forschungskriterien (deutsch)
	DSM-IV	
1996	DSM-IV	deutsche Bearbeitung
2000	DSM-IV-TR	Textrevision
2003	DSM-IV-TR	deutsche Bearbeitung
2012	ICD-11/DSM-V	geplant

ICD: International Classification of Diseases der Weltgesundheitsorganisation (WHO)
DSM: Diagnostic and Statistical Manual of Mental Disorders der American Psychiatric Association (APA)

Bis zur Einführung und Akzeptanz des DSM-III und der ICD-10 gab es vor allem für die schizophrenen und affektiven Störungen eine ganze Reihe konkurrierender Definitionen. Wie man aus Tabelle 3.4 sehen kann, existierte z.B. für die schizophrenen und affektiven Störungen eine Vielzahl von Systemen, z.T. nationale, was natürlich Forschungsbemühungen bzw. die Integration empirischer Befunde sehr erschwerte. Als Ausdruck des Versuchs einer Integration dieser verschiedenen Ansätze kann die Entwicklung des sog. **polydiagnostischen Ansatzes** angesehen werden (vgl. auch Abschnitt 4.3.3). Dabei wurde versucht, verschiedene diagnostische Ansätze z.B. in einem Instrument zu integrieren und auf dieselben Patienten anzuwenden. Ziel war dabei u.a. auch, die Übereinstimmungen und Unterschiede zwischen den Konzepten herauszuarbeiten. Der Ansatz hat sich dann jedoch nicht weiter durchgesetzt und war aufgrund des großen Zeitaufwandes auch nur in Forschungsprojekten einsetzbar. Von daher ist es sehr begrüßenswert, dass sich seit einigen Jahren eine Eingrenzung auf nur noch zwei Klassifikationssysteme, das ICD und das DSM, feststellen lässt, die zudem eine zunehmende Konvergenz zeigen (vgl. Abschnitt 4.3).

Als wichtige Meilensteine in der psychiatrischen Diagnostik und Ausgangspunkt für die Entwicklung des DSM-III und ihrer Nachfolger sowie der ICD-10 können die **St. Louis Kriterien** und **Research Diagnostic Criteria (RDC)** angesehen werden. Die St. Louis Kriterien von Feighner et al. (1972) wurden u.a. basierend auf der Analyse empirischer Studien für 14 psychiatrische Störungen (u.a.

schizophrene Störungen) entwickelt. Die Kriterien beinhalten erstmals explizite psychopathologische Symptomatik als Ein- und Ausschlusskriterien sowie nicht-symptomatologische Merkmale. Die St. Louis Kriterien dienten den noch weitergehenden RDC als Ausgangspunkt. Von Spitzer et al. (1978) wurden explizite Kriterien für 25 diagnostische Klassen festgelegt, von denen einige in Subtypen gegliedert wurden. Die RDC können als eigentliche Vorläufer der heute im Gebrauch befindlichen Systeme DSM und ICD angesehen werden.

Dem heute wieder stärkeren Interesse der Psychiatrie vor allem an Fragen der klassifikatorischen Diagnostik ging in den 60er und 70er Jahren eine auch als **„Krise der psychiatrischen Diagnostik“** (Saß 1987, 1994) bezeichnete Phase voraus, die sowohl durch eine inhaltliche, konzeptuelle Kritik als auch aufgrund der Ergebnisse aus empirischen Studien entstand. Folgende inhaltliche Positionen standen sich dabei konträr gegenüber (vgl. auch Stieglitz et al. 2002):

- Die etwa von Szasz (1962) oder Laing (1960) vertretene und später von Teilen der Sozialpsychiatrie aufgegriffene sog. **„antipsychiatrische“ Kritik** stellte Diagnosen prinzipiell in Frage oder verstand diese im Sinne von Etikettierungen für abweichendes Verhalten, was vor allem als Mechanismus der sozialen Kontrolle in einem gesellschaftlichen Kontext zu verstehen sei.
- Die **psychoanalytische Kritik** stellte die (psychiatrische) Diagnostik als unangemessen heraus, da sie entscheidende strukturelle Merkmale nicht hinreichend erfasste, sich an symptomatologischem „Oberflächenmaterial“ orientiere und für den therapeutischen Prozess eine geringere Re-

Tab. 3.4: Konkurrierende Diagnosekriterien für schizophrene und affektive Psychosen: historischer Überblick (Weltverband für Psychiatrie 1983)

Schizophrene Psychosen	**Affektive Psychosen**
Emil Kraepelin	Emil Kraepelin
Eugen und Manfred Bleuler	ICD-8
Kurt Schneider	ICD-9
Gabriel Langfeldt	St. Louis Kriterien
ICD-9	Research Diagnostic Criteria (RDC)
St. Louis Kriterien	DSM-III
Present State Examination (PSE)/CATEGO-System	
DSM-III	Wiener Forschungskriterien
New Haven Schizophrenia Index (NHSI)	Taylor-Abrams-Kriterien
Flexibles System für die Diagnose der Schizophrenie	
Research Diagnostic Criteria (RDC)	Present State Examination (PSE)/CATEGO-System
Wiener Forschungskriterien	
Taylor-Abrams-Kriterien	
Französische Empirische Diagnosekriterien für Schizophrenie	
Klassifikation der Schizophrenie in der Sowjetunion	

levanz aufweise (z. B. Schneider und Freyberger 1994).

- Die **psychiatrische Kritik** orientierte sich, neben der Kritik an mangelnder Zuverlässigkeit der Erfassung psychiatrischer Diagnosen an der Diskussion um biologische Konzepte und Therapieverfahren, zunehmend an der Notwendigkeit einer differentiellen, diagnosenbezogenen Indikationsstellung vor allem für psychopharmakologische Behandlungsstrategien (vgl. Kendell 1978; Emrich und Hippius 1984).

Neben diesen inhaltlichen Kritikpunkten sind jedoch auch methodische zu nennen. Dies lässt sich an der **mangelnden Zuverlässigkeit der traditionellen Klassifikationssysteme** aufzeigen. In Tabelle 3.5 ist aus einer Übersicht von Spitzer und Fleiss (1974) zu erkennen, dass die Zuverlässigkeit der diagnostischen Einordnung (Interrater-Reliabilität) bei den meisten Hauptkategorien vor Einführung einer operationalisierten Diagnostik (s. Anschnitt 4.3) als sehr gering zu bewerten ist, was vor allem für die wichtigen Gruppen der schizophrenen und affektiven Störungen, noch deutlicher für die Persönlichkeitsstörungen galt, alle drei Störungsbereiche von außerordentlicher Bedeutung in Forschung wie Praxis. Eine grundsätzliche Veränderung diagnostischer Konzepte, wie sie dann auch im DSM-III und Nachfolgern bzw. der ICD-10 vorgenommen wurde, war daher dringend notwendig.

Tab. 3.5: Reliabilität psychiatrischer Diagnosen vor Einführung der Operationalisierung von Störungen in Klassifikationssystemen (Spitzer und Fleiss 1974)

Ebene	Bezeichnung	Kappa
Störungsgruppen	Organische Psychosen	.77
	Intellektuelle Minderbegabung	.72
	Alkoholismus	.71
	Schizophrenie	.57
	Affektive Erkrankungen	.41
	Neurosen	.40
	Persönlichkeitsstörungen	.32
Subgruppen	*depressive Erkrankungen*	
	manisch-depressive Erkrankung	.33
	Involutionsdepression	.30
	Neurotische Depression	.26
	Psychotische Depression	.24

Kappa: Maß für die Übereinstimmung zwischen Ratern (Kappa > .60: starker Zusammenhang; vgl. auch Abschnitt 4.1); Interrater-Reliabilität

4 Beschreibungsebenen psychischer Phänomene

4.1 Symptomebene

4.1.1 Kennzeichen

Die Symptomebene stellt die elementarste Beschreibungseinheit innerhalb der psychiatrischen Diagnostik dar und ist eng verbunden mit dem Begriff der Psychopathologie (psychopathologische Begriffe; s.a. Kapitel 3). **Symptome** sind nach Peters (2004, S. 549) körperliche oder psychische Zeichen, die einen veränderten Funktionszustand anzeigen:

> „In der neueren Psychiatrie werden alle Merkmale oder Symbole als Symptom bezeichnet, welche – mit anderen zusammen – eine psychiatrische Diagnose (z.B. Schizophrenie) ermöglichen. Objektive Symptome sind vom Arzt beobachtete, subjektive vom Kranken beschriebene Symptome. Im Gegensatz zur allgemeinen Medizin kennt die Psychopathologie kein Symptom, das für sich alleine eine Diagnose erlaubt, für ein Krankheitsbild spezifisch (pathognomisch) ist."

Psychopathologische Beurteilungen als unentbehrliches Element der psychiatrischen Diagnostik basieren einerseits auf **objektiv beobachtbarem Verhalten,** andererseits aber auch auf den durch die Exploration des Patienten gewonnenen **Angaben über subjektives Erleben und Verhalten.**

Die Beurteilung von Symptomen (oft auch als psychopathologische Phänomene oder Merkmale bezeichnet) stützt sich somit auf Angaben des Patienten über sein Verhalten und/oder Erleben und auf eigene Beobachtungen des Untersuchers.

4.1.2 Funktionen

Psychopathologischen Symptomen kommen unterschiedliche Funktionen zu: Sie sind Grundlage für den Psychopathologischen Befund, die Syndrome (Syndromskalen) und die Diagnosen. Psychopathologische Phänomene stellen die **Basis des psychopathologischen Befundes** und somit ein unersetzliches Hilfsmittel der Kommunikation dar (Stieglitz und Freyberger 2004). Der Psychopathologische Befund hat die Aufgabe, die Symptomatik geordnet nach verschiedenen Funktionsbereichen (z.B. Denken, Wahrnehmung, Affekte) systematisch abzubilden, um dadurch ein anschauliches und plastisches Bild der aktuellen Symptomatik zu geben.

Zudem stellen Symptome die Voraussetzungen für die komplexeren Beschreibungsebenen dar (Syndrom oder Störung/Diagnose; vgl. Abbildung 4.1):

- Auf der **Syndromebene** (vgl. auch Abschnitt 4.2) ergibt sich durch Aufsummierung von Einzelsymptomen aus dem so gewonnenen Skalenwert ein Indikator für

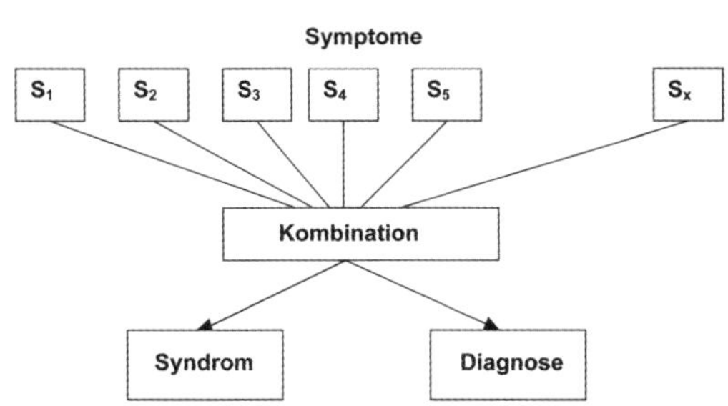

Abb. 4.1: Relation Symptom – Syndrom – Diagnose

den Schweregrad eines bestimmten Syndroms (z. B. depressives Syndrom).
- In Klassifikationssystemen, wie der ICD-10 (vgl. Abschnitt 4.3), erfolgt die **Diagnosestellung** über eine bestimmte Anzahl von (meist) Symptomkriterien.

Symptome dienen somit unterschiedlichen Zwecken, wie man auch aus Abbildung 4.2 erkennen kann.
Erlebens- und Verhaltensweisen sind auch die Grundlage von psychopathologischen Ratingskalen und Klassifikationssystemen. Beide haben grundsätzlich unterschiedliche Funktionen (Schweregradbestimmung versus klassifikatorische Zuordnung). Dennoch gibt es gewisse Gemeinsamkeiten. So kann man beim Erfüllen der Kriterien einer psychischen Störung implizit davon ausgehen, dass damit auch ein bestimmter Schweregrad erreicht ist, wie umgekehrt eine syndromale Erfassung bereits Hinweise auf eine mögliche Diagnose geben kann.
Der zuverlässigen Erfassung psychopathologischer Phänomene kommt im Hinblick auf verschiedene **Ziele** und ihrem **Entscheidungsnutzen** eine wichtige Bedeutung zu:

- Im **Querschnitt** geht es neben der psychopathologischen Befunderhebung u. a. auch darum, Informationen für Therapieentscheidungen zu gewinnen.
- Im **Verlauf** stehen Fragen der Erfassung von Veränderungen im Vordergrund wie auch gleichermaßen der Vergleich der Veränderung oder die Konstanz des psychopathologischen Bildes eines Patienten bei z. B. verschiedenen stationären Aufnahmen.
- Die **Kommunikation** zwischen Behandlern stellt eine weitere wichtige Aufgabe der Befunderhebung dar. Eine gemeinsame, vereinheitlichte Sprache führt zur Reduktion von Unklarheiten und Missverständnissen in der Kommunikation. Jedoch auch für die Dokumentation der Psychopathologie in der Krankengeschichte ist eine einheitliche Sprache wichtig.

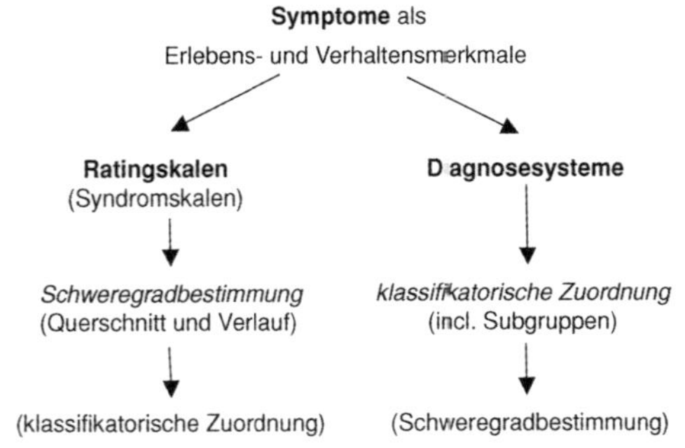

Abb. 4.2: Relevanz von Erlebens- und Verhaltensmerkmalen

4.1.3 Spezielle Aspekte und Problembereiche

Die Symptomerfassung und -bewertung stellt einen komplexen Prozess dar, wenn man versucht, ihn in einzelne Teilaspekte zu zerlegen, wie es in Tabelle 4.1 erfolgt ist. Es sind verschiedene Facetten zu berücksichtigen.
In Abbildung 4.3 ist der im AMDP-System (AMDP 2007) enthaltene sog. **Entscheidungsbaum** dargestellt, der den Prozess der Symptombewertung in seine Einzelschritte unterteilt, die es bei der Bewertung jedes Symptoms zu beachten gilt. Auf der ersten Ebene „Beurteilbarkeit" gilt es zunächst pro Symptom zu entscheiden, ob es überhaupt beurteilbar ist (Beispiel: Halluzinationen sind bei einem mutistischen Patienten nicht beurteilbar). Auf der Ebene „Entscheidungssicherheit" gilt es einzuschätzen, inwieweit die erhobenen Informationen zur Bewertung des jeweiligen Symptoms ausreichen (Beispiel: aus Verhalten und Andeutungen des Patienten ergibt sich der Verdacht auf Halluzinationen, die direkte Frage wird vom Patienten jedoch negiert, d. h. es ist keine sichere Aussage möglich). Liegen hinreichend zuverlässige Informationen vor, ist auf der Ebene „Vorhandensein" über das Vorliegen zu entscheiden (vorhanden vs. nicht vorhanden) und dann im letzten Schritt, auf der

Tab. 4.1: Bestimmungselemente von Ratings bezogen auf das AMDP-System (nach Baumann und Seidenstücker 1977; aus Baumann und Stieglitz 1983, S. 5)

Berechnungselemente	Beispiele	AMDP-System
Rater/Beurteiler	Therapeut, Pflegepersonal, Bezugsperson ...	Arzt, Psychologe
Situation	natürlich bis konstruiert; undurchschaubar bis durchschaubar	konstruiert, durchschaubar
Reaktionsausschnitt	Erlebnisweisen, Verhaltensweisen; aktuell, vergangen	Erlebnis- und Verhaltensweisen, Leistungsmerkmale, aktuell und vergangen
Reaktionsstichprobe	unspezifiziert; unsystematisch bis systematisch (Ereignisstichproben oder Zeitstichproben)	global spezifiziert (z.T. Zeitbereich), unsystematisch
Kodierungsregel	unspezifiziert bis explizit	z.T. explizit (Manual)
Beurteilter Parameter	Häufigkeit, Dauer, Intensität	Integral von Häufigkeit, Dauer, Intensität
Beobachtungseinheit	beobachtbar bis erschließbar; einzelheitlich bis global	beobachtbar, erschließbar; einzelheitlich, global
Skalierungsform	numerisch, graphisch, semantisch	semantisch (nicht vorhanden – schwer; keine Aussage)
Zeitrelation zwischen Urteil und Reaktionsausschnitt	simultan oder retrognostisch	gleich nach Interview
Auswertungsregeln	unspezifiziert bis spezifiziert	eher unspezifiziert, bei Syndromen spezifiziert
Aussage	Klassifikation, Statusdiagnostik, Veränderungsdiagnostik, Prognose	Statusdiagnostik, indirekt auch Veränderungsdiagnostik

Ebene „Quantifizierung“, der Schweregrad des Symptoms zu bewerten.

Auf einige weitere wichtige Aspekte und Probleme auf der Symptomebene sei nachfolgend eingegangen: Definitionen und Abstraktionsebenen, Systematisierung von Symptomen, Erfassung und Beurteilung, Beurteilungsgrundlage und Informationserhebung und -bewertung.

4.1.3.1 Definitionen und Abstraktionsebenen

Psychopathologische Symptome werden oft als selbsterklärend angesehen, oft falsch verwendet oder interpretiert, sei es, dass sie alltagssprachlich interpretiert werden (z. B. ambivalent = kann mich nicht entscheiden) oder der Inhalt individuell unterschiedlich gedeutet wird. Dieses Problem ist nicht zu unterschätzen, da z. B. die aktuellen Klassifikationssysteme eine Vielzahl von Symptomen beinhalten, aber keine Definitionen anbieten. Nach Vollmoeller (2004) umfasst die ICD-10 ca. 300 Einzelstörungen mit ca. 750 Einzelkriterien, von denen 400 als psychopathologische Symptome zu bezeichnen sind; im DSM-IV sind es 395 Störungen mit ca. 1000 Einzelkriterien.

Ein weiteres Problem entsteht dadurch, dass bestimmte psychopathologische Phänomene als **Symptome** bezeichnet werden, bei nähe-

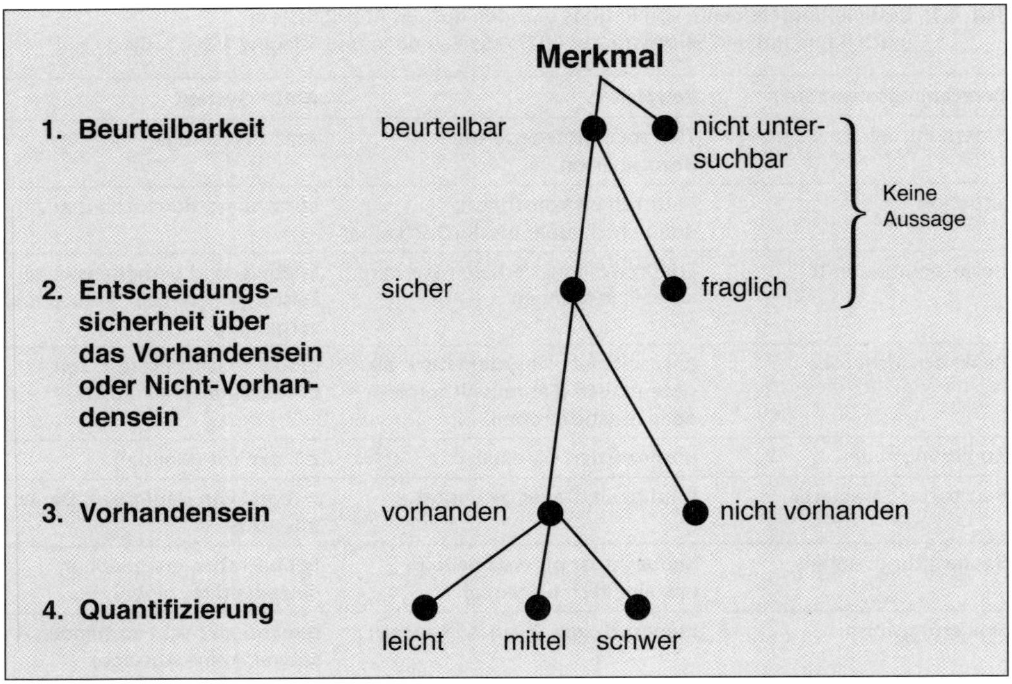

Abb. 4.3: AMDP-Entscheidungsbaum (AMDP 2007)

rer Betrachtung sind sie jedoch auf **unterschiedlichen Abstraktionsebenen** anzusiedeln, wie man aus Tabelle 4.2 ersehen kann. Die Mehrzahl psychopathologischer Phänomene sind der Symptomebene im engeren Sinne zuzurechnen und beinhalten singuläre Phänomene (z. B. der Begriff „Neologismus"). Andere wiederum sind eher als Symptomkomplexe aufzufassen, umfassen unterschiedliche Teilkomponenten (z. B. Symptom Paramnesien, was nach dem AMDP-System verschiedene Aspekte umfasst wie falsches Wiedererkennen bzw. falsche Vertrautheit, Ekmnesien und Hypermnesien) oder lassen sich weiter differenzieren (z. B. Halluzinationen: akustische, optische, taktile, Geruchs- und Geschmackshalluzinationen). Ebenso können sie den Status eines Syndroms (z. B. Symptom „delirant"; vgl. auch ICD-10 Abschnitt F1) haben oder eines theoretischen Konstrukts (z. B. Symptom „autistisch").

Am **Beispiel des Wahns** lässt sich zudem zeigen, dass sich bestimmte globale psychopathologische Bereiche in verschiedene Teilkomponenten gliedern lassen (vgl. Abbildung 4.4). Es lassen sich verschiedene Elemente unterscheiden, die unterschiedliche Aspekte umfassen (z. B. Wahngedanken vs. Wahnwahrnehmung), zeitliche Aspekte mit enthalten (z. B. Wahnstimmung vs. Wahnidee vs. Wahngedanke) bzw. Zusammenhänge zwischen verschiedenen Wahnaspekten beinhalten (z. B. systematisierter Wahn).

Diese Problematik wird auch deutlich, wenn man verschiedene **Syndromskalen** hinsichtlich dieser Differenzierung miteinander vergleicht (vgl. auch Abschnitt 4.3). So wird z. B. beim *AMDP-System* versucht, weitestgehend auf der Symptomebene zu bleiben, während in der *Brief Psychiatric Rating Scale* (BPRS) eher Symptomkomplexe als kleinste Beurteilungseinheiten festgelegt wurden. So stehen z. B. im *AMDP-System* (2007)

Tab. 4.2: Abstraktionsebenen psychopathologischer Begriffe

Ebene	Beispiele für Symptombezeichnungen
Symptom	Neologismus
Symptomkomplex	Halluzinationen (→ akustische, optische, taktile, Geruchs- und Geschmackshalluzinationen)
Syndrom	delirant (→ Delir)
theoretisches Konstrukt (Störung/Diagnose)	autistisch (→ Autismus)

folgende Symptome für den Bereich der Halluzinationen zur Verfügung: 48 „Stimmenhören" (Phoneme), 49 „andere akustische Halluzinationen" (sog. Akoasmen), 50 „optische Halluzinationen", 51 „Körperhalluzinationen", 52 „Geruchs- und Geschmackshalluzinationen"; demgegenüber existiert in der BPRS nur das Symptom 11 „Halluzinationen" (= Wahrnehmungen ohne entsprechende normale äußere Reize), was einen Informationsverlust bedeutet bzw. bei Kodierung nicht mehr erkennbar ist, welche Halluzinationen vorgelegen haben. Es scheint somit sinnvoll, Phänomene, die unterschiedliche Aspekte beinhalten, auch separat zu beurteilen.

Von grundsätzlicher Bedeutung ist jedoch die klare Definition von Symptomen in Glossaren oder Manualen. Als Beispiel kann das *AMDP-System* genannt werden (vgl. auch Abschnitt 4.1.4). In Bezug auf die Klassifikationssysteme wurde für die ICD-10 (vgl. im

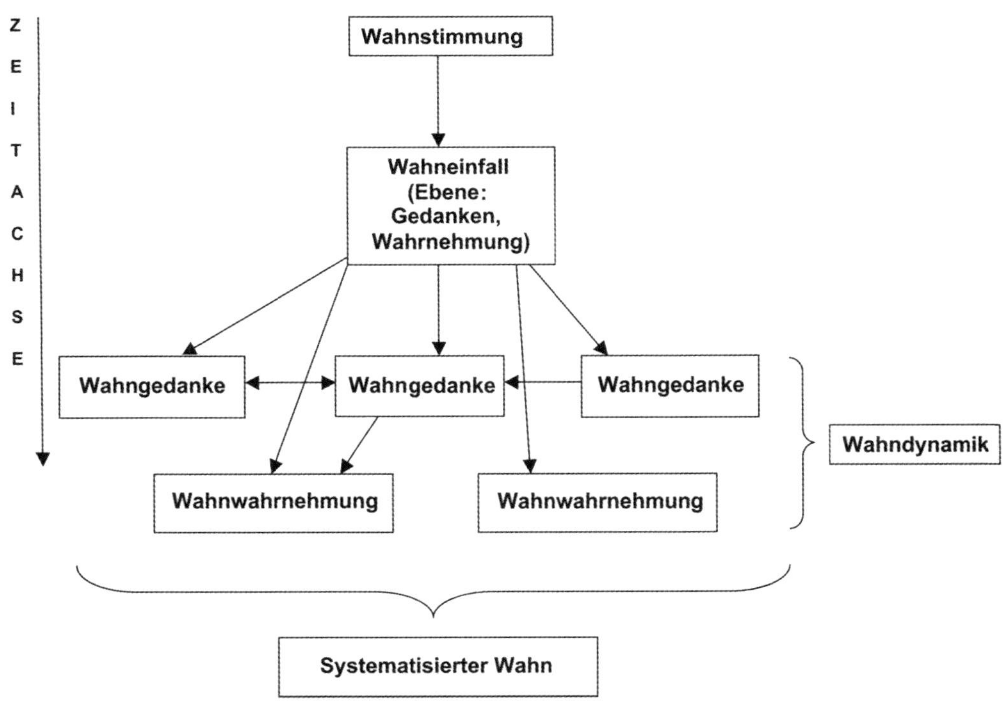

Abb. 4.4: Elemente des Wahns

Detail Kapitel 4.3) das ICD-10 Lexikon (Dilling 2002) vorgestellt. Es beinhaltet Begriffe zur Psychiatrie und seelischen Gesundheit mit dem Fokus auf den Begrifflichkeiten der ICD-10. Das Glossar zu den *Schedules for Clinical Assessment in Neuropsychiatry* (SCAN; van Gülick-Bailer et al. 1995), basierend auf dem Present State Examination (PSE9; Wing et al. 1982), umfasst die Definitionen und Erläuterungen zu den im Interview enthaltenen Fragen und diagnostischen Kriterien.

4.1.3.2 Gruppierung und Systematisierung von Symptomen

Symptome lassen sich nach einer Reihe von Kriterien systematisieren, von denen einige nachfolgend genannt werden sollen.

- **Systematisierung hinsichtlich der Inhalte**

Zunächst ist die Zusammenfassung von Symptomen nach gemeinsamen Inhalten zu nennen. Exemplarisch erwähnt sei die Gruppierung im *AMDP-System* (AMDP 2007) nach sog. **Merkmalsbereichen**, wie sie in Tabelle 4.3 aufgeführt sind.

Jedoch auch andere Einteilungen und Systematisierungen sind denkbar, wenn man sich auf bestimmte Störungen beschränkt. So finden sich z. B. zur Unterscheidung der verschiedenen für depressive Störung relevanten Symptome die in Tabelle 4.4 aufgeführten Bereiche. Es werden sechs übergeordnete Bereiche unterschieden: verbalisierte Affekte/Emotionen, Motivation, kognitiver Inhalt/Denken, motorisches Verhalten, somatische Symptome oder Leistungsbereich.

Tab. 4.3: Gruppierung von Symptomen nach Merkmalsbereichen am Beispiel des AMDP-Systems (AMDP 2007)

- Bewusstseinsstörungen
- Orientierungsstörungen
- Aufmerksamkeits- und Gedächtnisstörungen
- Formale Denkstörungen
- Befürchtungen und Zwänge
- Wahn
- Sinnestäuschungen
- Ich-Störungen
- Störungen der Affektivität
- Antriebs- und psychomotorische Störungen
- Circadiane Besonderheiten
- Andere Störungen

- **klinische und diagnostische Gewichtung**

Auch wenn Symptome oft zunächst den Eindruck erwecken, gleichberechtigt nebeneinander zu stehen, kommen ihnen von der klinischen Erfahrung her unterschiedliche Bedeutungen zu. So wird man z. B. dem Symptom „Suizidalität“ eine ungleich größere Bedeutung zumessen als z. B. dem Vorhandensein des Symptoms „Konzentrationsstörungen“.

Die unterschiedliche Gewichtung von Symptomen gilt auch auf der **Diagnosen- und Störungsebene**. Bereits früh wurde die unter-

Tab. 4.4: Inhaltsbereiche depressiver Symptome (modifiziert nach Carson 1986)

Inhaltsbereiche	Indikatoren (Beispiele)
Affekte (verbalisiert)	Gefühl der Traurigkeit, Hoffnungslosigkeit, Ängstlichkeit
Motivation	Verlust an Interesse, Antrieb
Kognitionen/Denken	negative Zukunftserwartungen, Schuldgefühle, Selbstvorwürfe
(psycho-)motorisches Verhalten	psychomotorische Hemmung, sozialer Rückzug, Sprachverarmung
somatische Symptome	Appetitlosigkeit, Schlafstörungen (Einschlaf- und Durchschlafstörungen, Früherwachen), Müdigkeit
Leistung	Gedächtnisstörungen, Konzentrationsstörungen

schiedliche diagnostische Wertigkeit von Symptomen erkannt (vgl. Kapitel 3; Schneider: Symptome 1. und 2. Ranges, Bleuler: Grundsymptome und akzessorische Symptome); auch in den aktuellen Klassifikationssystemen ist dies der Fall (vgl. auch Abschnitt 4.3). So wird z. B. bei der depressiven Episode zwischen Haupt- und Nebenkriterien unterschieden, innerhalb letzterer wird jedoch keine weitere Differenzierung getroffen. Es stehen hier z. B. wieder Symptome wie „Suizidalität“ und „Schlafstörungen“ gleichgewichtig nebeneinander. Anders sieht es bei Symptomen aus, die in **Syndrom- oder Ratingskalen** eingehen (vgl. Abschnitt 4.2). Hier werden die Symptome generell gleich gewichtet, was als durchaus problematisch zu werten ist. Das allgemeine Prinzip derartiger Skalen besteht darin, Symptomkodierungen einfach aufzuaddieren. Das Symptom „Suizidalität“ hat dann den gleichen Stellenwert wie das Symptom „Konzentrationsstörungen“, geht somit gleichgewichtig in den Gesamtskalenwert ein. Vom klinischen Eindruck her würde man beiden im Hinblick auf den Schweregrad der Symptomatik jedoch auch hier eine deutlich unterschiedliche Gewichtung zusprechen.

- **Quantifizierung und Differenzierung psychischer Symptome**

Die meisten psychischen Phänomene lassen sich nicht nur nach „vorhanden“ vs. „nicht vorhanden“ (s. o.), sondern auch hinsichtlich ihres Schweregrades differenzieren (z. B. leicht-mittel-schwer). Bei einigen gibt es darüber hinaus die Besonderheit, dass zusätzlich

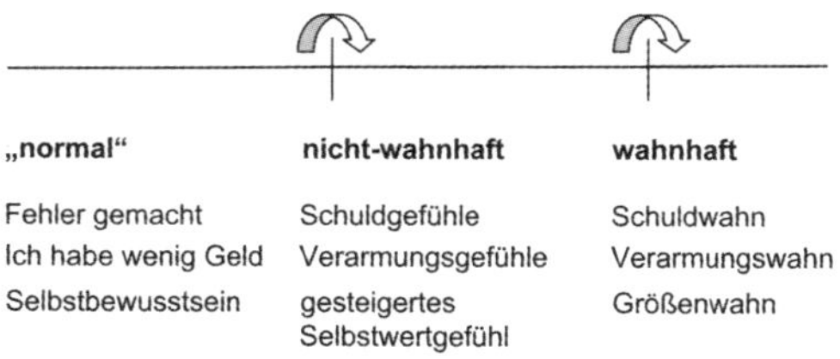

Abb. 4.5: Differenzierung von Symptomen

zwischen nicht-wahnhaft und wahnhaft zu unterscheiden ist, wie es in Abbildung 4.5 dargestellt ist. Dies betrifft Phänomene wie z. B. „Verarmungsgefühle“ vs. „Verarmungswahn“, „gesteigertes Selbstwertgefühl“ vs. „Größenwahn“ oder „Schuldgefühle“ vs. „Schuldwahn“.

- **spezifisch versus unspezifisch**

Spezifische Symptome sind solche, die z. B. für eine bestimmte Störungsgruppe besonders charakteristisch sind (z. B. „Neologismen“ für schizophrene Störungen), unspezifische sind solche, die bei verschiedenen Störungen auftreten können (z. B. „Konzentrationsstörungen“). Baumann und Stieglitz (1983) unterscheiden weiterhin nach unspezifisch seltenen und unspezifisch häufigen Symptomen:

- **unspezifisch-selten:** z. B. Derealisation (kommt bei Angststörungen, Borderline-Persönlichkeitsstörungen vor),
- **unspezifisch-häufig:** z. B. Konzentrationsstörungen (kommt bei vielen psychischen Störungen vor),
- **spezifisch-selten:** z. B. Neologismen (eher bei schizophrenen Störungen),
- **spezifisch-häufig:** z. B. selbstschädigendes Verhalten (oft bei Borderline-Persönlichkeitsstörungen).

4.1.3.3 Erfassung und Beurteilung von Symptomen

Studien, insbesondere zur Interrater-Reliabilität, haben unabhängig von einzelnen Erhebungsinstrumenten zeigen können, dass die Reliabilität zum Teil unbefriedigend ist. Zur Erklärung lassen sich verschiedene Faktoren heranziehen. Zunächst einmal ist grundsätzlich festzuhalten, dass ein Beurteiler eine Reihe von Leistungen zu erbringen hat, von deren Qualität das Ergebnis einer Beurteilung abhängig ist:

- Er muss das zu registrierende Phänomen entdecken,

- es richtig beurteilen und intern abspeichern sowie
- richtig dokumentieren.

Nach Jäger (1982) sind verschiedene die Qualität des Urteils beeinflussende Faktoren auf Seiten des Urteilers zu berücksichtigen, wie dessen Erfahrung, der Umfang des Trainings sowie die Kenntnis eigener Fehlertendenzen. Versucht man eine Systematisierung spezifischer **Fehlerquellen**, die auftreten können, so muss man unterscheiden zwischen solchen, die durch das Erhebungsinstrument selbst bedingt sind und solchen, die sich auf die Untersuchungssituation beziehen (Stieglitz 2000).
Bezogen auf das **Untersuchungsinstrument** lassen sich folgende Punkte herausheben (vgl. auch Abschnitt 4.2):

- fehlende Angaben zur Informationserhebung, d.h. Unklarheit, wie der Urteiler die Informationen, die zur Urteilsbildung heranzuziehen sind, bekommen soll, was insbesondere für die Erfassung psychopathologischer Phänomene von Bedeutung ist, die oft schwer erfassbar sind, da sie der Patient z.T. nicht spontan berichtet resp. ihm nicht als eine Störung bewusst sind (z.B. Wahn),
- „überladene“ oder zu komplexe Items (s. o),
- keine Operationalisierung der Skalenstufen, wenn eine Quantifizierung verlangt wird (in Ratingskalen immer der Fall; s. Abschnitt 4.2),
- mangelnde Präzisierung der Symptome oder unklare Beschreibungen (z.B. „Wurstigkeit“ als Teilaspekt bei affektarm noch in der 3. Auflage des *AMDP-Systems* 1979).

Fehlerquellen, die sich aus der **Untersuchungssituation** heraus ergeben, lassen sich gleichfalls in verschiedene Teilkomponenten differenzieren:

Tab. 4.5: Fehlerquellen von Selbst- (S) und Fremdbeurteilung (F)

Fehlerquellen	S	F
• **Fehlerquellen bedingt durch die Skalenkonstruktion**		
z.B. – unklare Formulierungen	x	x
– Interpretationsspielraum	x	x
• **Unwissentliche Fehler bedingt durch Erinnerungs-, Selbstbeobachtungs- oder Selbstdarstellungsfehler**		
z.B. – Selbsttäuschung	x	
– Erinnerungs- oder Gedächtnisfehler	x	(x)
• **Absichtliche Verfälschungen**		
z.B. – Simulation	x	
– Dissimulation	x	
• **Response Sets**		
z.B. – soziale Erwünschtheit	x	
– Tendenz zu alternativer oder extremer Antwort	x	x
– Tendenz zur Mitte	x	x
– seriale Positionseffekte	(x)	x
• **Fehler durch falsche Schlussfolgerungen**		
z.B. – logische Fehler	(x)	x
– Halo-Effekt	x	
– Kontrasteffekte	x	

x: zutreffend, (x): teilweise zutreffend (aus Stieglitz 2000)

- Persönlichkeitsmerkmale des Raters wie Reaktionsstile (z. B. zentrale Tendenz, logische Fehler),
- Interaktion zwischen Patienten und Rater,
- Situationseinflüsse (z. B. Aufmerksamkeitsschwankungen auf Seiten des Raters, mangelnde Kooperationsbereitschaft auf Seiten des Patienten).

Gerade im Rahmen der psychopathologischen Befunderhebung kommt der **Interaktion** eine wichtige Funktion zu. Gelingt es dem Untersucher nicht, eine Beziehung zum Patienten aufzubauen, wird es ihm kaum gelingen, die notwendigen Informationen zu erheben (s. u.).
Gleichermaßen für den Patienten wie für den Rater sind verschiedene, insbesondere in der Literatur zur Erfassung von Persönlichkeitsmerkmalen diskutierte sog. **Urteilsfehler** zu berücksichtigen, wie sie in Tabelle 4.5 enthalten sind. Es lassen sich **gemeinsame wie spezifische Fehlerquellen von Selbst- und Fremdbeurteilung** im Urteilsprozess erkennen. Diese lassen sich meist durch Training reduzieren (bei Fremdbeurteilungsverfahren) oder müssen den Kontext der Erhebungssituation mit berücksichtigen (z. B. bei absichtlichen Verfälschungen in Begutachtungssituationen). Im Allgemeinen gilt, dass die Zuverlässigkeit der Bewertung eines Symptoms desto größer ist,

- je präziser ihre Definitionen sind und
- je weniger Entscheidungen vom Beurteiler verlangt werden.

Dies bedeutet, bei der Entwicklung resp. Revision von Erhebungsinstrumenten eine Reihe von Faktoren zu berücksichtigen, von denen einige nachfolgend diskutiert werden (vgl. im Überblick Stieglitz 2000).

- **Skalierung**

Nicht nur eine klare Symptomdefinition ist von Bedeutung, sondern auch deren Quantifizierung. Wie bereits erwähnt, liegen Symptome nicht nach dem Alles-oder-Nichts-Prinzip vor. Vor allem bei Ratingskalen wird immer eine Quantifizierung auch des einzelnen, die Skala mitdefinierenden Symptoms verlangt. Ratingskalen sollen nach Rohrmann (1978) quantitative Beschreibungen des Ausprägungsgrades von Merkmalen ermöglichen, wo qualitative/kategoriale Aussagen nicht ausreichend sind. Antwortskalen präsentieren dabei eine **Graduierung des Kontinuums**, auf dem geurteilt werden soll. In der Literatur werden folgende Bereiche als besonders relevant diskutiert: Art der Skalierung, Quantifizierung der Aussage und Anzahl Skalenstufen. Die zahlreichen **Varianten der Skalierung** lassen sich auch im Bereich der psychiatrischen Diagnostik wieder finden (vgl. z. B. CIPS 2005). Auf einige Aspekte sei kurz hingewiesen:

- Wichtig ist die Unterscheidung hinsichtlich **Häufigkeit** (z. B. täglich, etwa 3x pro Woche), **Intensität** (Schwere; z. B. leicht, mittel, schwer) oder **Dauer** (z. B. Stunden, Wochen). Welche Skalierung zu wählen ist, hängt u. a. von dem zu erfassenden Konstrukt ab. In psychiatrischen Syndromskalen werden in der Regel Intensitätsurteile verlangt.
- In Abbildung 4.6 sind die Schweregradbeurteilung und ihre Problematik nochmals anschaulich dargestellt. Vor allem die sog. **Schwellenprobleme** sind zu nennen. Von besonderer Bedeutung ist dabei die Schwelle nach „leicht", da ab dann das Symptom als vorhanden zu bezeichnen ist, was in den Kriterienbewertungen der Klassifikationssysteme (s. Abschnitt 3) ausreicht.
- Bei der Definition von **Skalenstufen** durch Begriffe ergeben sich oft Probleme bei der **Interpretation** dieser Begriffe durch den Urteiler. So weisen Schwarz und Scheuring (1992) darauf hin, dass vage Quantifizierungen wie „selten" oder „häufig" es dem Befragten (aber auch dem Rater) selbst überlassen zu definieren, welche Häufigkeit er ihnen zuordnet. Darüber hinaus können z. B. Patienten Symptome

mit gleichen Begriffen, aber unterschiedlichen Häufigkeiten verbinden (z. B. „häufig" bei Kopfschmerzen anders als bei Herzschmerzen).

Um diese Probleme zu lösen, finden sich im Kontext psychiatrischer Syndromskalen zunehmend **Skalenverankerungen**, um gerade bei Intensitätsurteilen den Interpretationsspielraum einzugrenzen. Dabei werden einzelne Skalenstufen durch Beispiele oder definitive Festlegungen charakterisiert. Zu nennen sind hier z. B. das *AMDP-System* (s. u.) oder die modifizierte Version der *Brief Psychiatric Rating Scale* (BPRS; Lukoff, Liberman und Nuechterlein 1986).

Ebenfalls von zentraler Bedeutung ist die Entscheidung hinsichtlich der **Anzahl der Skalenstufen**. Mit einer zunehmenden Anzahl von Skalenstufen nimmt die Differenzierungsfähigkeit zwar zu, es stellt sich jedoch gleichzeitig das Problem, wie genau ein Urteiler überhaupt differenzieren kann. Cicchetti, Showalter und Tyrer (1985) konnten in einer Monte-Carlo-Studie zeigen, dass die Reliabilität bis zu einer 7-stufigen Skala zunimmt, danach ein substantieller Zuwachs nicht mehr zu verzeichnen ist. Nach Rohrmann (1978) wird eine 5-stufige Skala am häufigsten von Urteilern präferiert. Die Festlegung der Anzahl der Skalenstufen sollte nicht nur rein formal resp. nach methodischen Überlegungen erfolgen, sondern auch inhaltliche Aspekte im Hinblick auf das zu beurteilende Merkmal mit einbeziehen (z. B. ob ein Merkmal überhaupt kontinuierlich verteilt ist). In Instrumenten zur Bewertung der Psychopathologie (Fremdbeurteilungsverfahren) stellt sich jedoch die Frage, inwieweit nicht bereits 5-stufige Skalen eine Überforderung des Urteilers darstellen (gilt auch für Selbstbeurteilungsskalen). Im AMDP-System (AMDP, 2007) wurde eine 4-stufige Skalierung gewählt, die sich bewährt hat (nicht vorhanden-leicht-mittel-schwer).

Neben der Anzahl der Stufen stellt sich weiterhin die Frage nach einer **geraden oder ungeraden Anzahl von Skalenstufen**. So ergibt sich z. B. bei ungeraden Zahlen das Problem der Tendenz zur Mitte, d. h. dass Personen dazu neigen, sich für eine mittlere Antwortkategorie zu entscheiden. Daher wird oft eher eine gerade Anzahl von Skalenstufen gewählt. Betrachtet man hinsichtlich dieser Unterscheidungen z. B. die Zusammenstellung psychiatrischer Skalen im CIPS (2005), die für Psychopharmakastudien empfohlen werden, so fällt zunächst eine große Heterogenität bezüglich der Skalierung der jeweiligen Merkmale auf. Es überwiegen jedoch eindeutig Intensitätsbeurteilungen, zumeist auf einer 4-stufigen Skala. Verankerungen von Skalenstufen sind eher selten.

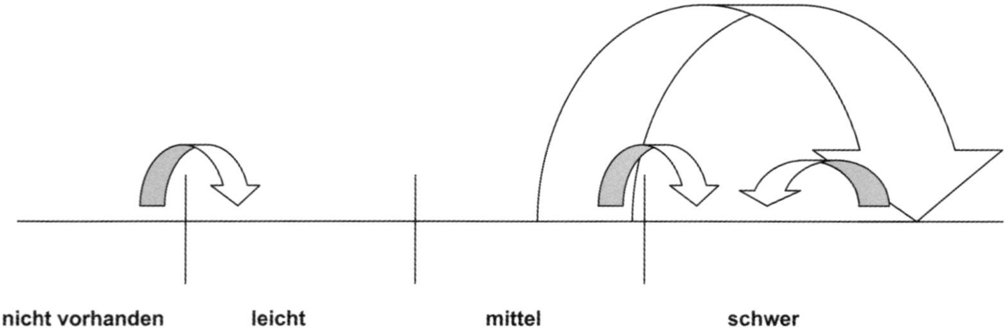

Abb. 4.6: Schweregradbeurteilung psychopathologischer Phänomene: Schwellenprobleme

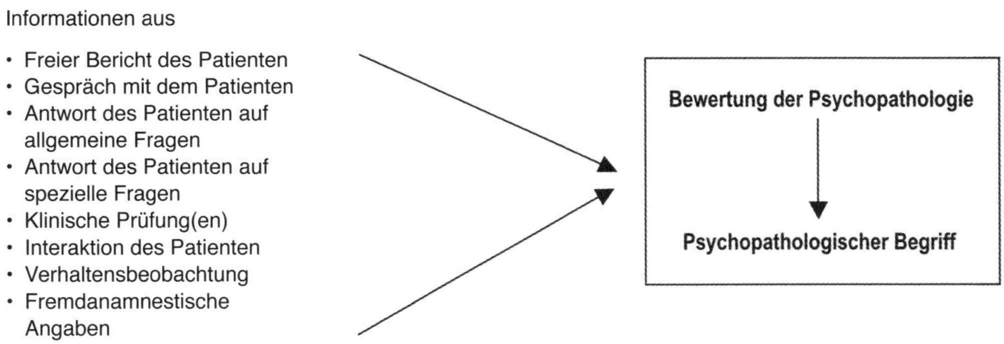

Abb. 4.7: Unterschiedliche Informationen als Basis des Beurteilungsprozesses im AMDP-System (aus Fähndrich und Stieglitz 2007)

4.1.3.4 Beurteilungsgrundlagen von Symptomen

Wie bereits erwähnt, ist die Beurteilungsgrundlage, d.h. auf welchen Informationen psychopathologische Phänomene zu bewerten sind, sehr unterschiedlich und soll an dieser Stelle weiter erläutert werden (vgl. Abbildung 4.7).

Von besonderer Bedeutung ist die Unterscheidung, ob die Selbstbeobachtung des Patienten und/oder die Fremdbeobachtung durch Dritte zu verwenden ist. Im *AMDP-System* (2007) wird dies ausdrücklich betont (vgl. auch Fähndrich und Stieglitz 2007) durch die **Klassifizierung und Unterscheidung jedes Symptoms** nach:

- **S-Symptom:** Bewertung ist nur möglich, wenn der Patient selbst (= S) zu dem zu bewertenden Symptom Auskunft gibt (z.B. Halluzinationen),
- **F-Symptom:** Bewertung ist ohne direkte *Auskunft* zu einem Phänomen durch die *Beobachtung* Dritter (F = Fremd) möglich (z.B. affektarm),
- **SF-Symptom:** S *oder* F (z.B. deprimiert; vgl. auch Abbildung 4.8).

Es muss jedoch darauf hingewiesen werden, dass bei Fremdbeurteilungsverfahren oder im Rahmen von Diagnosestellungen im Hinblick auf ein Klassifikationssystem letztlich die Entscheidung, ob ein bestimmtes Symptom als vorhanden angesehen wird, *immer* beim Urteiler liegt, d.h. er muss eine **klinische Entscheidung** treffen, auch wenn sein Urteil im Wesentlichen auf Selbstaussagen des Patienten basiert. Dies stellt sich auch in der praktischen Anwendung von Psychopathologieskalen oft als ein schwieriges Problem dar. Am Beispiel des Symptoms **„Konzentrationsstörungen"** des *AMDP-Systems* (AMDP 2007) lässt sich dies exemplarisch verdeutlichen. Gibt ein depressiver Patient Konzentrationsstörungen an und lassen sich diese nicht objektivieren (z.B. mittels plausibler Beispiele des Patienten oder klinischer Prüfungen wie Rückwärtszählen von 100, wobei jeweils 7 abgezogen werden muss), so wäre das Symptom als nicht vorhanden zu bewerten, da es u.U. nur aufgrund der de-

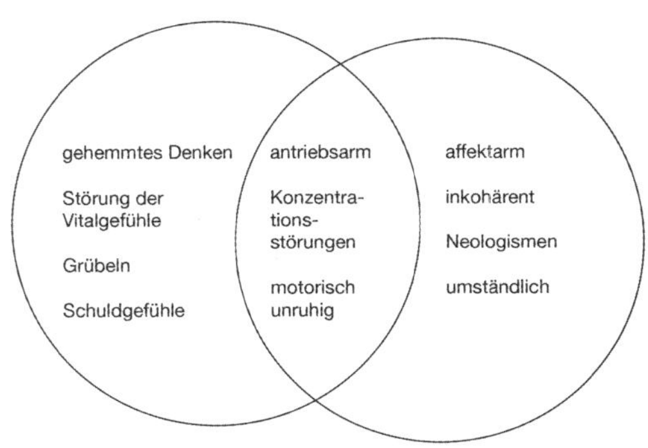

Abb. 4.8: Unterscheidung zwischen S-, F- und SF-Items

pressiven Symptomatik vom Patienten so beurteilt wird (z.B. Ausdruck des Insuffizienzerlebens).

Legt man die Unterscheidung zwischen S-, F- und SF-Symptomen der Beurteilung von Verfahren zugrunde, so lässt sich z.B. der Symptombestand des *AMDP-Systems* (AMDP 2007) entsprechend Tabelle 4.6 charakterisieren. Man erkennt, dass zur Bewertung der meisten Symptome Selbstaussagen notwendig sind (S: 51, SF: 29). Nur bei 20 Symptomen basiert die Beurteilung *allein* auf den Beobachtungen des Untersuchers oder Dritter.

Die weitere Differenzierung im Hinblick auf bestimmte Störungsbereiche zeigt,

- dass Selbstbeurteilungsmerkmale stärker in den Merkmalsbereichen Sinnestäuschung und Ich-Störungen vorkommen,
- dass es in keinem Bereich nur Fremdbeurteilungsmerkmale gibt,
- dass die meisten Merkmalsbereiche hinsichtlich der Entscheidungsmerkmale heterogen sind; am deutlichsten ist dies im Bereich „Störung der Affektivität".

Symptomeinschätzungen stellen auch die Grundlage einer **klassifikatorischen Diagnostik** dar. Probleme ergeben sich auch hier dadurch, dass diagnostische Kriterien auf Selbst- und/oder Fremdaussagen basieren können. Exemplarisch sei dies an einigen **Diagnosengruppen der ICD-10-Forschungskriterien** (vgl. auch Abschnitt 4.3) aufgezeigt. In Abhängigkeit von den jeweiligen Diagnosengruppen sind die Selbstaussagen- oder Fremdbeobachtungen von Symptomen oder Kriterien unterschiedlich bedeutsam. So dominieren bei der Demenz (Gruppe F0) erwartungsgemäß eindeutig Fremdbeurteilungen, die nach der ICD-10 auch objektiv verifizierbar sein sollen (u.a. Gedächtnis, Affekt, Sozialverhalten) und nicht allein auf subjek-

Tab. 4.6: Klassifizierung der AMDP-Symptome nach der Beurteilungsgrundlage

Merkmalsbereich	Anzahl Symptome	S-Symptome	F-Symptome	SF-Symptome
Bewusstseinsstörungen	4	1	2	1
Orientierungsstörungen	4	4	0	0
Aufmerksamkeits- und Gedächtnisstörungen	6	1	1	4
Denkstörungen	12	3	7	2
Befürchtungen und Zwänge	6	5	0	1
Wahn	14	13	0	1
Sinnestäuschungen	6	6	0	0
Ich-Störungen	6	6	0	0
Störungen der Affektivität	21	9	5	7
Antriebs- und psychomotorische Störungen	9	1	5	3
Circadiane Besonderheiten	3	0	0	3
Andere Störungen	9	2	0	7
Summe	100	51	20	29

S Informationsquelle sind Aussagen oder Angaben des Patienten
F Informationsquelle sind Beobachtungen Dritter (meist Interviewer, aber auch z.B. Pflegepersonal, Angehörige)
SF S und/oder F

tiven Beschwerden basieren dürfen, während bei den Depressionen (Gruppe F3) eindeutig Selbstaussagen als Informationsgrundlage dominieren. Bei den Schizophrenien (Gruppe F2) gibt es zwar ein Übergewicht für Fremdbeobachtungen, aber spezielle Verhaltensmerkmale, wie z. B. Sprachverarmung oder sozialer Rückzug, dort als sog. „negative Symptome“ bezeichnet, sind die Ausnahme.

4.1.3.5 Informationserhebung und -bewertung

Von großer Bedeutung hinsichtlich der Bewertung von Symptomen ist die Informationserhebung. So unterscheiden Spitzer und Fleiss (1974) verschiedene sog. **Varianzquellen** im diagnostischen Prozess (s. a. Abschnitt 4.3), von denen hier folgende relevant sind:

- **Informationsvarianz** (d. h. verschiedenen Untersuchern stehen unterschiedliche Informationsquellen zur Verfügung),
- **Beobachtungsvarianz** (d. h. verschiedene Untersucher kommen zu unterschiedlichen Urteilen über das Vorhandensein von Symptomen).

Beide Fehlerquellen haben sich bei der mangelnden Übereinstimmung von Untersuchern in der Bewertung von Phänomenen immer wieder als bedeutsam erwiesen.
Bei **Fremdbeurteilungsverfahren** müssen zur Verbesserung der Reliabilität vor allem Anstrengungen im Bereich der **Ausbildung** im Vordergrund stehen (Voderholzer 2006). Untersuchungen haben zeigen können, dass gerade bei Fremdbeurteilungsverfahren eine Reihe von Problemen zu beachten sind, wie Unterschiede der Rater im Training, Ausbildung und klinischer Erfahrung oder Unterschiede in der theoretischen Ausrichtung der Rater. Von daher setzt die adäquate Anwendung eines Fremdbeurteilungsverfahren ein intensives **Training** voraus (vgl. im Detail auch Abschnitt 4.3). Dies sollte folgende Aspekte berücksichtigen:

- Beobachtung erfahrener Rater,
- Rating standardisierter Interviews („gold standard“),
- genügend große Anzahl von Ratings unter Supervision,
- Nutzung audiovisueller Methoden (z. B. Lehrvideos, insbesondere zu seltenen psychopathologischen Phänomenen) sowie
- intensive Nutzung von Glossaren oder Manualen für Anfänger wie für Fortgeschrittene.

Vor allem in Studien besteht die Notwendigkeit einer kontinuierlichen Supervision und periodischen Überprüfung zur Kontrolle der Interrater-Reliabilität, in der Praxis sollte ein kontinuierliches Training angestrebt werden. Bezogen auf die psychopathologischen Symptome des *AMDP-Systems* konnten Stieglitz et al. (1988) zeigen, dass bereits durch ein zweitägiges Training anhand von vier videodokumentierten Patienten eine deutliche Verbesserung der Interrater-Reliabilität (s. Abschnitt 4.1.5) zu erreichen war. Dabei zeigte sich auch, dass die anfängliche Überlegenheit sog. „Erfahrener“ verschwand und insgesamt eine Homogenisierung der Rater festzustellen war.
Im Hinblick auf die Informationserhebung sind weiterhin die Festlegung des Beurteilungszeitraumes und Strukturierung des Gesprächsablaufs besonders wichtig. In Abbildung 4.9 ist der **Beurteilungszeitraum** graphisch dargestellt. Da der psychopathologische Befund den Querschnittsbefund einer vor Gesprächsbeginn definierten Zeitperiode darstellt, ist dieser nach inhaltlichen Überlegungen zu definieren. Ein zu großer Beurteilungsraum (z. B. mehrere Wochen) beinhaltet die Gefahr, dass z. B. die Abfolge von Symptomen oder die aktuelle Symptomatik unklar bleibt, da vielleicht schon bestimmte Symptome gar nicht mehr vorhanden sind. Ein zu kleiner Beurteilungszeitraum (z. B. ein Tag) lässt die Erfassung von Symptomen, die nicht kontinuierlich vorhanden sind (z. B.

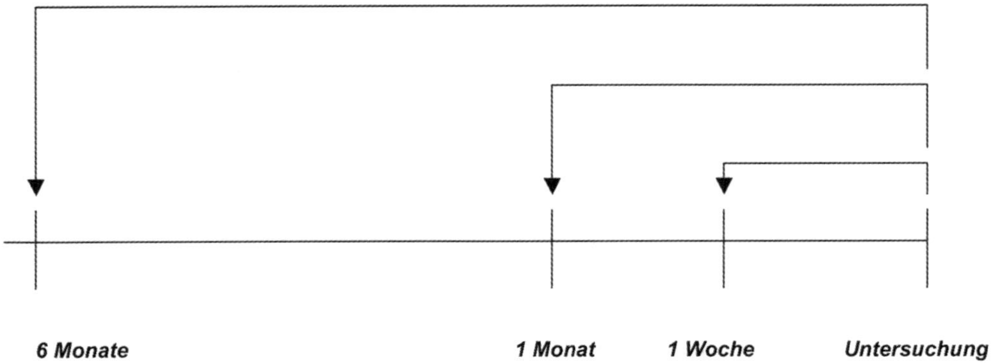

Abb. 4.9: Beurteilungszeitraum psychopathologischer Phänomene

Stimmenhören), nicht zu, bzw. bestimmte Symptome lassen sich nur hinreichend genau bewerten, wenn man mehrere Tage als Beurteilungsperiode zugrunde legt (z.B. deprimierte Stimmung, Schlafstörungen). Hier gilt es, entsprechend der Intention der Erhebung sinnvolle Zeiträume festzulegen (z.B. letzte Woche oder letzte 3–4 Tage). Der Zeitraum von einer Woche ist u.a. dann empfehlenswert, wenn man auch weitere Instrumente einsetzt, die meist diesen Zeitraum verwenden (z.B. *Symptom Checkliste*, SCL-90-R; s.a. Abschnitt 4.2).

Der **Gesprächsverlauf** sollte dann möglichst systematisch erfolgen, wobei die in Tabelle 4.7 aufgeführte Reihenfolge hilfreich sein kann. Da es vor allem Anfängern oft Mühe macht, die für den jeweiligen Sachverhalt

Tab. 4.7: Strukturierung der psychopathologischen Befunderhebung (Fähndrich und Stieglitz 2007)

Beginn des Gesprächs	„Warming-up"-Phase; Kontaktaufbau; Erläuterung von Sinn und Zweck der Befragung; spontane Äußerungen des Patienten und seiner Beschwerden; geringe Steuerung des Gesprächs
Strukturierter Teil	gezielte Exploration zu den Symptomen, die nicht in den spontanen Schilderungen vorgebracht wurden sowie deren weitere Präzisierung
Beendigung des Gesprächs	kurze Zusammenfassung der Symptomatik; dem Patient die Möglichkeit geben, ihm wichtige Punkte zu ergänzen, die bisher nicht angesprochen wurden

Tab. 4.8: Auszug aus dem Interviewleitfaden (Fähndrich und Stieglitz 2007)

Symptom	**SF**	**Beispielfrage und/oder Anmerkungen**
5. Zeitliche Orientierungsstörung	S	– „Wann sind sie in die Klinik gekommen?" (genaues Datum) – „Welches Datum haben wird heute?" (Tag, Monat, Jahr) – „Welche Jahreszeit haben wir jetzt?"
6. Örtliche Orientierungsstörung	S	– „Können Sie mir sagen, wo wir hier sind?" – „In welcher Stadt sind wir hier?" (in größeren Städten: Stadtteil)

notwendigen Fragen zu formulieren, können sog. **Interviewleitfäden** als Hilfsmittel dienen. Exemplarisch zu nennen ist der von Fähndrich und Stieglitz (2007) entwickelte Leitfaden für das *AMDP-System*, vom dem in Tabelle 4.8 ein Auszug enthalten ist.

4.1.4 Instrumente auf Symptomebene

Die psychopathologische Befunderhebung ist, wie bereits mehrfach erwähnt, von grundlegender Bedeutung, die Vermittlung von Kenntnissen in diesem Bereich tritt jedoch oft durch die Fokussierung auf Klassifikationssysteme und dem damit verbundenen vermeintlichen Wissen zur Psychopathologie in den Hintergrund (Voderholzer 2006). Zur systematischen Befunderhebung und Ausbildung existieren kaum Instrumente. Dies gilt sowohl für den deutschsprachigen, stärker noch für den anglo-amerikanischen Bereich. Für den deutschsprachigen Bereich als Ausnahme zu nennen ist das *AMDP-System* (2007), dass nachfolgend kurz vorgestellt werden soll.

Es wird pro Merkmal/Symptom ein einheitlicher Aufbau vorgegeben (vgl. Tabelle 4.9).

Tab. 4.9: AMDP-System (AMDP 2007)

- Vereinheitlichung des Aufbaus pro Symptom
  - Charakterisierung der Informations- und Beurteilungsgrundlage (z.B. S = Selbstaussagen)
  - Definition
  - Erläuterungen und Beispiele
  - Hinweise zur Graduierung
  - Abzugrenzende Begriffe
- Ankerpunkte für die Skalenstufen „leicht" und „schwer"

Zunächst finden sich Hinweise zur Grundlage der Beurteilung, d.h. ob sie auf Selbstaussagen des Patienten basiert oder Beobachtungen des Urteilers resp. auf beidem (vgl. auch Tabelle 4.6). Danach folgt eine (möglichst) kurze Definition. Eine weitere Präzisierung, was unter dem jeweiligen Begriff zu verstehen ist, erfolgt anhand von Erläuterungen und Beispielen. Abzugrenzende Begriffe sollen dazu dienen, die Aufmerksamkeit des Urteilers auf andere Symptome zu lenken, zu denen u.U. Schwierigkeiten der Unterscheidung bestehen. Die Beurteilung der Graduierung hatte sich in Trainingsseminaren immer wieder als schwierig zu vermitteln erwiesen, vor allem hinsichtlich der Grenzen zwischen nicht vorhanden und leicht resp. mittel und

Tab. 4.10: Beispielitem aus dem AMDP-System (AMDP 2007)

49. Andere akustische Halluzinationen (S)	
Definition:	Hören von Geräuschen, ohne dass solche Geräusche vorhanden sind (so. Akoasmen)
Erläuterungen und Beispiele:	„Ich habe dauernd eine Musik gehört, fast wie ein Konzert war es gewesen". „Ganz deutlich habe ich ein Stöhnen und Seufzen aus der Wand gehört". „Es macht immer Klick im Kopf, und jedes Mal werde ich intelligenter".
Hinweise zur Graduierung:	„leicht" Der Patient hörte gestern Abend aus weiter Ferne im Garten der Klinik ein Orchester spielen. „schwer" Ein Patient beklagt sich beim Nachbarn über das seit Tagen andauernde ständige Hämmern auf dem Dachboden.
Abzugrenzende Merkmale:	47 Illusionen 48 Stimmenhören

schwer. Um den Urteilsprozess bezüglich der Schweregradeinstufung zu erleichtern, wurden Ankerpunkte für die Skalenstufen „leicht" und „schwer" vorgegeben. Tabelle 4.10 gibt hierfür ein Beispiel.

4.1.5 Evaluationskriterien auf Symptomebene

Da der Erfassung psychopathologischer Phänomene eine große Bedeutung zukommt, ist es notwendig, Evaluationskriterien festzulegen. Auf der Symptomebene sind sowohl psychometrische als auch anwendungsbezogene zu berücksichtigen. Da letztere gleichermaßen auf der Syndromebene gelten, werden sie dort näher behandelt (Abschnitt 4.2). An dieser Stelle sollen daher die **psychometrischen Evaluationskriterien** im Vordergrund stehen. Zunächst einmal muss unterschieden werden, ob bestimmten Symptomen eine klinische oder diagnostische Relevanz zukommt, auf der anderen Seite muss geprüft werden, ob die Erfassung dieser Symptome hinreichend zuverlässig erfolgen kann. Es lässt sich somit eine Unterscheidung zwischen klinischer bzw. diagnostischer Relevanz und statistischer Relevanz treffen.

- **Diagnostische Aspekte**

Zur Überprüfung der klinischen Relevanz einzelner Symptome steht dem Untersucher eine Reihe von Kriterien zur Verfügung. Zu nennen sind hier insbesondere die Kennwerte der Sensitivität und Spezifität sowie der positiven prädiktiven und negativen prädiktiven Validität. Meist werden die Kriterien im Hinblick auf einen Test verwendet, sie erlauben jedoch auch die Relevanz eines Symptoms im Hinblick auf z.B. eine Diagnose einzuschätzen. Sie lassen sich wie folgt definieren (s.a. Beaglehole et al. 1997):

- **Sensitivität:** Wahrscheinlichkeit des Vorhandenseins des Symptoms beim Vorliegen der Diagnose,
- **Spezifität:** Wahrscheinlichkeit des Nicht-Vorhandenseins des Symptoms beim Nicht-Vorliegen der Diagnose
- **Positive prädiktive Validität:** Wahrscheinlichkeit, dass die Diagnose vorliegt, wenn das Symptom vorhanden ist,
- **Negative prädiktive Validität:** Wahrscheinlichkeit, dass die Diagnose nicht vorliegt, wenn auch das Symptom nicht vorhanden ist.

Weiterhin lassen sich bestimmte Merkmale zwar mit einer hohen Zuverlässigkeit erfassen, sind jedoch für die Diagnosenstellung

Tab. 4.11: Häufig gebrauchte Maße zur Bestimmung der Interrater-Reliabilität (aus Stieglitz 2000)

Skalenniveau	Anzahl Rater	Reliabilitätskoeffizient
dichotom (nominal)	2	Kappa (κ), gewichtetes κ Intraclass-Korrelation (ICC)
dichotom (nominal)	3 oder mehr	ICC verallgemeinertes κ
polychotom (ordinal)	2	κ gewichtetes κ
polychotom (ordinal)	3 oder mehr	verallgemeinertes κ
quantitativ (intervall)	2 oder mehr; ungleiche Anzahl Ratings möglich	ANOVA ICC

u. U. weniger relevant, da sie diagnosenunspezifisch auftreten (s. o.). Zu nennen sind hier insbesondere Merkmale wie Konzentrationsstörungen (vgl. Ahrens und Stieglitz 1998). Solche Merkmale können jedoch auf der reinen Symptomebene z. B. im Rahmen des psychopathologischen Befundes einen wichtigen Beitrag zur Charakterisierung des Patienten liefern.

- **Statistische Aspekte**

Ein wichtiges Kriterium zur Beurteilung eines Merkmals stellt die **Interrater-Reliabilität** dar, d. h. wie zuverlässig das Merkmal erfasst werden kann, wenn verschiedene Untersucher es beurteilen. In Tabelle 4.11 sind in Abhängigkeit von der Anzahl der Rater verschiedene Bestimmungsweisen aufgeführt, die in der Literatur häufig Anwendung finden (vgl. im Überblick Wirtz und Casper 2002). In einer Methodenstudie konnte Streiner (1995) zeigen, dass in den meisten Fällen die verschiedenen Maße der Übereinstimmungen durch den **Intraclass-Korrelations-Koeffizienten** (ICC) ersetzt werden können, der als eine Art universelles Maß der Interrater-Reliabilität anzusehen ist und nicht eine gleiche Anzahl von Ratern voraussetzt (Bartko und Carpenter 1976), was in (klinischen) Studien oft nur schwer realisierbar ist. Neben dem **Kappa-Koeffizienten** (vgl. auch Cohen 1960) zur Bestimmung der Interrater-Reliabilität werden in der Literatur weitere, jedoch seltener eingesetzte Koeffizienten diskutiert (sog. **Yule-Koeffizient** oder der **Koeffizient** r_2; vgl. hierzu Stieglitz 2000; Cicchetti et al. 2006). In der Literatur häufig zitierte Vorschläge zur **Interpretation von Reliabilitätskoeffizienten** finden sich in Tabelle 4.12.

4.1.6 Anwendungsbeispiele

Mit der Erhebung des psychopathologischen Befundes sollen die psychischen Merkmale und Symptome erfasst werden, die für die Kennzeichnung der aktuellen psychischen Störung charakteristisch sind (Freyberger et al. 2002). Er dient als Ausgangspunkt für ei-

Tab. 4.12: Interpretationsleitlinien für Maße der Interrater-Reliabilität

Statistik	Stärke des Zusammenhangs	
Kappa (κ)	Landis und Koch (1977)	
	< 0	gering (engl. poor)
	0–.20	schwach (engl. slight)
	.21–.40	mäßig (engl. fair)
	.41–.60	mittel (engl. moderate)
	.61–.80	stark (engl. substantial)
	.81–1.00	beinahe vollkommen (engl. almost perfect)
	Shrout (1998)	
	.00–.10	nicht (virtually none)
	.11–.40	schwach (slight)
	.41–.60	mäßig (fair)
	.61–.80	mittel (moderate)
	.81–1.00	stark (substantial)
Intraclass-Korrelation (ICC)	Cicchetti und Prusoff (1983)	
	< .40	gering (engl. poor)
	.40–.59	mäßig (engl. fair)
	.60–.74	gut (engl. good)
	.75–1.00	ausgezeichnet (engl. excellent)

ne (vorläufige) diagnostische Einordnung sowie als Ansatzpunkt für die Therapieplanung. Als zentraler Gegenstand einer Krankengeschichte dient er zudem dazu, den Status und Verlauf der Erkrankung anschaulich zu dokumentieren. Der differenzierten und zuverlässigen Beschreibung der Symptomatik kommt damit eine wichtige Funktion zu. Illustrative Beispiele anhand des AMDP-Systems finden sich bei Haug und Hoff (1997) bzw. Haug et al. (1995) für die schizophrenen Störungen, bei Albers und Ahrens (1997) für die Depression sowie Eich und Trabert (1997) für die organischen Störungen.

4.2 Syndromebene

4.2.1 Kennzeichen

Die Syndromebene stellt im Bereich psychiatrischer Diagnostik eine weitere wichtige Ebene zur Beschreibung psychischer Phänomene dar. Sie nimmt formal eine Zwischenstellung zwischen der Symptom- und Diagnosenebene ein, ist letzterer jedoch am ähnlichsten, da auch Diagnosen beim heutigen Wissensstand häufig eher einen Syndromcharakter haben (vgl. auch Abschnitt 4.3). Man spricht daher auch oft von Syndromdiagnosen. In der Literatur finden sich verschiedene **Definitionen des Syndrombegriffs**. So sind nach Bleuler (1983, S. 115) Syndrome „Komplexe von Symptomen, die häufig zusammen beobachtet werden und irgendwie ihrem Wesen nach zusammenhängen". Scharfetter (1985, S. 19) stellt die Relation vom Symptom zum Syndrom wie folgt dar:

> „Das Symptom ist die kleinste beschreibbare Untersuchungseinheit in der Psychiatrie. In der klinischen Erfahrung trifft man wiederkehrende typische klinische ‚Bilder' an, konstelliert durch häufig in Zusammenhang (im Verband) auftretende Symptome. Diese Symptomverbände nennt man Syndrome. Ein Syndrom ist also eine erscheinungsbildlich typische Symptomkombination (nicht unbedingt auch ursächlich!)".

Von Zerssen (1986a, S. 662) weist zudem darauf hin, dass verschiedene Autoren den Begriff im Sinn eines Symptomkomplexes verstehen,

> „der diagnostisch zwar weniger vieldeutig ist als die in ihm enthaltenen Einzelsymptome, der aber bei verschiedenen Krankheiten oder aus ungeklärter Ursache auftreten kann, d.h. ätiopathogenetisch nicht einheitlich oder unbestimmt ist". „Eine Syndromatologie psychischer Störungen hat daher von dem gemeinsamen Auftreten von Symptomen ohne Rücksicht auf deren Entstehungsbedingungen als obersten Ordnungsgesichtspunkt auszugehen und die auf dieser Grundlage gefundenen Typen, zunächst etwa nach den vornehmlich betroffenen Funktionsbereichen, zusammenzustellen" (S. 663).

So finden sich unterschiedliche Bezeichnungen wie depressives Syndrom, manisches Syndrom, psychoorganisches Syndrom, paranoides Syndrom, paranoid-halluzinatorisches Syndrom. Einige Syndrome werden im klinischen Gebrauch wie z.T. auch in Lehrbüchern noch weiter aufdifferenziert. So wird z.B. das depressive Syndrom manchmal noch weiter unterschieden nach gehemmt-depressiv, ängstlich-depressiv, agitiert-depressiv, also danach, was neben der depressiven Komponente noch im Vordergrund steht.
Syndrome haben im Kontext der Diagnostik oft auch den Status von Ratingskalen, d.h. sie werden als diagnostische Instrumente eingesetzt, wobei zwischen Selbst- und Fremdbeurteilungsverfahren zu unterscheiden ist. Unter einer **Ratingskala** (engl. to rate = estimate or worth of; rating = (Ein-)schätzung) versteht man allgemein eine Beurteilungsskala. Der Begriff wird jedoch oft auch als Oberbegriff für verschiedene Aspekte von Beurteilungen verwendet (z.B. für die Antwortkategorien einer Beurteilungsskala: nicht vorhanden-leicht-mittel schwer). Nachfolgend soll der Begriff Ratingskala eingegrenzt werden auf Selbst- und Fremdbeurteilungsverfahren. Ein **Selbstbeurteilungsverfahren** (Synonyme: Selbstbeurteilungsskala, Selbstratingskala; engl. self-rating scale) ist

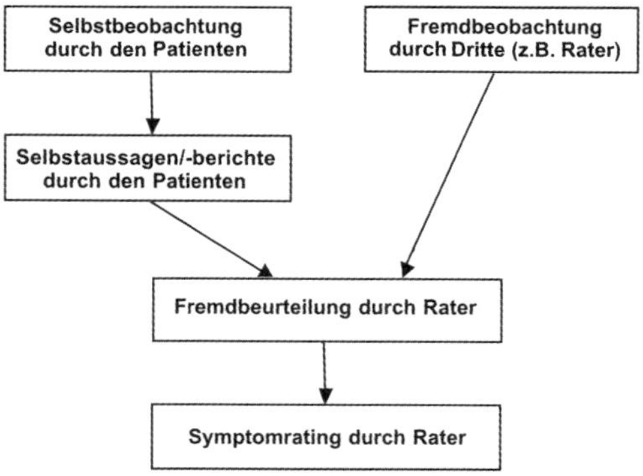

Abb. 4.10: Beurteilungsgrundlagen von Fremdbeurteilungsverfahren

ein Verfahren, bei dem der gesamte Beurteilungsprozess auf Seiten des Patienten liegt. Demgegenüber versteht man unter einem **Fremdbeurteilungsverfahren** (Synonyme: Ratingskala, Fremdbeurteilungsskala; engl. observer rating scale; oft auch nur rating scale) ein Verfahren, bei dem der Bewertungsprozess auf Seiten eines unabhängigen Urteilers liegt unter Einbeziehung eigener Beobachtungen (oder Dritter) und Aussagen des Patienten (vgl. Abbildung 4.10).

4.2.2 Funktionen

Als **Rating- oder Syndromskalen** bezeichnete Verfahren haben u.a. folgende allgemeine Einsatzbereiche: Praxis und Forschung, Pharmakotherapie sowie Psychotherapie oder klinische sowie experimentelle Studien.
Syndromskalen haben nicht zuletzt deshalb eine große Bedeutung, weil sich oft hohe Korrespondenzen (sog. face validity) zwischen klinisch beobachtbaren Syndromen und zumeist faktorenanalytisch gewonnenen Syndromskalen ergeben haben. In der Regel haben die so gewonnenen Syndromskalen einen **ähnlichen Stellenwert wie psychologische Tests** und von daher sind an sie ähnliche Evaluationskriterien anzulegen (vgl. Abschnitt 4.2.4 und 4.2.5 sowie Baumann und Stieglitz 1997). In Abgrenzung von traditionellen psychologischen Testverfahren fokussieren die Syndromskalen fast ausschließlich auf die Erfassung von States in Abgrenzung zu Traits, d.h. zeitvariabler/veränderlicher Merkmale im Unterschied zu zeitstabilen Merkmalen wie Aspekten der Persönlichkeit. Der **Nutzen von Syndromskalen** ist in Forschung und Praxis vielfältig:

- Basisdokumentation,
- Qualitätssicherung,
- Schweregradbestimmung eines oder mehrerer Syndrome,
- Screening von Personen mit einer möglichen psychischen Störung (vgl. auch Abschnitt 4.3),
- Selektionskriterien für Studien (z.B. *Hamilton-Depressions-Skala*, *Beck-Depressions-Inventar*),
- Entscheidung für therapeutische Interventionen resp. deren Wechsel (insbesondere psychopharmakologische; vgl. Adli et al. 2002: Stufenplan in der Behandlung depressiver Störungen; s.a. Abschnitt 4.2.6) oder
- Evaluation der Effektivität therapeutischer Interventionen.

Selbst- und Fremdbeurteilungsverfahren stellen aufgrund der vielfältigen Anwendungsmöglichkeiten die häufigsten Verfahrensgruppen im Rahmen von Studien dar, was bereits Baumann und Seidenstücker 1977 konstatierten. Andere Verfahrensgruppen

Tab. 4.13: Verfahrensgruppen (nach Stieglitz et al. 2001)

- Selbstbeurteilungsverfahren
- Fremdbeurteilungsverfahren
- Interviews
- Beobachtung nonverbalen Verhaltens
- Interaktionsdiagnostik bei Familien und Paaren
- Leistungsdiagnostik bei psychischen Störungen
- Neuropsychologische Funktionsdiagnostik
- Felddiagnostik
- Projektive Verfahren

(vgl. auch Tabelle 4.13), wie z.B. Beobachtungsverfahren, sind im Vergleich hierzu eher selten vorzufinden. Diese sind meist zeitintensiver in der Anwendung und z.T. auch aufwendiger in der Auswertung, setzen zudem auch oft apparative Instrumente voraus. Ähnliche Einschränkungen gelten auch für andere Verfahrensgruppen (z.B. Felddiagnostik). Demzufolge gibt es zwischenzeitlich eine kaum noch zu überblickende Fülle von Selbst- und Fremdbeurteilungsverfahren. In seiner Übersicht zu Outcome-Maßen in der Psychotherapie zählte Lambert (1994) selbst bei einer umschriebenen Störungsgruppe wie der **Agoraphobie** in 108 Outcome-Studien 98 (!) verschiedene Maße. In der Monographie von Sartorius und Ban (1986) werden allein in 31 Kapiteln (!) Verfahren zur Erfassung der **Depressivität** vorgestellt. Diese Zahl hat sich sicherlich bis zum heutigen Tag noch deutlich erhöht. So weisen Shumway et al. (2004) darauf hin, dass es ca. 100 verschiedene Depressionsskalen gibt! Dies unterstreicht weiterhin die mangelnde Übereinstimmung darin, wie bestimmte Phänomene zu definieren und zu erfassen sind (s.a. nachfolgender Abschnitt). Interessant in diesem Zusammenhang ist auch eine Übersicht von Thornley und Adams (1998), die 2000 kontrollierte Therapiestudien bei **schizophrenen Störungen** analysierten. Folgende Ergebnisse sind besonders erwähnenswert, was die Diagnostik betrifft:

- In 520 der Studien (25 %) fanden keine Ratingskalen als Outcome Anwendung,
- In den restlichen 1480 Studien wurden 640 (!) verschiedene Instrumente eingesetzt, von denen 369 nur einmal eingesetzt wurden.
- Zur Erfassung der Psychopathologie wurden in 1250 Studien (63 %) 194 verschiedene Verfahren eingesetzt.
- Am häufigsten verwendet wurde die BPRS (in 800 Studien; 40 %).
- Die meisten Studien verwendeten 1–5 Instrumente, wenngleich eine größere Anzahl nicht selten war bis hin zu einer Studie mit 17 Outcome-Maßen (!).

4.2.3 Spezielle Aspekte und Problembereiche

Die Syndrom- oder Skalenauswertung basiert zunächst auf der Beurteilung von Einzelsymptomen und erst aufgrund spezifischer Auswertungsstrategien ergeben sich Syndromwerte. Von daher gelten die bezüglich der Symptomerfassung genannten Probleme (s. Abschnitt 4.1) gleichermaßen für den Bereich der Syndrombildung. Im Hinblick auf die praktische Anwendung psychodiagnostischer Verfahren auf Syndrom- und Skalenebene gibt es eine Reihe von zusätzlichen Punkten zu beachten. Auf einige soll nachfolgend kurz eingegangen werden.

4.2.3.1 Auswahl von Verfahren

Aufgrund der Fülle von zur Verfügung stehenden Verfahren ergibt sich für den Anwender die Frage der Auswahl eines geeigneten Verfahrens (vgl. auch Abschnitt 4.2.5 sowie Kapitel 2). So spielen z.B. der Bekanntheitsgrad, eigene Erfahrungen oder Vorschläge Dritter in der Praxis oft eine wichtige Rolle bei der Auswahl. Jedoch sollten auch andere Aspekte beachtet werden, wie **theoretische Begründungen und Überlegungen**. Bei Messung z.B. des Therapieerfolges ist es theoretisch zu begründen, durch welche Verfahren bestimmte Konstrukte abgebildet werden sollen, d.h. es sollte theoriegeleitet die Auswahl der Verfahren vorgenommen werden und nicht nach technologischen Begründungen. Nach Baumann und Stieglitz (2001) sind theoretisch fundierte Verfahren solche, bei denen das Konstrukt der Untersuchungsverfahren mit den Interventionskonstrukten in einen theoretischen Rahmen gebracht werden kann. So ist z.B. die Anwendung des *Freiburger Persönlichkeitsinventars* (FPI-R) zur Überprüfung der Effektivität einer Gesprächspsychotherapie weniger geeignet, da zwischen dem Untersuchungsverfahren und der Therapierichtung kein theoretischer Zusammenhang besteht. Die Anwendung z. B. der *Dysfunctional-Attitude-Scale* (DAS) von Beck im Rahmen einer kognitiven Therapie stellt dagegen einen engen Zusammenhang dar (s. Kapitel 2 sowie Abschnitt 6.2). In der Regel findet heutzutage oft eher eine **technologische Auswahl von Verfahren** statt, orientiert an Normierung, Bekanntheitsgrad, internationaler Akzeptanz oder auch Ökonomie der Durchführung. Das bekannteste Beispiel ist sicherlich die *Hamilton-Depressions-Skala* (HAMD), das in Forschung wie Klinik am meisten eingesetzte Untersuchungsverfahren (unabhängig von einer spezifischen Therapie), wenngleich die Skala mit einer Reihe methodischer Probleme behaftet ist. So konstatieren z. B. Maier und Benkert (1987) in Bezug auf den Wirksamkeitsnachweis antidepressiver Pharmakotherapie folgende Probleme: Reliabilitätsprobleme zwischen Ratern in und zwischen Zentren, Problem der Differenzierungsfähigkeit zwischen unterschiedlichen Schweregraden eines depressiven Syndroms (s. u.) sowie zwischen verschiedenen Graden der Besserung im Therapieverlauf, Probleme der Konstruktvalidität (u. a. Erfassung unterschiedlicher Aspekte bei jüngeren und älteren Patienten) oder die Homogenität der Skala (s. a. Stieglitz, 1998). In Tabelle 4.14 sind die wesentlichen die HAMD betreffenden Kritikpunkte zusammengefasst. Diese betreffen inhaltliche, psychometrische und anwendungsbezogene Aspekte und unterstreichen, dass diese so oft eingesetzte Skala deutliche Schwächen aufweist. Dies ist um so bemerkenswerter, da die Skala, wie bereits erwähnt, in fast jeder Depressionsstudie, bei der es um Therapieevaluation geht, das Hauptoutcome darstellt, mit weitreichenden Konsequenzen (z. B. entscheidend bei Zulassung von Substanzen).

Die HAMD hat sich über die Jahre als Goldstandard entwickelt und diente zudem als Ausgangspunkt für die Entwicklung weiterer Verfahren, die meist versuchten, die Schwächen auszugleichen. Diese Verfahren, wie z. B. die *Bech-Rafaelsen-Melancholie-Skala* (BRMS) oder die *Montgomery-Åsberg-Depressions-Rating-Skala* (MADRS), sind meist deutlich kürzer (11 bzw. 10 Items) und sind im direkten Vergleich zur HAMD auch hinsichtlich psychometrischer Kriterien als besser zu bewerten (vgl. z. B. Philipp und Maier 1987). Dies konnte in verschiedenen Studien immer wieder bestätigt werden. Demyttenaere und de Fruyt (2003) weisen in einer Übersicht auch darauf hin, dass diese Skalen oft besser zwischen Placebo und Verum zu differenzieren in der Lage sind und in Studien aufgrund besserer psychometrischer Qualität zudem geringere Stichprobengrößen notwendig sind. Bagby et al. (2004) kommen in einem umfassenden Review zur HAMD sogar

Tab. 4.14: Zusammenfassung Kritikpunkte Hamilton-Depressions-Skala (HAMD)

formale	psychometrische	anwendungsbezogene
• keine einheitliche Skalierung • nur z.T. Operationalisierung der Skalenstufen • kein Manual	• Eindimensionalität fraglich • z.T. unbefriedigende innere Konsistenz • geringe Interrater-Reliabilität für einige Items	• keine verbindlichen Durchführungsanweisungen • unterschiedliche Versionen • geringe Affinität zu Operationalisierungen in DSM-IV und ICD-10 • Dominanz somatischer Symptome

Quellen: Grundy et al. (1994), Stieglitz (1998), Maier und Benkert (1987), Bagby et al. (2004)

zu dem Schluss, dass es nach 40 Jahren an der Zeit wäre, endlich einen neuen diagnostischen Standard zur Bewertung der Depressivität festzulegen.

4.2.3.2 Syndrom- und Skalenbildung

Seit einigen Jahren lässt sich der Trend feststellen, dass Syndromskalen kaum noch den Status von sog. ad-hoc-Skalen aufweisen resp. nur noch für solche Funktionsbereiche ad-hoc-Skalen konstruiert werden, für die bisher keine bereits evaluierten Verfahren existieren. Den meisten Verfahren liegt eine z.T. umfängliche Entwicklungsarbeit zugrunde, zumeist basierend auf Ansätzen der klassischen Testtheorie. In der Psychodiagnostik ist die Klassische Testtheorie (Lienert 1969) trotz verschiedener Kritikpunkte (z.B. für Veränderungsmessung nicht geeignet; vgl. Rost 2004) bis heute weitgehend dominant geblieben. Handbücher, Monographien zu Erhebungsinstrumenten sowie Übersichtsarbeiten referieren fast ausschließlich Verfahren, die auf Grundlage der Klassischen Testtheorie entwickelt worden sind. Erst in neueren Lehrbüchern werden auch stärker alternative Ansätze wie die Probabilistische Testtheorie ausführlicher dargestellt (vgl. z.B. Amelang und Zielinski 1997). Da diese jedoch in Bezug auf die Skalenentwicklung bei psychiatrischen Syndromskalen bisher keine bedeutende Rolle gespielt haben, soll nachfolgend der **„traditionelle Weg“ der Syndrom- und Skalenentwicklung** skizziert werden. Entsprechend der Unterscheidung zwischen einer rationalen, empirischen oder theoriegeleiteten Konstruktion der Verfahren (vgl. hierzu auch Tränkle 1983), handelt es sich in den meisten Fällen um eine **rationale Konstruktion.** Die Zusammenstellung der Items erfolgt nach inhaltlichen Gesichtspunkten, wobei angenommen wird, dass diese repräsentativ sind für die interessierenden Inhaltsbereiche (z.B. Itemsammlung von Symptomen für Depressionsbereich). Dem schließen sich dann teststatistische Analysen an (s.u.). Sogenannte **empirische Skalenentwicklungen** durch die Zusammenstellung von Items, die mit externen Kriterien korrelieren, findet man nicht und nur selten eine **theoriegeleitete Konstruktion** (Überprüfung der Beziehung eines Verfahrens im Hinblick auf vorhergesagte Beziehungen, die aus dem Konstrukt abgeleitet wurden). In der Regel wird erst in späteren Phasen der Validierung versucht, die durch die Verfahren erfassten Konstrukte einer näheren Abklärung zu unterziehen.

Das **allgemeine Procedere der Skalenbildung**, welches den meisten Verfahren zugrunde liegt, lässt sich wie folgt charakterisieren (vgl. auch Tabelle 4.15):

- Itemsammlung,
- Skalenkonstruktion mittels Faktorenanalyse (Skalenfestlegung aufgrund der Faktoren, Skalenzusammenstellung aufgrund der Ladungen) und/oder Itemanalysen (Überprüfung der Skalen mittels Schwie-

Tab. 4.15: Allgemeine Strategien zur Entwicklung und Evaluierung von Syndromskalen (modifiziert nach Baumann und Stieglitz 1994)

1. Schritt	Symptomsammlung und/oder -selektion
2. Schritt	Syndrombildung mittels Faktorenanalyse – Syndrombildung aufgrund von Faktoren – Syndromzusammenstellung anhand der Faktorladungen der varimax-rotierten Lösung
3. Schritt	Item- und Skalenanalysen – Bestimmung der Schwierigkeits- und Trennschärfe-Indizes – Bestimmung der Reliabilität (Test-Retest-Reliabilität; Innere Konsistenz: Testhalbierung, Konsistenzanalyse; Interrater-Reliabilität)
4. Schritt	Validierungsstudien

rigkeits- und Trennschärfekoeffizienten, Reliabilitätsüberprüfungen),
- Skalenwertbildung durch Aufsummierung der Items.

Zentraler methodischer Ausgangspunkt zur Syndrombildung stellt die **Faktorenanalyse** dar. Diese ist bis zum heutigen Tag das am häufigsten eingesetzte Verfahren zur Entwicklung und Evaluation von Untersuchungsinstrumenten. So berichten z.B. Floyd und Widaman (1995), dass seit dem erstmaligen Erscheinen der Zeitschrift „Psychological Assessment" im Jahre 1989 in jeder Ausgabe mindestens eine Studie publiziert ist, in der die Faktorenanalyse Anwendung gefunden hat. Sie wird dabei zumeist nicht unter **konfirmatorischen** sondern unter **explorativen** Gesichtspunkten eingesetzt, mit dem Ziel der Identifikation der den Daten zugrunde liegenden Dimensionen und/oder der Datenreduktion. Die Anwendung faktorenanalytischer Ansätze zur Skalenbildung wurde im Hinblick auf das Problem der Interpretierbarkeit der Ergebnisse oder die Nichterfüllung der Voraussetzungen der Anwendung wiederholt kritisiert (z.B. Steinmeyer 1993). Unter eher pragmatischen Gesichtspunkten ist die meist fehlende resp. unbefriedigende Replizierbarkeit von mehrfaktoriellen Lösungen zu nennen, d.h. die starke Stichprobenabhängigkeit der Ergebnisse.
Die meisten Verfahren, die im Bereich klinisch-psychologischer/psychiatrischer Diagnostik heutzutage Anwendung finden, sind auf ähnliche Art und Weise entwickelt wor-

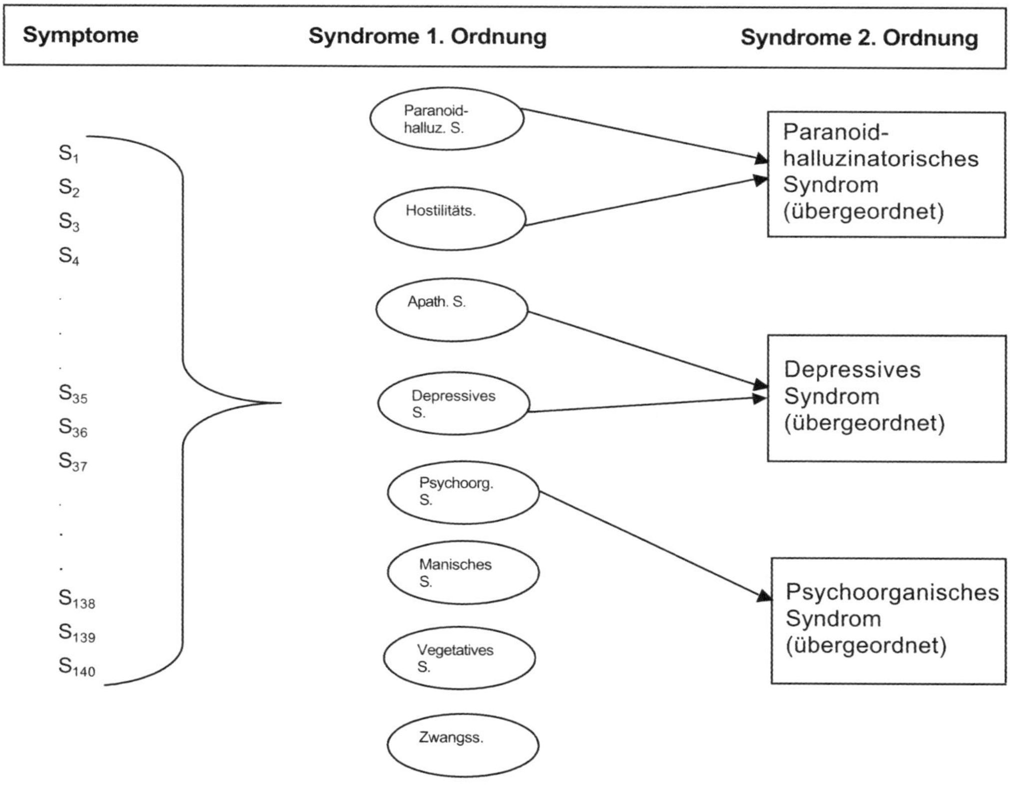

Abb. 4.11: Syndrome 1. und 2. Ordnung am Beispiel des AMDP-Systems (s.a. Baumann und Stieglitz 1983)

den. Unterschiede bestehen jedoch hinsichtlich des Evaluationsgrades zwischen den einzelnen Verfahren. Für eine ganze Reihe von Verfahren liegt eine Vielzahl von Validierungshinweisen vor. Dies betrifft insbesondere solche Verfahren, die einen gewissen Bekanntheitsgrad im Bereich der Forschung sowie Praxis erreicht haben, d.h. einen gewissen Standard darstellen (z.B. *Hamilton-Depressions-Skala*, *Beck-Depressions-Inventar*, *AMDP-System*).

Bei mehrdimensionalen Selbst- und Fremdbeurteilungsverfahren ist auf eine Besonderheit hinzuweisen. Für faktorenanalytisch ermittelte Syndromskalen ist oft gezeigt worden, dass diese nicht unabhängig voneinander sind. Daher wurden auch faktorenanalytische Strategien eingesetzt, um zu Faktoren höherer Ordnung zu gelangen. Insbesondere **sog. Sekundärfaktoren oder Faktoren 2. Ordnung** waren verschiedentlich Gegenstand empirischer Analysen (vgl. Baumann und Stieglitz 1983). Hierbei lassen sich zwei unterschiedliche Strategien unterscheiden, die in der Literatur Anwendung finden:

- Extraktion von wenigen Faktoren (z.B. 2–3 Faktoren).
- Analyse der Interkorrelationen von Primärskalen (Skalen 1. Ordnung).

Für das *AMDP-System* konnten so übergeordnete Skalen ermittelt werden, wie sie in Abbildung 4.11 dargestellt sind.

Lösungsmöglichkeiten der genannten Probleme (u.a. Klassische Testtheorie, Faktorenanalyse) sollen nachfolgend kurz skizziert werden. Zum einen könnten **alternative teststatistische Ansätze** zur Anwendung kommen. Derartige Entwicklungen von psychiatrischen Syndromskalen sind jedoch bisher eher selten und wurden, wenn überhaupt, nur zur nachträglichen Analyse von bereits existierenden Verfahren eingesetzt. So sind Modelle wie die **Probabilistische Testtheorie** (Rost 2004) zwar methodisch-statistisch elaborierter, haben sich aber bis heute, insbesondere im klinischen Bereich, nicht durchsetzen können (Ausnahme z.B. Gibbons et al. 1985 sowie Leistungsmessung). Neben methodischen Gründen, die es in der Regel schwerer erscheinen lassen, z.B. ein sog. raschskalierbares Verfahren zu entwickeln als ein solches basierend auf der Klassischen Testtheorie, sind nach Kempf (1992) hierfür auch praktische Gründe zu nennen. So kommt die Klassische Testtheorie den Bedürfnissen der Praktiker stärker entgegen, in dem z.B. pragmatische Problemlösungen angeboten werden (z.B. Bestimmung von Vertrauensbereichen für Testwerte). Oft erfüllen nach dem Konzept der Klassischen Testtheorie entwickelte Verfahren die Modellanforderungen des Rasch-Modells nicht, sodass Revisionen notwendig wären (vgl. z.B. Bech, Allerup, Reisby und Gram 1984 zur *Hamilton-Depressions-Skala*; Piel, Hautzinger und Scherbarth-Roschmann 1991 zur Kurzform der *Freiburger Beschwerdenliste*, FBL-K). **Facettenanalytische Strategien** wurden auf das *Beck-Depressions-Inventar* (Steinmeyer 1993) und die *Hamilton-Depressions-Skala* (Steinmeyer und Möller 1992) angewandt, wobei sich auch hier z.T. Probleme bezüglich der postulierten Skalen zeigten.

Die Anwendung derartiger Ansätze bietet jedoch verschiedene **Vorteile** und sollte daher bei zukünftigen Testentwicklungen (wie nachträglichen Analysen) verstärkt berücksichtigt werden:

- Revision von Skalen resp. Ableitung neuer Skalen (z.B. *Bech-Rafaelsen-Melancholie-Skala*, BRMS; Stieglitz et al. 1998),
- bessere Überprüfung der Homogenität von Skalen sowie rationalere Itemselektion basierend auf empirischen Ergebnissen,
- Einbeziehung auch von Skalierungsfragen, was mittels der Klassischen Testtheorie nicht möglich ist, sowie
- Möglichkeit einer konzeptuellen Klärung der den einzelnen Verfahren zugrunde liegenden Konstrukte (vgl. Evans et al. 2004 zur HAMD).

Bei nachträglichen Evaluierungen sind zudem verstärkt **konfirmatorische Faktorenanalysen** zur Anwendung zu bringen. Diese haben den Vorteil, hypothesengeleitet die postulierten faktoriellen Strukturen zu prüfen. So konnten z.B. Müller und Wetzel (1998) für die BRMS bei schizophrenen Patienten zeigen, dass ein 3-faktorielles Modell einem 1- oder 2-faktoriellen Modell überlegen ist.

Auch **metaanalytische Strategien** sind als hilfreich anzusehen. Exemplarisch zu nennen ist die Arbeit von Shafer (2005) zur *Brief Psychiatric Rating Scale* (BPRS). Diese Skala der 1. Generation (s. Kapitel 3) liegt in verschiedenen Versionen vor (16, 18 und 24 Items) und ist im Bereich der Schizophrenieforschung bis heute die am häufigsten eingesetzte Skala. Bezüglich der Dimensionalität der Skala existieren in der Literatur neun verschiedene Versionen für eine Positiv-Skala, vier Versionen für eine Negativ-Skala sowie eine Reihe weiterer Subskalenvorschläge. In seiner Metaanalyse bezüglich der faktoriellen Struktur konnte Shafer 26 Studien einbeziehen. Er konnte dabei zeigen, dass die Positiv- und Negativskala sowie eine affektive Subskala mit entsprechenden Übersetzungen Symptomzuordnungen relativ stabil reproduziert werden konnten. Ebenso ergaben sich Hinweise auf eine Subskala „Hostilität". Derartige Analysen sind wichtig für die Interpretation und Vergleichbarkeit von Studien, d.h. deren Aussagekraft, vor allem aber auch die Interpretation und Integration von Befunden aus verschiedenen Studien.

4.2.3.3 Vor- und Nachteile von Selbst- und Fremdbeurteilungsverfahren

Selbst- und Fremdbeurteilungsverfahren als wichtigste Verfahrengruppen haben spezielle Vor- und Nachteile, wie sie in Tabelle 4.16 zusammengefasst sind (s.a. Abschnitt 5.2).

Auf der Ebene der **Selbstbeurteilungsverfahren** ist der **Störungsgrad** eines Patienten von großer Bedeutung. Bei schwerer gestörten Patienten ist darauf zu achten, dass die kognitiven Anforderungen wie auch die Belastung des Patienten möglichst gering gehalten werden. So bieten sich z.B. bei schwerer gestörten Patienten eher kurze und einfache Verfahren an (z.B. visuelle Analogskalen;

Tab. 4.16: Vor- und Nachteile von Selbst- und Fremdbeurteilungsverfahren

	Selbstbeurteilungsverfahren	Fremdbeurteilungsverfahren
Vorteile	• Vielzahl Verfahren • zeitökonomisch • weiter Indikationsbereich • meist Normen	• bei fast allen Schweregraden einer Störung einsetzbar • änderungssensitiv • gute Differenzierungsfähigkeit unterschiedlicher Schweregrade psychischer Phänomene
Nachteile	• anfällig Urteilsfehler/-tendenzen • nicht bei allen Störungsgruppen anwendbar • nicht bei schwer gestörten Patienten einsetzbar • weniger änderungssensitiv • z.T. geringe Differenzierungsfähigkeit unterschiedlicher Schweregrade psychischer Phänomene • anfällig Verfälschungstendenzen (z.B. Simulation)	• zeitaufwendig • Training notwendig • kontinuierliche Supervision • meist keine Normen, lediglich Cut-Off-Werte

s. Abschnitt 6.7). Zudem wäre bei derartigen Patienten zunächst auch eher auf Fremdbeurteilungsverfahren zu fokussieren, da diese auch bei stärker gestörten Patienten anwendbar sind, Selbstbeurteilungsverfahren manchmal gar nicht. Dies konnten z. B. Lehrl et al. (1977) zeigen. In einer empirischen Studie an depressiven Patienten konnte nachgewiesen werden, dass sich bei schweren depressiven Störungen der Beantwortungsmodus bei Selbstbeurteilungsverfahren verändert. Die Autoren kommen dann auch zu dem Schluss, bei schwer depressiven Patienten darauf zu verzichten.

Auf einen weiteren, die Selbstbeurteilungsverfahren betreffenden, Aspekt sei an dieser Stelle auch noch kurz hingewiesen: die Anwendbarkeit bei Patienten mit einer **schizophrenen Störung**. So wird immer wieder in Frage gestellt, dass Selbstbeurteilungsverfahren für schizophrene Patienten weniger geeignet seien. In der Tat existieren auch in Relation zu anderen Störungsgruppen, wie vor allem aus dem Angst- und Depressionsbereich, relativ wenige Instrumente (Vauth und Stieglitz 2001). Empirische Studien haben jedoch zeigen können, dass eine generelle Skepsis oder Ablehnung Selbstbeurteilungsverfahren gegenüber per se nicht angebracht ist. So kommen z. B. Liraud et al. (2004) bei einer Methodenstudie zum Vergleich von Selbst- und Fremdbeurteilung zu dem Ergebnis, dass einerseits Selbstbeurteilungsverfahren von schizophrenen Patienten akzeptiert werden, andererseits durch sie zur klinischen Beurteilung wichtige ergänzende Informationen geliefert werden können. In einer anderen Studie konnte Stieglitz (2000) hinsichtlich der SCL-90-R zeigen, dass diese auch bei schizophrenen Patienten einsetzbar ist. Es ergaben sich in dieser Studie ähnliche psychometrische Ergebnisse (u. a. hinsichtlich Reliabilität, verschiedene Aspekte der Validität) wie bei anderen Patientenpopulationen. Es gelten jedoch auch hier die allgemein die Anwendung einschränkenden Faktoren (z. B. starke Denkstörungen).

Bezüglich der **Fremdbeurteilungsverfahren** sind auch einige Probleme besonders von Bedeutung. Zu nennen sind an dieser Stelle insbesondere der z. T. hohe Zeitaufwand für das Training in den Instrumenten, u. U. gleichermaßen bei der Datenerhebung im Einzelfall (z. B. *AMDP-System* 30–60 Minuten pro Patient) sowie Probleme der Informationserhebung (z. B. Fragen zur Symptomerfassung). So kann man z. B. in Bezug auf die *Hamilton-Depressions-Skala* (HAMD) feststellen, dass diese in mehreren hundert Studien als Erhebungsinstrument eingesetzt worden ist, dass aber kein Testmanual existiert. Daher findet sich auch keine verbindliche Standardisierung der Darbietung. Dies gilt jedoch auch für viele andere Fremdbeurteilungsverfahren (z. B. *Montgomery-Åsberg-Depressions-Rating-Skala*, MADRS). Am Beispiel der *Hamilton-Depressions-Skala* sollen einige Ansatzpunkte in Richtung einer stärkeren **Standardisierung und Ökonomisierung** aufgezeigt werden:

- Entwicklung von Interviewleitfäden zur Informationserhebung,
- Entwicklung von computerisierten Ansätzen,
- Entwicklung von Selbstbeurteilungsversionen (s. a. Abschnitt 6.6).

Die Entwicklung von **Interviewleitfäden** (oder auch Interviews) zur Reduktion der Fehlerquelle „Informationsvarianz" wird seit einigen Jahren bei einer Reihe von Verfahren vorangetrieben und stellt einen wesentlichen Faktor zur Vereinheitlichung der Anwendung eines Verfahrens dar. Insbesondere für die HAMD sind hier in den letzten Jahren eine Reihe von Interviews entwickelt worden (vgl. Stieglitz 2000). Darüber hinaus gewinnt der Einsatz **computerisierter Verfahren** zunehmend auch im Bereich der Diagnostik an Bedeutung (Kubinger 1993; vgl. auch Abschnitt 6.5). Auch mit der **Entwicklung von Selbstbeurteilungsversionen** wird das Ziel der Vereinfachung der Datenerhebung verfolgt (vgl. Abschnitt 6.6).

Der Anwender hat hinsichtlich der genannten Probleme vor allem eine genaue Abwägung der Vor- und Nachteile der jeweiligen Erhebungsmethode zu beachten, wobei jeweils auch der interessierende Indikationsbereich zu berücksichtigen ist. Zudem sollten Verfahren favorisiert werden, für die Manuale vorliegen, in denen auch die notwendigen Informationen für die adäquate Durchführung, Auswertung und Interpretation enthalten sind.

4.2.3.4 Übersetzungen fremdsprachiger Verfahren

Da viele Verfahren aus dem anglo-amerikanischen Bereich stammen, ist als weiterer wichtiger Anwendungsaspekt das Problem der **Übersetzung** zu beachten. Dies ist oft notwendig, weil keine entsprechenden deutschsprachigen Verfahren zur Verfügung stehen bzw. sich fremdsprachige Verfahren als besonders relevant erwiesen haben. Oft werden Verfahren dann einfach nur übersetzt und dann sofort eingesetzt. So konstatieren z. B. Biefang et al. (1999) in ihrer Zusammenstellung von Instrumenten, dass die deutschsprachigen Adaptationen anglo-amerikanischer Verfahren nur teilweise zwischenzeitlich vorliegenden Anforderungen an Übersetzungen genügen. Bei der Übersetzung fremdsprachiger Verfahren ist auf die Einhaltung bestimmter Schritte zu achten, um die Äquivalenz der Versionen zu gewährleisten. Exemplarisch sei auf die von Mathias et al. (1994) für Instrumente zur Erfassung von Lebensqualität vorgeschlagenen Kriterien verwiesen, die jedoch gleichermaßen auf andere Verfahrensgruppen übertragbar sind (vgl. Franz et al. 1998; Tabelle 4.17). Auch von der World Health Organization (WHO), die viele Instrumente entwickelt hat, wurden hierfür verbindliche Kriterien vorgelegt (s. Sartorius und Janca 1996). Da gerade das Problem der Übersetzung von großer Rolle ist, sollen nachfolgend noch einige Kriterien explizit genannt werden, wie sie in Tabelle 4.17 enthalten sind.

Tab. 4.17: Kriterien für die Übersetzung von Verfahren (aus Franz et al. 1998)

- Übersetzung des Verfahrens in die Zielsprache
- Rückübersetzung
- Inhaltliche Bewertung der Äquivalenz der Übersetzungen durch bilingualen Mitarbeiter (redaktionelle Begutachtung)
- Empirische Bewertung der Äquivalenz der Übersetzungen durch Test-Retest-Untersuchung in Ziel- und Originalsprache
- Anwendung der Übersetzung an Patienten und testtheoretische Analyse
- Revision des Instruments zur klinischen Anwendung

Während ältere Verfahren wie z. B. die HAMD und die SCL-90-R zwischenzeitlich auf Deutsch vorliegen, z. T. in offiziellen, allerdings manchmal auch konkurrierenden Versionen, gilt dies für viele aktuelle Verfahren leider meist nicht. Hier finden dann oft Eigenübersetzungen Anwendung, die nicht oder nur teilweise den Anforderungen genügen, die an Übersetzungen gestellt werden. Nach Biefang et al. (1999) setzen internationale Studien bedeutungs- und psychometrisch äquivalente Skalen voraus. Bezüglich der Bedeutungsäquivalenz fordern auch sie Methoden der Vor- und Rückübersetzung, die jeweils unabhängig voneinander zu erfolgen sind. Die psychometrische Äquivalenz beinhaltet Reliabilitäts- und Validitätsstudien (vgl. auch Abschnitt 4.2.5), um zu prüfen, ob die Kennwerte mit denen der Originalversion vergleichbar sind. Eine Übertragung von z. B. Gütekriterien, Validitätsaspekten oder auch Normen ist nicht automatisch zu rechnen. Dies konnte z. B. Holi et al. (1998) bezüglich der *Symptom Checkliste* (SCL-90-R) zeigen. In einer finnischen Stichprobe von Patienten ergab sich, dass

- es Zweifel an der Mehrdimensionalität der Skala gibt (eher eindimensional; auch in

vielen anderen Studien nachgewiesen; Stieglitz 2000) und
- die Normen mit Vorsicht zu interpretieren seien, da die finnischen Patienten konsistent höhere Werte erreichten als die angloamerikanische Population.

Hier gilt es in Zukunft, sich vermehrt an spezifische Übersetzungskriterien zu halten. Zudem gilt es in einem weiteren Schritt für jedes übersetzte Verfahren zu zeigen, dass auch die psychometrischen Kriterien im neuen Sprachbereich ihre Gültigkeit haben bzw. inwieweit Modifikationen oder Einschränkungen hinsichtlich der Aussagekraft der Ergebnisse notwendig sind.

4.2.3.5 Anwendungs- und Indikationsprobleme

Eine Reihe von Problemen resultiert aus der falschen Anwendung bzw. unrealistischen Erwartungen an den Einsatz von Ratingskalen.

- **Falsche Anwendung eines Instruments**

Wie weiter oben bereits dargestellt, dienen die meisten Syndromskalen der Quantifizierung des Schweregrades eines Merkmals oder der Evaluation therapeutischer Maßnahmen. Derartige syndromale Beschreibungen erlauben jedoch keinen Rückschluss auf das Vorliegen einer Störung (vgl. hierzu Abschnitt 4.3). So lässt sich z. B. mit der *Hamilton-Depressions-Skala* zwar der Schweregrad des depressiven Syndroms erfassen, jedoch ein Rückschluss, dass damit gleichzeitig die Kriterien z. B. einer depressiven Episode nach ICD-10 erfüllt sind, ist nicht gerechtfertigt. Stellt man die 10 Kriterien der depressiven Episode (vgl. auch Abschnitt 4.3) den Symptomen der HAMD gegenüber, so zeigt sich Folgendes:

- Nur bei wenigen Symptomen (z. B. depressive Stimmung) zeigt sich eine völlige Übereinstimmung.
- Die meisten Symptome der ICD-10 sind in der HAMD nicht enthalten (z. B. Schuldgefühle, Konzentrationsstörungen).
- Viele Symptome der HAMD sind nicht Bestandteil der ICD-10 Definition (z. B. Angst, Hypochondrie).

Ansätze, Ratingskalen auch zur klassifikatorischen Diagnostik zu nutzen, liegen bisher nur vereinzelt vor; hierauf wird in Abschnitt 6.3. eingegangen.

Oft werden zwar im Hinblick auf bestimmte Indikationsbereiche hinreichend gut evaluierte Verfahren eingesetzt, die jedoch in einem anderen Kontext wenig sinnvoll sind. Erwähnt sei z. B. die Anwendung von Persönlichkeitsverfahren zur Therapieevaluation (s. o.). Ähnliche Vorsicht ist auch geboten, wenn ein Instrument, das für eine bestimmte Störungsgruppe validiert wurde, bei anderen Störungsgruppen mit der gleichen Intention eingesetzt werden soll. Dies gilt vor allem für eine Reihe von Depressionsskalen. So konnten z. B. Müller und Wetzel (1998) für die BRMS zeigen, dass in deren Anwendung bei schizophrenen Patienten nicht von einer Eindimensionalität ausgegangen werden kann, sondern eher von einer dreidimensionalen Lösung (Dimensionen: Hemmung, depressive Kernsymptomatik, unspezifische depressive Symptome), d. h. Skalen erfassen trotz gleichen Symptomumfangs- und -inhalts in verschiedenen Populationen oft etwas anderes.

- **Anwendung eines Instruments zum falschen Zeitpunkt**

Der Einsatz eines Instruments zu einem bestimmten Untersuchungszeitpunkt (vor allem im Verlauf; vgl. auch Abschnitt 6.2) ist von inhaltlichen und anwendungsbezogenen Überlegungen abhängig. So ändern sich z. B. psychologische Konstrukte unterschiedlich schnell (vgl. Tabelle 4.18). Per Definition ändern sich Befindlichkeiten oder Stimmungen schneller als z. B. Depressivität oder auch Negativsymptomatik der Schizophrenie. Andererseits werden in den meisten Verfahren

Tab. 4.18: Veränderbarkeit von Konstrukten in Abhängigkeit von Zeitabständen

Zeitabstand	Konstrukte	Verfahren (Beispiele)
Sekunden, Minuten	Befindlichkeiten	Befindlichkeits-Skala (Bf-S)
Stunden, Tage	Stimmungen	Stimmungs-Skala
Tage, Woche	psychopathologische Syndrome (z. B. depressives Syndrom)	Symptom Checkliste (SCL-90-R) oder AMDP-System
Wochen, Monate	psychopathologische Syndrome (z. B. negatives Syndrom der Schizophrenie)	Positive and Negative Symptom Scale (PANSS)
Jahre	Aspekte der Persönlichkeit (inkl. Persönlichkeitsstörungen)	Freiburger Persönlichkeitsinventar (FPI-R) oder International Personality Disorder Examination (IPDE)

Vorgaben bezüglich des Beurteilungszeitraumes gegeben, wodurch sich automatisch bei wiederholter Anwendung die jeweiligen Einsatzzeiträume ergeben. In den meisten Verfahren wird ein Beurteilungszeitraum von einer Woche vorgegeben, wodurch sich wiederholte Anwendungen innerhalb von Tagen verbieten (z. B. HAMD alle 2 Tage).

Der Verlauf und der Erfolg therapeutischer Interventionen lassen sich unter unterschiedlich dichten Zeitrastern erfassen. Leider wird dieser Faktor zu oft ignoriert (Andrews 1989: „timing of the measurement"). So unterscheiden z. B. Orlinksy, Grawe und Parks (1994) im Kontext der psychotherapeutischen Prozess- und Outcomeforschung **neun unterschiedliche Zeitperspektiven** von Sekunden (Stufe 1 „liminal"; z. B. Gesichtsausdrücke), über mehrere Stunden (Stufe 3 „situational", z. B. Stimmungen), über Monate (Stufe 5 „monthly"; z. B. Symptomreduktion) bis zur gesamten Lebensspanne (Stufe 9 „biographic"). Entsprechend dem gewählten Zeitraster muss die Auswahl von Untersuchungsinstrumenten erfolgen. Diese Auswahl ist zudem abhängig von z. B. dem natürlichen Verlauf einer Störung oder dem Ziel und Zweck einer Untersuchung. Ein gewählter **Messabstand** entscheidet somit u. a. darüber, welche Instrumente überhaupt zum Einsatz kommen können (vgl. Abbildung 4.12).

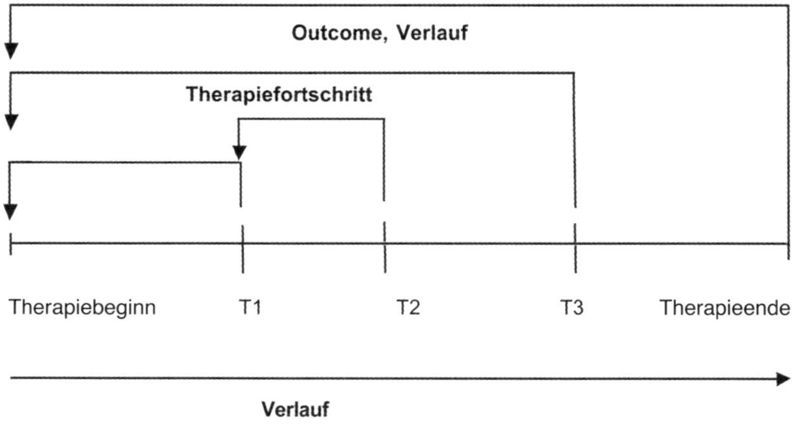

Abb. 4.12: Zeitraster möglicher Informationserhebungen

Diese sind somit bei Kurzzeiterfassungen andere als bei Langzeiterfassungen. Will man z.B. bei einem Patienten über einen oder mehrere Tage hinweg in relativ kurzen Zeitabständen (z.B. stündlich) die Stimmung erfassen, so bieten sich Kurzskalen wie z.B. visuelle Analogskalen an (s.a. Abschnitt 6.7). Ebenfalls denkbar sind Verfahren, die inhaltlich ähnlich oder sogar gleich sind, jedoch unterschiedliche Beurteilungszeiträume verwenden. Exemplarisch für diesen Ansatz seien die Arbeiten von Schmidt-Atzert und Hüppe (1996) sowie Schmidt-Atzert (1997) genannt, die zur Erfassung des aktuellen Zustandes sowie des Zustands innerhalb der letzten 7 Tage eine *Emotionsskala* (EMO-16; 16 Items, u.a. Angst, Freude) in zwei Versionen entwickelten.
Auch im *Screening für Somatoforme Störungen* (SOMS) von Rief et al. (1997) gibt es zwei Versionen. Die SOMS-2 (= 2 Jahre), bestehend aus 53 Beschwerden und einigen anderen Kriterien zur Abdeckung der Kriterien für die Klassifikation nach ICD-10 und DSM-IV, während SOMS-7 (= 7 Tage) mittels der 53 Symptomkriterien die Beeinträchtigung durch die Beschwerden in den letzten 7 Tagen erfassen soll.
Zur Abbildung von Stabilität erreichter Veränderungen bzw. weiterer Veränderungen im Rahmen von **Katamnesen**, die zum Teil über mehrere Jahre gehen können, sind andere Instrumente und andere Zielvariablen zu berücksichtigen. So sollte z.B. im Rahmen von **Langzeitstudien** oder bei katamnestischen Erhebungen die Auswahl von Verfahren nicht nur darauf gerichtet sein, die eventuell wieder auftretende Symptomatik zu erfassen, sondern auch solche Bereiche sind zu beachten, die damit in Beziehung stehen, wie z.B. soziale Beeinträchtigungen oder die **Lebensqualität** (vgl. z.B. Bullinger und Ravens-Sieberer 2001). Erst durch eine solche differenzierte Erhebung lässt sich die Stabilität der erreichten Veränderung, die Ausweitung auf andere Bereiche und insgesamt gesehen die Abschätzung der Dauerhaftigkeit der erzielten Veränderungen zuverlässig beurteilen.

- **Bandbreite der Erfassung**

Bei der Auswahl und der Anwendung von Verfahren ist darauf zu achten, möglichst ein über die reine Kern- oder Hauptsymptomatik hinausgehendes Spektrum an gleichfalls bedeutsamen Aspekten in die Diagnostik einzubeziehen (vgl. Abschnitt 5.2). Von daher bieten sich in solchen Fällen eher **mehrdimensionale Verfahren** an, die es erlauben, Veränderungen differenzierter abzubilden. Im Laufe der Therapie einer depressiven Störung ergeben sich meist nicht nur Veränderungen der depressiven Symptomatik, sondern gleichfalls eine Veränderung z.B. der Angstsymptomatik. International bewährt hat sich hierfür die *Symptom Checkliste* (SCL-90-R) als Selbstbeurteilungsverfahren und das *AMDP-System* oder die *Inpatient Multidimensional Psychiatric Scale* (IMPS) als Fremdbeurteilungsverfahren. Alle drei Verfahren werden daher auch im Rahmen der Basisdokumentation der Deutschen Gesellschaft für Psychiatrie und Nervenheilkunde (DGPPN) als Instrumente empfohlen (Cording et al. 1995). Ein Problem bei vielen Verfahren besteht jedoch darin, dass es oft keine resp. unzureichende Evaluierungsstudien an psychiatrischen Patienten gibt (vgl. auch Stieglitz 2000).

4.2.3.6 Bezeichnung von Verfahren

Für eine Reihe von Störungsgruppen liegt eine Vielzahl von Verfahren zur Erfassung des Schweregrades der jeweiligen Syndrome vor (insbesondere im Depressions- und Angstbereich). Die trotz gleicher oder ähnlicher Bezeichnung oft sehr geringen Korrelationen zwischen einzelnen Verfahren (vgl. auch Abschnitt 5.2) lassen sich im Wesentlichen darauf zurückführen, dass die einzelnen Verfahren auf **unterschiedlichen Symptomclustern** basieren (vgl. Tabelle 4.19).
Dies ist ein wichtiges Kriterium z.B. bei der Auswahl von bestimmten Verfahren für The-

rapiestudien. So liegt z.B. bei bestimmten Verfahren zur Diagnostik des Schweregrades eines depressiven Syndroms der Fokus mehr auf kognitiven Anteilen (z.B. BDI), bei anderen Verfahren dagegen mehr auf somatischen Aspekten des depressiven Syndroms (z.B. HAMD; vgl. zu Depressionsskalen auch Hotopf et al. 1998: What's in a name?). So stellt z.B. auch Snaith (1993) zu recht die Frage: „What do depression scales measure?" Dies aufzuklären ist von zentraler Bedeutung mit wichtigen **Implikationen für die Anwendung** in Forschung wie Praxis:

- So konnten McNamara und Horan (1986) zeigen, dass die HAMD durch die starke Fokussierung auf somatische Phänomene weniger sensitiv ist für Veränderungen bei Patienten mit Werten im mittleren Bereich.
- Klinische Erfahrungen zeigen zudem, dass dadurch die Anwendung der Skala gerade bei älteren Personen als eher problematisch anzusehen ist, da es zu einer Überschätzung der depressiven Symptomatik kommen kann.
- Beim Vergleich der *Center for Epidemiologic Study Depression Scale* (CES-D) und dem BDI konnten Santor et al. (1995) hinsichtlich der Differenzierungsfähigkeit beider Skalen bei College-Studenten und ambulanten Patienten nachweisen, dass sich die CES-D als besser geeignet erwies, Schweregrade zu differenzieren, das BDI dagegen besser zur Identifizierung von sog. Fällen.
- Morrison und Peek (1990) konnten beim Vergleich der *Visuellen Analogskala* (VAS) und einer additiven Selbstbeurteilungsskala (= Skalenwert setzt sich aus der Addition der einzelnen Items zusammen) zeigen, dass beide unterschiedliche Aspekte affektiver Phänomene abbilden. So scheint z.B. die VAS dann geeignet zu sein, wenn es nur um eine globale Erfassung des Schweregrades geht, die additiven Skalen dagegen, wenn detailliertere Informationen gewünscht werden.
- Enns et al. (2000) kommen als Ergebnis des Vergleichs von HAMD und BDI aufgrund der unterschiedlich erfassten Inhalte und Aspekte zu dem Schluss, dass in der Forschung möglichst multimodal vorzugehen ist (s. hierzu Abschnitt 5.2).

In einem Review von Instrumenten zur syndromalen **Diagnostik von Zwangsstörungen** konnte Taylor (1995) gleichfalls differentielle Unterschiede zwischen verschiedenen Verfahren aufzeigen. So erwies sich z.B. die *Yale-Brown-Obsessive-Compulsive-Scale* (Y-BOCS) hinsichtlich verschiedener psychometrischer Kriterien (u.a. Reliabilität, Validität)

Tab. 4.19: Inhaltliche Unterschiede von Skalen zur Erfassung des depressiven Syndroms (aus Stieglitz 2000)

Bereiche (Symptome in %)	Selbstbeurteilungs-verfahren			Fremdbeurteilungs-verfahren		
	BDI	DS	SDS	HAMD	BRMS	MADRS
depressive Symptome	19	34	10	10	18	40
kognitive Symptome	38	13	15	5	9	10
somatische Symptome	19	9	25	38	18	20
psychomotorische Symptome	19	16	30	14	36	20
Randsymptome (z.B. Ängste)	5	28	20	33	18	10

BDI: Beck-Depressions-Inventar; DS: Depressivitäts-Skala, Parallelformen D-S/D-S'; SDS: Self-rating Depression Scale; HAMD: Hamilton-Depressions-Skala; BRMS: Bech-Rafaelsen-Melancholie-Skala; MADRS: Montgomery-Åsberg-Depression-Rating-Skala

am besten geeignet, ebenso hinsichtlich der Sensitivität zur Abbildung von Veränderungen des Schweregrades. Andere Verfahren mit ähnlicher Skalenbezeichnung sind eher als Globalmaße der Zwangssymptomatik anzusehen (z.B. *Leyton Obsessional Inventory*, LOI) oder sogar nur als Maße unspezifischer Belastung (nonspecific stress; z.B. die Skala „Zwanghaftigkeit" der SCL-90-R). Jedoch auch in Bezug auf die Y-BOCS betont Taylor die Notwendigkeit, diese eher zweidimensional auszuwerten, mit der Differenzierung zwischen Zwangsgedanken und -handlungen.

Es ist somit für den Anwender wichtig, sich vor Anwendung einer Skala auch konkret mit dem Inhalt auseinander zu setzen. So würde man z.B. schnell erkennen, dass die Subskalen „Zwanghaftigkeit", „Paranoides Denken" und „Psychotizismus" der SCL-90-R nur bedingt etwas mit den vermuteten Störungen zu tun haben:

- So gehören zur Subskala „Zwanghaftigkeit" auch Symptome wie „Gedächtnisschwierigkeiten" oder „Leere im Kopf",
- zur Subskala „Paranoides Denken" Symptome wie „mangelnde Anerkennung ihrer Leistung durch andere" oder das „Gefühl, dass andere sie ausnutzen würden, wenn sie es zulassen" oder
- zur Subskala „Psychotizismus" Symptome wie „Einsamkeitsgefühle, selbst wenn sie in Gesellschaft sind" oder „Gedanke, dass ernstlich mit ihrem Körper etwas nicht in Ordnung ist".

4.2.3.7 Veränderungsmessung

Eines der Hauptanliegen psychiatrischer Syndromskalen ist neben der Feststellung des Schweregrades im Querschnitt die Erfassung von Veränderungen im Verlauf. Ziel dabei ist die Analyse und/oder Evaluation intraindividueller Veränderungen. Im Bereich der **Praxis** beinhaltet dies u.a. die therapiebegleitende Diagnostik sowie die Evaluation der durch eine Therapie (psychopharmakologisch wie psychotherapeutisch) erzielten Veränderungen im Einzelfall (s.a. Abschnitt 6.2). Auf der Ebene der Institution geht es neben dem Blickwinkel der Ergebnisqualität (vgl. Haug und Stieglitz 1995) gleichfalls um den Beleg der Effektivität therapeutischer Maßnahmen. Im Bereich der **Forschung** geht es zumeist um die Differenzierung zwischen unterschiedlichen therapeutischen Maßnahmen (z.B. Vergleich zweier Therapien), überprüft über Mittelwertsvergleiche oder die Festlegung von Responsekriterien. Jedoch auch Untersuchungen zur Verlaufsdokumentation psychischer Störungen mit oder ohne Interventionen sind hier zu subsumieren (z.B. Verlauf der Negativsymptomatik bei schizophrenen Patienten).

Auf einige **Möglichkeiten der Erfassung von Veränderungen** soll nachfolgend eingegangen werden, ebenso auf einige methodische und statistische Probleme. In Tabelle 4.20 sind die verschiedenen Möglichkeiten zur Ermittlung von Veränderungsinformationen nochmals zusammenfassend aufgeführt.

In Therapiestudien am häufigsten zu finden sind sog. **Response-Definitionen**, meist operationalisiert durch die Angabe einer prozentualen Reduktion in einer Skala (z.B. 50% Reduktion in der HAMD). Derartige Responsedefinitionen sind jedoch durchaus nicht unproblematisch. So weisen z.B. Nierenberg und De Cecco (2001) darauf hin, dass das Ausgangsniveau zu beachten ist. Startet z.B. ein depressiver Patient mit einem Wert von 32 (= schwer) in der HAMD und reduziert sich dieser Wert auf 16 (= 50%), so wäre dies formal gesehen ein Responder, der anderseits aber noch eine deutliche Restsymptomatik aufweist (vgl. auch Tabelle 4.22). Response ohne Remission (s.u.) kann somit bei einem Patienten immer noch deutliche Symptomatik umfassen. Ebenso wären zwei Patienten nach dem 50%-Kriterium als gleich zu bewerten, wenn sie sich von 20 auf 10 Punkte bzw. 40 auf 20 Punkte verbessern würden. Unabhängig davon stellt sich die Frage, ob man bei einem Intervallskalenniveau, was bei den meisten Verfahren angenommen wird, überhaupt prozentuale Veränderungen bestimmten kann, was eigentlich erst auf dem Verhältnisskalenniveau erlaubt ist.

(1) Instrumente zur Veränderungsmessung
Bezogen auf die Ebene der Erhebungsinstrumente stellt Pawlik (1976, 1988) fest, dass für die klinische Veränderungsdiagnostik benötigte Verfahren vielfach immer noch fehlen. Tests seien nur für die Erst- und Einmaluntersuchung entwickelt und geeicht worden, statt für Wiederholungserhebungen in wichtigen „Standardsituationen" (z.B. vor, im Verlauf und nach bestimmten psychologischen Interventionen). Die meisten Syndromskalen haben jedoch den Anspruch, Veränderungen zu erfassen. Dies ergibt sich in der Regel aufgrund der theoretischen Annahmen (z.B. Depressivität als ein veränderliches Merkmal). Bei der Testkonstruktion und Evaluierung der Verfahren ist jedoch der Aspekt der Veränderung meist kaum berücksichtigt worden resp. wurde höchstens nachträglich an einigen Verfahren überprüft oder auch gar nicht bzw. wird nur rudimentär geprüft (z.B. t-Test zwischen Skalenwerten im Verlauf einer Therapie). Das Problem ist insofern von Bedeutung, da die meisten Verfahren nach dem Konzept der Klassischen Testtheorie konstruiert worden sind und darin der Ansatz der Veränderungsmessung nicht berücksichtigt werden kann (s.o.). Von daher muss eine Überprüfung mehr unter einem pragmatischen Gesichtspunkt durchgeführt werden (vgl. z.B. Stieglitz et al. 1980 sowie Stieglitz 2000: u.a. Stabilität von Item- und Testkennwerten). So überprüften z.B. Vermeersch et al. (2000) nachträglich den in vielen internationalen Studien eingesetzten *Outcome Questionnaire* (dt. Lambert et al. 2000) bezüglich seiner Änderungssensitivität. Dabei wurde jedes einzelne Item dahingehend untersucht,

- ob die Veränderung in Richtung der theoretisch erwarteten Richtung lag,
- ob die Veränderung in der behandelten Gruppe größer war als in der unbehandelten.

Tab. 4.20: Systematisierung von Outcome-Kriterien zur Definition von Veränderungen im Krankheitsverlauf in klinischen Studien (modifiziert nach Prien et al. 1991)

Kriterium	Definition und Beispiele
%-Veränderung	festgelegte Veränderung gegenüber einer Baseline in einer Ratingskala *Beispiel*: 50 % Reduktion in der Hamilton-Depressions-Skala (HAMD)
Cut-Off-Wert	Über- oder Unterschreitung eines festgelegten Cut-Off-Wertes in einer Rating- oder Globalskala *Beispiel*: 1 oder 2 auf der Clinical Global Impressions (CGI, Improvement); Summenwert < 6 in der HAMD
Entlassungsdiagnose	Patient erfüllt nicht mehr die Kriterien der Aufnahmediagnose *Beispiel*: Kriterien der schweren depressiven Episode (F32.2) nach ICD-10
Funktionale Kriterien	klinische Entscheidungen basierend auf funktionalen Kriterien *Beispiel*: Klinikaufnahme oder -entlassung, Veränderungen in der Therapie
Normalisierung	Rückkehr zum ursprünglichen Funktionsniveau oder Erreichen eines normalen Zustandes *Beispiel*: T-Werte < 60 in den Skalen der Symptom-Checkliste (SCL-90-R) ermittelt in einer Normalstichprobe
klinisches Urteil	klinische Beurteilung des Outcome ohne Angabe von Kriterien *Beispiel*: Globaleinschätzung des Therapeuten

Es zeigte sich dabei, dass die meisten Items diese beiden Kriterien erfüllten. Stieglitz et al. (1980) konnten die psychometrische Stabilität der *Beschwerden-Liste* (BL) von von Zerssen aufzeigen. Bei der zukünftigen Entwicklung von Verfahren wäre jedoch anzustreben, Veränderungsaspekte bereits in die Testentwicklung mit einzubeziehen. So diskutiert z. B. Spada (1983; vgl. auch Rost und Spada 1983; Rost 2004) verschiedene **Testmodelle** mit unterschiedlichen restriktiven Annahmen zur Erfassung von Veränderungen. Die einzelnen Modelle legen dabei den Fokus auf unterschiedliche Aspekte von Veränderungen. So kann man z. B. zwischen personenspezifischen Veränderungen (Annahme: Personen zeigen individuelle Verläufe) oder itemspezifischen Veränderungseffekten (Annahme: Symptome verändern sich unter einer Therapie in unterschiedlichem Ausmaß) unterscheiden. Die Anwendung und Überprüfung derartiger Überlegungen zur Erfassung von Veränderungen wäre auch im Bereich der Psychiatrie und Psychotherapie sehr wünschenswert, um entscheiden zu können, welches Modell für einen bestimmten Datensatz adäquat ist (vgl. auch Maier et al. 1990).

Für bereits existierende Verfahren könnte z. B. eine Möglichkeit der Überprüfung darin bestehen, bei psychiatrischen Syndromskalen ein von Howarth (1978) zur **Differenzierung von State- und Trait-Skalen** vorgeschlagenes Verfahren einzusetzen, den sog. **μ-Index** (zur allgemeinen Methodologie vgl. Kraemer et al. 1993):

$$\mu = 1 - r_{tt} / r$$

wobei: r_{tt} = Test-Retest-Reliabilität
r = Homogenitätsindex (innere Konsistenz)

Das Rationale (vgl. auch Arrindell und Gerlsma 1990; Loo 1991) dieses Index fordert eine hohe Konsistenz für Trait- und State-Skalen und eine geringere Test-Retest-Reliabilität für State-Skalen im Vergleich zu Trait-Skalen. Hohe Werte sind daher für State-Skalen zu erwarten, niedrige für Trait-Skalen. Für State-Skalen liegt der zu erwartende Range der μ-Werte zwischen .375 und .750, für Trait-Skalen deutlich niedriger (Howarth 1978). Arrindell und Gerlsma (1990) schlagen aufgrund eigener empirischer Analysen einen Cut-Off-Wert von .30 vor, der von State-Skalen zumindest erreicht werden sollte. Verschiedene Studien zu unterschiedlichen Skalentypen haben die Angemessenheit des Index zur Differenzierung von Trait- und State-Skalen zeigen können (z. B. Logan und Loo 1979: *State-Trait Anxiety Inventory*). Stieglitz (2000) führte Überprüfungen der *Symptom Checkliste* (SCL-90-R) und der *Inpatient Multidimensional Psychiatric Scale* (IMPS) durch und konnte zeigen, dass beide die Kriterien für eine State-Skala erfüllen, dies jedoch für die IMPS deutlicher war (s. a. Abschnitt 5.2).

(2) Veränderungen auf Einzelfallebene

In Studien werden meist (signifikante) Mittelwertsunterschiede zwischen unterschiedlichen Behandlungsbedingungen berichtet (z. B. verschiedener Antidepressiva oder Pharmako- vs. Psychotherapie) und dann z. B. auf die Überlegenheit der einen Therapie geschlossen. Derartige Angaben sind jedoch meist wenig anschaulich. Aussagen bezüglich der Veränderung der Anzahl z. B. gebesserter Patienten sind hier wesentlich hilfreicher. Auf einige Möglichkeiten hierzu soll nachfolgend eingegangen werden.

(a) Response und Remission

Bezüglich zahlreicher Störungen wurde die Definition von Veränderungen mittels Operationalisierungen von Response oder Remission vorgenommen. Exemplarisch sollen für einige **Störungsgruppen** Beispiele genannt werden, da es **keine allgemein verbindlich akzeptierten Definitionen und Standards** gibt.

Affektive Störungen. Nach Boyer und Feighner (1994) ist die allgemeine Empfehlung nach einer zumindest 6-wöchigen antidepressiven Behandlung, einen Patienten als Responder oder Non-Responder im Hinblick auf die betreffende Substanz einzustufen aus zweierlei Gründen problematisch:

- Die subjektive Belastung des Patienten (wie der Angehörigen) ist bei einer solch langen Behandlungsdauer ohne nennenswerte Veränderungen zu hoch.
- Es entstehen unnötig hohe Kosten für die Behandlung. Sie schlagen daher zwei unterschiedliche **Responsekriterien** vor:

- **6-Wochen-Response-Maß (6-week response measure)**:
  - CGI-2 (*Clinical Global Impressions* 1 oder 2: sehr viel besser oder besser) oder
  - Reduktion ≥ 50 % in der *Hamilton-Depressions-Skala* (HAMD)
- **Frühes Veränderungsmaß (erste 4 Wochen; early improvement)**:
  - CGI-2 (1, 2 oder 3; d.h. mindestens minimal) oder
  - Reduktion in der HAMD ≥ 20 %.

Will man nicht nur einzelne Zeitpunkte bei der Beurteilung von Veränderungen berücksichtigen und zudem eine feinere Differenzierung wählen, so sind die von Frank et al. (1991) im Hinblick auf **depressive Störungen** vorgeschlagenen **Operationalisierungen von Verlaufscharakteristika** hilfreich (vgl. auch Tabelle 4.21). Ausgehend von einer Differenzierung zwischen

- **asymptomatisch** (engl. asymptomatic): klinisches Bild im Normalbereich und eine Störung ist nicht vorhanden,
- **symptomatisch** (engl. fully symptomatic): vollständiges syndromales Bild der Störung vorhanden,
- **teilsymptomatisch** (engl. partial symptomatic): alle anderen Ausprägungen,

schlagen sie verschiedene **Operationalisierungen basierend auf Selbst- und Fremdbeurteilungsverfahren** für Vollremission (engl. remission, vollständiger Rückgang), vollständige Genesung (engl. recovery) und Episode vor. Ähnliche Konzeptualisierungen sind auch in Bezug auf die Kriterien einer Störung möglich (z.B. Vollremission: Patient erfüllt Kriterien einer Störung über einen längeren Zeitraum nicht mehr resp. es ist nur noch eine geringe Symptomatik vorhanden).

Tab. 4.21: Vorschläge für eine Operationalisierung klinischer Verlaufsmerkmale bei depressiven Störungen (nach Frank et al. 1991)

Klinisches Bild und Dauer	Kriterien
Klinisches Bild	*Hamilton-Depressions-Skala (HAMD; 17er Vers.)*
– asymptomatisch	HAMD ≤ 7
– symptomatisch	HAMD ≥ 15
Dauer	
– Episode	≥ 2 Wochen symptomatisch
– Vollremission	2 Wochen bis 6 Monate asymptomatisch
– Genesung	≥ 6 Monate asymptomatisch
Klinisches Bild	*Beck-Depressions-Inventar (BDI; 21er Vers.)*
– asymptomatisch	BDI ≤ 8
– symptomatisch	BDI ≥ 15
Dauer	
– Episode	≥ 4 Wochen symptomatisch
– Vollremission	3 Wochen bis 4 Monate asymptomatisch
– Genesung	≥ 4 Monate asymptomatisch

Keck et al. (2004) schlagen bezüglich **bipolar affektiver Störungen** folgende Definitionen bezüglich **Genesung** (engl. recovery) vor:

- **Syndromale Genesung** (engl. syndromatic recovery): 8 Wochen, in denen der Patient nicht länger die Kriterien der Störung erfüllt,
- **Symptomatische Genesung** (engl. symptomatic recovery): 8 Wochen, in denen der Patient minimale oder keine Symptome aufweist (erfasst mittels einer Ratingskala),
- **Funktionelle Genesung** (engl. functional recovery): Rückkehr auf das prämorbide Ausgangsniveau für mindestens 8 Wochen.

In Tabelle 4.22 sind weitere Vorschläge in Bezug auf **depressive Störungen** von O'Donavan (2004) enthalten. McIntyre et al. (2002) entwickelten zur Definition einer Vollremission aus der HAMD eine aus 7-Items bestehende Kurzform. Kriterien der Auswahl waren u.a. eine hohe Änderungssensitivität. Bei einem Wert ≤ 3 sollte von einer Vollremission gesprochen werden. Da die HAMD, wie bereits weiter oben ausgeführt, als eine Art Goldstandard anzusehen ist, finden sich auch immer wieder Versuche, die Beziehung zu anderen häufig eingesetzten Skalen herzustellen. So berichten z.B. Zimmerman et al. (2004) über den Vergleich mit der *Montgomery-Åsberg-Depressions-Rating-Skala* (MADRS). Danach wäre ein Cut-Off-Wert (COW) von ≤ 10 einem COW von ≤ 7 in der HAMD vergleichbar, wenn es um die Definition von Remission geht. Auch Hawley et al. (2002) konnten einen COW von < 10 als Remissionskriterium für die MADRS bestimmen.

Angststörungen. Eine Übersicht von Remissionskriterien für die Angststörungen (Panikstörung, Generalisierte Angststörung, Soziale Phobie, Posttraumatische Belastungsstörung) findet sich bei Doyle und Pollack (2003). In Tabelle 4.23 ist exemplarisch die Definition bezüglich der **Sozialen Phobie** nach Ballenger (1999) enthalten. Hier wird versucht, eine mehrdimensionale Definition anzustreben, d.h. mittels verschiedener Instrumente (s.u.).

Schizophrene Störungen. Auch bezüglich schizophrener Störungen gibt es seit einigen Jahren Versuche der Operationalisierung von Remission. Eine Arbeitsgruppe um Andreasen (Andreasen et al. 2005) definiert Remission in Bezug auf diese Störungsgruppe wie folgt:

> „The working group chose to define remission as a state in which patients have experienced an improvement in core signs and symptoms to the extent that any remaining symptoms are of such low intensity that they no longer interfere significantly with behaviour and are below the threshold typically utilized in justifying an initial diagnosis of schizophrenia" (S. 442).

Ausgehend von der Analyse von drei etablierten Ratingskalen (*Scale for the Assessment of Negative Symptoms*, SANS; *Positive*

Tab. 4.22: Definition von Response, Remission und Genesung (Recovery) nach O'Donavan (2004) anhand der Hamilton-Depressions-Skala (HAMD)

Bezeichnung	Definition
Nonresponse	20 % oder weniger Reduktion
Partialresponse	21–49 % Reduktion
Response	≥ 50 % Reduktion
Residualsymptome	Response + Wert ≥ 8
Remission	Response + Wert ≤ 7
Genesung (Recovery)	Remission und Rückkehr auf Funktionsniveau

Tab. 4.23: Remissionskriterien für die soziale Phobie (nach Ballenger 1999)

Subjektive Ziele	Objektive Ziele
Kernsymptome sozialer Angst verschwunden	LSAS ≤ 30
Keine oder minimale Angst	HAMA ≤ 710
Keine funktionalen Beeinträchtigungen	Sheehan Disability Scale ≤ 1 bei jedem Item
Kernsymptome der Depression verschwunden	HAMD ≤ 7

HAMA: Hamilton-Angst-Skala, HAMD: Hamilton-Depressions-Skala, LSAS: Liebowitz Social Anxiety Scale

and Negative Syndrome Scale, PANSS; *Brief Psychiatric Rating Scale*, BPRS) wurden Kriterien festgelegt. Die Kriterien bezogen auf die PANSS sind in Tabelle 4.24 aufgeführt. Die fünf Symptombereiche des ICD-10 und des DSM-IV werden durch die 8 Symptome der PANSS abgedeckt (s.a. van Os et al. 2005).

Auf ein allgemeines *Problem der Definition von Remission* etc. weisen Zimmerman et al. (2004) hin. Fast alle Operationalisierungen (s.o.) orientieren sich an Ratingskalen, die meist nicht oder nur teilweise die diagnostischen Kriterien der Störung selbst umfassen. Dies gilt es zu bedenken. Andererseits ist es für die Forschung wie die Praxis notwendig und hilfreich, derartige Operationalisierungen zu haben, da die Klassifikationssysteme keine Vorgaben machen. So findet sich z.B. im DSM-IV der Hinweis auf eine Vollremission, dass keine Symptome der Störung mehr vorhanden sind. Bezüglich der affektiven Störungen wird von Remission gesprochen, wenn keine bedeutsamen Zeichen der Störung vorhanden sind, wobei unklar bleibt, was bedeutsam beinhaltet. In der ICD-10 finden sich keine weiteren Erläuterungen zu den Begriffen (vgl. z.B. Verlaufstypen der Schizophrenie).

(b) Klinische Signifikanz

Während die Response- und Remissionsdefinitionen (mehr oder weniger willkürliche) Konventionen darstellen, lassen sich auch stärker inhaltliche und statistische Überlegungen nutzen. Zur Operationalisierung der Veränderungen wurden in der Literatur zwei unterschiedliche Wege eingeschlagen. Zum einen über einen Index, der das Ausmaß der Verbesserung anzeigt, dem sog. Reliable Change Index (= statistischer Aspekt), sowie einem sog. Genesungswert, der eine Veränderung von einem dysfunktionalen in einen funktionalen Bereich anzeigt (= klinischer Aspekt).

Der **Reliable Change Index (RC)**, der sich aus der Bestimmung intraindividueller Differenzen ableiten lässt (vgl. hierzu Lienert 1969), wird nach Christensen und Mendoza (1986) wie folgt definiert:

$$RC = (Test_{prä} - Test_{post}) / S_{diff}$$

wobei: $Test_{prä}$: Prätestwert
$Test_{post}$: Posttestwert
S_{diff}: Standardfehler der Differenzen zwischen beiden Werten.

Tab. 4.24: Responsekriterien für schizophrene Störungen anhand der Positive und Negative Syndrome Scale (PANSS; Andreasen et al. 2005).

PANSS-Items (alle Ratings ≤ 3)
• P1 Wahnideen • G9 Ungewöhnliche Denkinhalte • P3 Halluzinationen • P2 formale Denkstörungen • G5 Manierismen und unnatürliche Körperhaltung • N1 Affektverflachung • N4 soziale Passivität und Apathie • N6 Mangel an Spontaneität und Flüssigkeit der Sprache

Berücksichtigt man zusätzlich das Signifikanzniveau, so gilt für eine Veränderung:

$p \leq .05$; $RC \geq 1.96$
$p \leq .01$; $RC \geq 2.56$

Da der RC-Wert abhängig ist von der Sensitivität des Instrumentes und sogar groß sein kann, wenn die Veränderung gering ist bei hoher Reliabilität des Instruments, empfehlen Jacobson et al. (1984a, b) eine Verbindung mit anderen Kriterien. Als ein solches Kriterium kann die **Veränderung eines Merkmals von einem dysfunktionalen in einen funktionalen Bereich** angesehen werden, was im Sinne einer **Genesung** zu interpretieren wäre. So finden sich im Testmanual zur *Symptom Checkliste* (SCL-90-R; Franke 2002) Hinweise, ab wann Skalenwerte als auffällig anzusehen sind:

- T-Werte 60–70: deutlich messbare psychische Belastung
- T-Werte 70–80: hohe bis sehr hohe psychische Belastung.

Der kritische Wert, ab dem eine **psychische Belastung** angenommen wird, entspricht somit **mindestens einer Standardabweichung über dem Mittelwert** (50+10) der zugrunde liegenden Normierung (T-Normen: T = 50 +/– 10z). Beide Zugangsweisen zur Beurteilung von Veränderungen lassen sich in Anlehnung an Jacobson und Truax (1991) somit wie folgt unterscheiden:

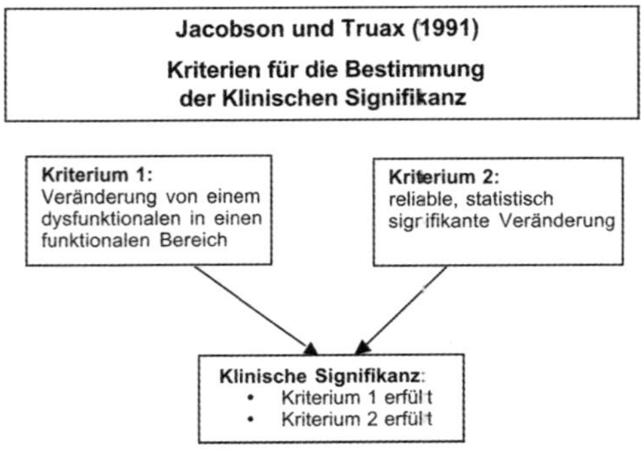

Abb. 4.13: Kriterien für Klinische Signifikanz

- **Verbesserung:** RC-Wert überschritten,
- **Genesung:** Veränderung von einem dysfunktionalen in einen funktionalen Bereich.

Sind beide Kriterien erfüllt, sprechen die Autoren von **klinischer Signifikanz** einer Veränderung (s.a. Abbildung 4.13). Klinische Signifikanz kann nach Nietzel et al. (1987) definiert werden „as the extent to which clinical outcome achieve a meaningful magnitude of change" (p. 156).
In Abbildung 4.14 ist ein Beispiel zur Veranschaulichung dieses Prinzips enthalten. Trägt man die Prä- und Postskalenwerte in einer Skala gegeneinander auf, so sind Patienten, die mit ihren Prä-Post-Werten auf der Diagonalen liegen, unverändert (hier: Patient A mit einem bei Behandlungsbeginn wie -ende etwa gleich hohen Wert). Dies gilt auch für Patienten, die sich innerhalb der gestrichelten Linien links und rechts von der Diagonalen befinden, da es sich nur um zufällige Veränderungen handelt (s. Reliable Change Index; hier: Patient B). Berücksichtigt man Patienten, die außerhalb dieses Bereichs liegen, so ergeben sich zwei Möglichkeiten: signifikante Verbesserungen oder Verschlechterungen (hier: Patienten C und E bzw. D). Legt man jetzt zusätzlich einen Wert fest, der Gesunde von Kranken zuverlässig trennt (hier: horizontale Linie), so kann man zusätzlich die Patienten C und E trennen. So lässt sich der Patient C als jemand bewerten, der sich signifikant verbessert hat (etwa von 46 auf 20), aber mit diesem Endwert von 20 immer noch als krank einzustufen ist. Demgegenüber ist Patient E jemand, der sich auch signifikant verbessert (von ca. 50 auf 8). Mit dem Endwert unterschreitet er jedoch zusätzlich den kritischen Trennwert von 13. Bei diesem Patienten würden wir von einer klinisch signifikanten Veränderung sprechen.
Das Konzept der Klinischen Signifikanz zur Evaluierung von Veränderungen stellt eine sinnvolle und insbesondere inhaltlich plausi-

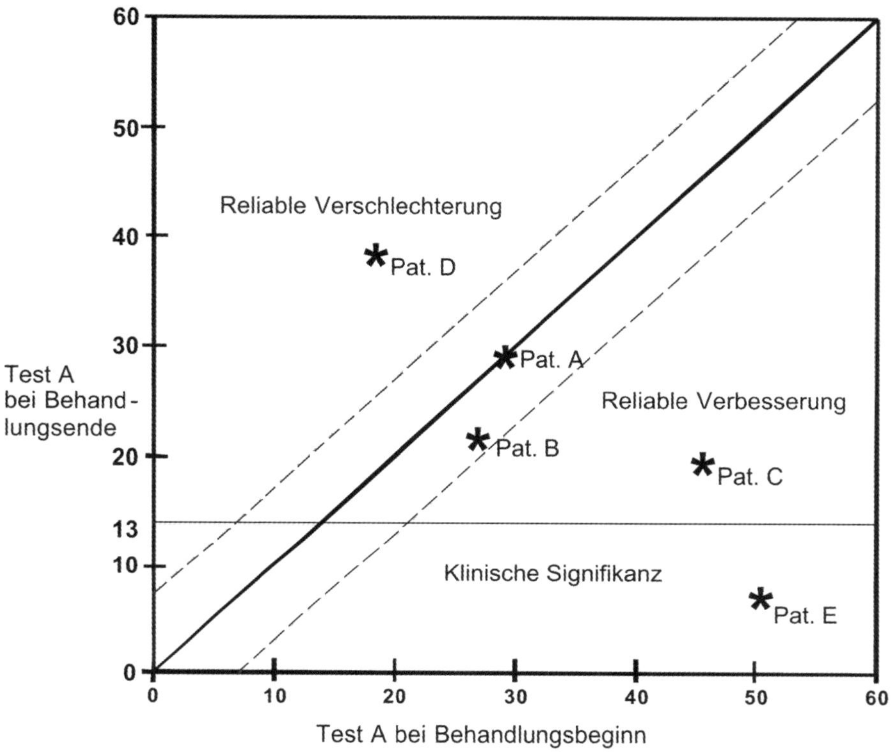

Abb. 4.14: Fiktives Beispiel zur Illustration der Klinischen Signifikanz (modifiziert nach Ogles et al. 1996)

ble **Ergänzung zu bisherigen Strategien im Rahmen der Veränderungsmessung** dar und sollte häufiger auch in Gruppenstudien im Rahmen der Psychotherapieforschung Anwendung finden. Sie stellen damit Alternativen zu den klassischen, einzelfallbezogenen Kriterien dar, wie 50 % Reduktion in einem Skalenwert (z. B. *Hamilton-Depressions-Skala*) oder Über- resp. Unterschreiten eines Cut-Off-Wertes. Im Hinblick auf den sog. **Genesungswert**, d. h. der Veränderung von einem dysfunktionalen in einen funktionalen Bereich, gibt es noch einige **inhaltliche sowie methodische Probleme** zu lösen (vgl. Jacobson und Revenstorf 1988; Schmitz und Davies-Osterkamp 1997):

- Das Kriterium ist in Bezug auf einige Störungsgruppen, bei denen meist weniger Veränderungen zu erreichen sind resp. deren Verlauf zur Chronifizierung neigt, zu streng (z. B. schizophrene Störungen).
- Die Bestimmung von Trennwerten zwischen „krank" – „gesund" resp. „funktional – dysfunktional" ist oft schwierig und setzt umfangreiche empirische Studien zu der jeweiligen Störungsgruppe, aber auch Gesunden, vor allem deren Abgrenzung voraus.
- Die Anwendung des Prinzips auf multiple Outcome-Maße ist gleichfalls noch nicht befriedigend gelöst.

Nach Taylor (1995) könnte der klinische Nutzen der meisten Skalen erhöht werden, wenn es gelänge, sie auch unter dem Aspekt der Beurteilung der klinischen Signifikanz einzusetzen. Voraussetzung hierfür wären jedoch, wie bereits oben ausgeführt, Normwerte, die bisher, wenn überhaupt, primär für Selbstbeurteilungsverfahren vorliegen, kaum jedoch für Fremdbeurteilungsverfahren. Es ist Hahlweg (2000) zuzustimmen, dass Forschungsergebnisse im Bereich der Psychotherapie stärker dahingehend präsentiert werden sollten, dass erkennbar wird, wie viel individuelle Patienten sich verbessert haben. Die zusätzliche Verwendung klinischer Signifikanzmaße sollte daher zunehmend mehr Standard werden. Auch in den „Guidelines for Clinical Interventions" der American Psychological Association (1995) findet sich die Forderung neben der **statistischen Signifikanz** auch die **klinische Signifikanz**, d. h. den tatsächlichen Nutzen, anzugeben. Der vorgestellte Ansatz ermöglicht gegenüber den traditionellen Analysen von Veränderungen auf Gruppenebene eine einzelfallbezogene Beurteilung von Veränderungen (Evaluationsfunktion). Er ist in **Studien wie in der Praxis anwendbar** und ist als zeitökonomisch anzusehen, wenn er auf Selbstbeurteilungsverfahren basiert (zu weiteren individuellen Evaluation von Veränderungen vgl. z. B. Grawe und Braun 1994; Howard et al. 1996).

Am **Beispiel** der *Montgomery-Åsberg-Depressions-Rating-Skala* (MADRS) soll das Vorgehen der Bestimmung der klinischen Signifikanz kurz skizziert werden. Wie bei vielen anderen Ratingskalen gibt es auch zur MADRS leider kein Testmanual, um die notwendigen Informationen zu erhalten. Es existiert jedoch eine Vielzahl von Arbeiten, in denen derartige Informationen enthalten sind, sowie eine Reihe von Übersichten. Man könnte daher wie folgt vorgehen:

- Bestimmung mittlerer Streuungen aus verschiedenen Studien (Kriterium z. B.: ambulante Patienten, Therapiebeginn)
- Reliabilitätsschätzung Cronbach $\alpha = .88$ (vgl. z. B. CIPS 2004).

Basierend auf diesen Angaben lässt sich dann der Standardmessfehler (Lienert 1969) berechnen: $SD_{diff} = 2.88$. Setzt man diesen in obige Formel ein, so ergibt sich

- für das 5 %-Niveau: eine Differenz von mindestens 6 Punkten auf der MADRS (≥ 6)
- für das 1 %-Niveau: eine Differenz von mindestens 8 Punkten auf der MADRS.

Geht man weiterhin von einem Remissionswert von ≤ 4 aus (Zimmerman et al. 2004), so kann man von einer klinisch signifikanten Veränderung sprechen, wenn ein Patient nach Therapie:

- unterhalb von 5 Punkten liegt und
- eine Veränderung zwischen Prä- und Posttest von mindestens 6 Punkten (5 %-Niveau) erreicht hat.

Voraussetzungen für die Bestimmung klinischer Signifikanzen sind jedoch folgende Bedingungen:

- normative Daten zum jeweiligen Instrument (Trennung gesund/krank; bei den meisten Skalen zwischenzeitlich kein Problem mehr z. B. HAMD, BDI),
- deskriptive Daten (u. a. Streuung),
- Angaben zur psychometrischen Qualität des jeweiligen Instrumentes (Reliabilität),
- hinreichende Validität des gewählten Instruments als allgemeine Grundvoraussetzung.

Angaben zu **normativen Daten verschiedener Instrumente** finden sich z. B. bei Ogles et al. (1996) oder Kendall und Sheldrick (2000). Von Dozois et al. (2003) wurden normative Daten für verschiedene im Kontext der kognitiven Therapie der Depression entwickelte Instrumente vorgelegt. Bei Arbeiten, die solche Daten mitteilen, ist jedoch zu bedenken, dass es sich oft um anglo-amerikanische Populationen handelt. Eine Übertragung derartiger Werte auf den deutschsprachigen Bereich ist jedoch, wie bereits weiter oben ausgeführt, nicht automatisch möglich.

Der dargestellte Ansatz ist in der Literatur unterschiedlich rezipiert worden, Hinweise zu Kritiken und Vergleich verschiedener Weiterentwicklungen finden sich bei Wise (2004) und Bauer et al. (2004). Der Nutzen und Vorteil dieser Art der Veränderungsbewertung sei abschließend an einem **Beispiel aus der Literatur** gezeigt. Von Jamison und Scogin (1995) wurde die Wirksamkeit einer kognitiven Bibliotherapie bei depressiven Patienten untersucht. Die Therapiegruppe (N = 33) wurde mit einer Kontrollgruppe (N = 39) verglichen. Outcome-Maße waren der BDI und die HAMD. Im Gruppenvergleich unterschieden sich beide Gruppen zu Gunsten der Therapiegruppe. Dieses Ergebnis ließ sich zusätzlich noch prägnanter darstellen durch die Angabe von Patienten mit einer klinisch signifikanten Veränderung. Während in der Kontrollgruppe nur 13 % bzw. 3 % dieses Kriterium erfüllten, waren es in der Therapiegruppe 59 % bzw. 62 %. Diese zusätzlichen Angaben sind deutlich aussagekräftiger als reine Mittelwertsangaben. Zwischenzeitlich gibt es eine Reihe von Psychotherapiestudien, die die klinische Signifikanz bei den Auswertungen mit berücksichtigen.

(3) **Mehrdimensionale Erfolgsmessung**
Der Erfolg therapeutischer Interventionen sollte mehrdimensional abgebildet werden (vgl. auch Abschnitt 5.2), wenngleich in Studien aus statistischen Überlegungen meist nur ein zentrales Outcome angegeben werden darf. So kann man z. B. in der Praxis selbst verschiedene als relevant angesehene Erfolgsmaße zusammenstellen. Hierbei kann man sich z. B. von dem Vorschlag von Michelson et al. (1985) leiten lassen, der den Erfolg einer Therapie im **Angstbereich** an deren Ende anhand verschiedener Kriterien definiert, wie sie in Tabelle 4.25 enthalten sind. Er unterscheidet einerseits zwischen Statusbewertungen am Ende der Therapie sowie Veränderungsbewertungen, wobei jeweils Selbst- und Fremdbeurteilungsverfahren sowie Verhaltensbeobachtungen verwendet werden.

4.2.3.8 Qualifikationen der Anwender

Ein Aspekt, der in Praxis wie Forschung meist vernachlässigt wird, betrifft die Qualifikation der Anwender diagnostischer Instrumente, vor allem wenn es sich um Fremdbeurteilungsverfahren handelt. Das **Gütekri-**

Tab. 4.25: Operationalisierung des Status nach Therapieende (Endstate Functioning) und der Verbesserung (nach Michelson et al. 1985)

	Skala	**Datenquelle**	**Werte**	**Bewertung**
Status nach Therapieende	Global Assessment of Severity	F	≤ 2	1 Punkt
	Self-Rating of Severity	S	≤ 2	1 Punkt
	Phobic Anxiety and Avoidance Scale	S	≤ 3	1 Punk
	Behavioral Avoidance Course und Subjective Unit of Discomfort Scale	V S	20 ≤ 3	 1 Punkt
Verbesserung	Global Assessment of Severity	F	≥ 2	1 Punkt
	Self-Rating of Severity	S	≥ 2	1 Punkt
	Phobic Anxiety and Avoidance Scale Subjective Unit of Discomfort Scale	S S	≥ 2 ≥ 2	1 Punkt 1 Punkt
Bewertung	0 Punkte 1–2 Punkte 3–4 Punkte	Geringer Status nach Therapieende/geringe Verbesserung Mittlerer Status nach Therapieende/mittlere Verbesserung Hoher Status nach Therapieende/starke Verbesserung		

S: Selbstbeurteilung F: Fremdbeurteilung V: Verhaltensregistrierung

terium der Objektivität (vgl. auch Abschnitt 4.2.5) ist hier von Bedeutung. Es wird jedoch oft empirisch nicht überprüft. Aufgrund von Erfahrungen mit anderen Instrumenten wird meist implizit angenommen, dass Durchführungs-, Auswertungs- und Interpretationsobjektivität gewährleistet sei. Bei Fremdbeurteilungsverfahren kommt bezüglich der Durchführung noch das Problem der Interrater-Reliabilität hinzu. So finden sich zwar z. B. in Manualen zu Instrumenten auch Hinweise auf die Interrater-Reliabilität des Instrumentes. Diese sagt jedoch lediglich etwas darüber aus, dass prinzipiell eine hohe Interrater-Reliabilität zu erreichen ist, nicht jedoch, dass dies in der konkreten Anwendung der Fall ist. Hier bedarf es im Einzelfall des expliziten Nachweises, dass eine gute Übereinstimmung der Untersucher auch erreicht wurde. So stellen z. B. Lippsitz et al. (2004) in Bezug auf die **Durchführung klinischer Studien** folgende Mängel und Probleme fest:

- Der Erfolg oder Misserfolg klinischer Studien liegt in der Hand der Rater, wobei z. B. in ca. der Hälfte der Antidepressiva-Studien keine Überlegenheit der aktiven Substanz gezeigt werden konnte, d. h. sich die Frage stellt, welchen Einfluss die Rater gehabt haben könnten.
- Die Rater kommen meist aus unterschiedlichen Zentren, haben einen unterschiedlichen theoretischen wie praktischen Hintergrund und verfügen über unterschiedliche klinische Erfahrungen.
- Es gibt keinen allgemein akzeptierten Standard hinsichtlich der Qualifikation der Rater.
- Nur ein geringer Prozentsatz von Studien macht Angaben zur Qualifikation von Ratern.

Während in der Psychotherapieforschung die Qualität der Durchführung einer Therapie zu evaluieren (Stichwort: adherence) fast schon einen Standard darstellt, steht dies bezüglich der eingesetzten diagnostischen Instrumente bisher noch weitestgehend aus. Ebenso fehlen entsprechende Instrumente, dies zu evaluieren. Seit kurzem existiert jedoch eine Skala, die *Rater Applied Performance Scale* (RAPS) von Lipsitz et al. (2004). Sie erlaubt die Bewertung folgender Dimensionen:

- *Adherence*, d. h. den Grad, in dem sich der Rater an die spezifischen Instruktionen etc. hält,
- *Follow up*, d. h. den Grad der Angemessenheit, Zusatzfragen zu stellen, um weitere Informationen zu erhalten,
- *Clarification*, d. h. den Grad der Klärung von Unklarheiten,
- *Neutrality*, d. h. den Grad, in dem der Rater nicht beeinflussend wirkt,
- *Rapport*, d. h. den Grad der Beziehung zum Patienten,
- *Accuracy*, d. h. den Grad der Umsetzung der vorgegebenen Durchführungsregeln.

Engelhardt et al. (2006) analysierten die Qualität von HAMD-Ratings in 2 Studien mit Hilfe der RAPS. Es zeigte sich dabei u. a., dass 72 % der Interviews mäßige bis unbefriedigende Adherence bezüglich der Durchführung aufwiesen. Die Autoren stellen abschließend die relevante Frage hinsichtlich der Qualität der Ergebnisse klinischer Studien, wenn sie auf Fremdratings basieren. Auch Kobak et al. (2005) gingen in ihrer Arbeit der Qualität von HAMD-Ratings in einer Phase-II-Studie nach, in der sich kein Unterschied zwischen Verum und Placebo gezeigt hatte. Trennte man jedoch „gute" von „schlechten" Ratern (mittels der RAPS) konnte ein Unterschied zwischen beiden Bedingungen gezeigt werden. Auch dieses Ergebnis unterstreicht die Bedeutung von Ratertrainings. Zu ähnlichen Ergebnissen kommen auch Demitrack et al. (1998). Sie konnten zeigen, dass Rater, bei denen eine hohe Interrater-Reliabilität bestimmt werden konnte (ICC > .80; s. a. Abschnitt 4.1), Veränderungen besser erfassen konnten. Ein qualifiziertes Training ist somit eine unabdingbare Voraussetzung vor Anwendung einer Fremdbeurteilungsskala (s.a. Stieglitz 2000). Die **Anforderungen** an ein derartiges **Ratertraining** sind nach Kobak et al. (2004, 2005) u.a. folgende:

- konzeptuelles Verständnis der Skala (z.B. bei Depressionsskalen: Kenntnis aktueller Konzepte der Depression, incl. diagnostischer Konstrukte und Kriterien),
- klinische Erfahrungen,
- allgemeine Kenntnisse der Interviewführung,
- allgemeine Kenntnisse in der Anwendung von Ratingskalen,
- skalenspezifische Expertise.

Kobak et al. (2004) empfehlen daher die in Tabelle 4.26 aufgeführten Aspekte bei einem Training zu berücksichtigen.
Kobak et al. (2004) überprüften die Effektivität eines derartigen Ratertrainings in Bezug auf die HAMD. Das 2-phasige Training bestand in der ersten Phase aus einem sog. **didaktischen Training** (u.a. spezifische Einführung in die Skala) und in der zweiten Phase aus einem **angewandten Training.** Es nahmen 46 Rater aus 20 Zentren teil. Es konnte für beide Phasen die Wirksamkeit belegt werden (signifikanter Zuwachs an Wissen und bessere Anwendung der Skala erfasst mittels RAPS). Sie berichten auch über die Ergebnisse eines umfassenden 2½-tägigen Trainings (21 Rater aus 6 Zentren). Das Training bezog sich auf die HAMD und wurde zu Beginn einer Medikamentenstudie durchgeführt. Es zeigte sich dabei, dass die Korrelationen zwischen den Ratern und drei erfahrenen HAMD-Experten, die die Videoaufnahmen beurteilten zwischen .84 und .94 lagen. Weiterhin zeigte sich auch, dass in der Studie eine bessere Differenzierung zwischen Verum und Placebo erreicht wurde als sonst üblich.

Tab. 4.26: Empfohlene Komponenten eines Ratertraining (Kobak et al. 2004)

- Festlegung von Konventionen bezüglich Durchführung und Bewertung
- Einsatz strukturierter oder halbstrukturierter Interviews
- Didaktisches Training
- Prüfung der didaktischen Kenntnisse
- Angewandtes Training
- Prüfung der erworbenen Fertigkeiten
- Prüfung der Wirksamkeit des Trainings
- Kontinuierliches Monitoring der Interviewqualität

In der Literatur fast ausgeblendet wird das Problem der **„Qualifikation" der Patienten** bei der Bearbeitung der Selbstbeurteilungsverfahren. Implizit wird davon ausgegangen, dass der Patient dazu in der Lage ist (Ausnahme: großer Schweregrad der Symptomatik, s.o.). Wenn überhaupt werden Fragen von Urteilsfehlern diskutiert (vgl. auch Abschnitt 4.1) oder es finden sich Hinweise darauf, Selbstbeurteilungsverfahren nur bei einem festgelegen Mindest-IQ durchzuführen (meist IQ > 80). Grundlegende Diskussionen finden sich kaum. Im Gegensatz zum Rater stellen sich nicht Fragen der „Schulung". Einen interessanten Vorschlag hierzu liefern Svanborg und Åsberg (1994), die folgende Verbesserungsvorschläge machen:

- Informierung des Patienten über Sinn und Zweck der Untersuchung zur Erhöhung der Motivation,
- Training spezifischer Skalen anhand von Beispielitems.

Weiterhin hat sich als sinnvoll erwiesen, dem Patienten die Möglichkeit der (Nach-)Besprechung der Ergebnisse anzubieten, was einen entscheidenden Einfluss auf die Bearbeitung von Tests bzw. generell die Kooperation hat.
Ein weiterer Aspekt betrifft den Patienten nicht direkt, fokussiert jedoch auf die Kompetenzen des Patienten. So weisen Shumway et al. (2004) zu Recht darauf hin, dass die **kognitive Komplexität standardisierter Fragebögen** oft wenig bis gar nicht beachtet wird. Vier Aspekte sind jedoch zu berücksichtigen:

- Länge der Sätze,
- Lesbarkeit,
- Linguistische Probleme,
- Anzahl der Items.

Bei einer Analyse von 15 Instrumenten zeigten sich bezüglich der genannten Aspekte große Unterschiede. Derartige Informationen können bei der Auswahl von Instrumenten für bestimmte Populationen hilfreich sein. Werden Fragebögen aufgrund von zu hohen kognitiven Anforderungen bearbeitet, kann dies einen Einfluss auf die Messgenauigkeit haben.
In Bezug auf den Patienten scheint somit (besonders in Studien) eine ausführliche Einführung in die Instrumente sinnvoll. Bei der Auswahl von Verfahren sollten zudem auch Aspekte der kognitiven Anforderungen an den Patienten eine wichtigere Rolle spielen. Da scheint es notwendig, dass sich der Anwender ein Verfahren vor dem ersten Einsatz selbst genau ansieht (u.a. Was wird erfasst? Verstehe ich die Fragen?), besser noch, er erprobt es an sich selbst.

4.2.3.9 Interpretation von Skalenwerten

Ein oft vernachlässigtes Problem stellt die Interpretation von Skalenwerten dar, d.h. welche Schlüsse daraus zu ziehen sind. So weisen z.B. Leucht et al. (2005) bezüglich der *Brief Psychiatric Rating Scale* (BPRS) darauf hin, dass diese Skala zwar schon sehr lange im Gebrauch ist (s.a. Kapitel 3), jedoch die klinischen Implikationen oft unklar bleiben. In einer Methodenstudie an 2000 schizophrenen Patienten aus sieben Medikamentenstudien konnte er zeigen, dass bei einem Range von 18–126 z.B. eine leichte Symptomatik (Kriterium *Clinical Global Impressions*, CGI) einem BPRS-Wert von 31 entspricht, eine deutliche Symptomatik bei einem BPRS-Wert von 53 beginnt. Bezüglich der Veränderung kann man z.B. von einer geringen Besserung (CGI: wenig besser) ausgehen bei einer Reduktion zwischen 24 % und 30 %. Derartige Analysen sind hilfreich zur klinischen Bewertung von Skalen.
In Tabelle 4.27 finden sich weitere Vorschläge und Möglichkeiten, die je nach Verfahren

Tab. 4.27: Interpretation von Skalenwerten

	Definition	Beispiele
Referenzwerte	Vergleichswerte (Mittelwerte, Streuung) klinischer Populationen oder Gesunder	Mittelwert und Streuung der HAMD in Stichproben stationär behandelter depressiver Patienten
Cut-Off-Werte (COW)	Definierter Grenzwert zur Trennung von Gruppen (meist klinische Gruppen oder unterschiedliche Schweregrade einer Störungsgruppe)	≤ 5 zur Trennung klinisch unauffälligen und auffälligen Patienten in der BRMS
Prozentränge (PR)	Relative Position eines Patienten in Bezug auf ein bestimmtes Merkmal innerhalb einer Vergleichgruppe (z.B. Gesunder, Patienten)	Patient mit einem PR = 95 in einem Depressionsverfahren: nur 5 % der Referenzgruppe hat höhere Werte
(Standard-)Normwerte	Relative Position eines Patienten auf der Skala des jeweiligen Normmaßtabes (z.B. IQ = 100 +/– 15; T = 50 +/– 10; Vor.: Normalverteilung)	Patient mit einem IQ von 130 liegt 2 Standardabweichungen über dem Mittelwert der Normpopulation (überdurchschnittlich)

vorliegen. So liegen leider für viele Verfahren oft nur Referenzwerte vor. Cut-Off-Werte dagegen sind eher schon die Regel, vor allem bei Fremdbeurteilungsverfahren. So schlagen z.B. Müller et al. (2000) für die *Montgomery-Åsberg-Depressions-Rating-Skala* (MADRS) folgende Cut-Off-Werte (COW) vor:

- asymptomatisch 0–8
- gering 9–17
- mittel 18–34
- schwer ≥ 35.

Das Problem besteht jedoch oft darin, dass es keine verbindlichen COW gibt, wie man aus Tabelle 4.28 bezüglich der *Hamilton-Depressions-Skala* (HAMD) sehen kann.
Lösungsmöglichkeiten des genannten Problems gehen in die Richtung zu fordern, zumindest COW bzw. Prozentrangwerte für die individuelle Interpretation zur Verfügung zu haben. Wünschenswert wären jedoch **Normen** (auch für Gesunde, erhoben an hinreichend großen und repräsentativen Stichproben). Bei Normen zu beachten ist jedoch, dass deren Gültigkeit in Abständen immer wieder zu prüfen gilt, da sie sich verändern können. Prozentrang- bzw. Standardnormen sind eher seltener vorzufinden, meist dann auch eher bei Selbstbeurteilungsverfahren.
Auf einen oft **vernachlässigten Aspekt bei der Interpretation** sei nachfolgend noch hingewiesen. Die Interpretation von Selbst- und Fremdbeurteilungsverfahren orientiert sich meist am Gesamtwert. Dieser Gesamtwert ergibt sich durch Aufaddierung der einzelnen Symptome oder Items. Dem Vorteil der Möglichkeit der Quantifizierung einer bestimmten Symptomatik (z.B. Depressivität) steht der Nachteil gegenüber, dass durch die Summierung jedoch ein Informationsverlust eintritt, da aus dem Gesamtwert nicht mehr hervorgehen kann, aus welchen Einzelsymptomen er sich zusammensetzt. Von daher sollte jeder Anwender (vor allem bei Selbstbeurteilungsverfahren) neben der Interpretation des Gesamtwertes sich auch ansehen, wie sich dieser zusammensetzt, d.h. welche Einzelsymptome in welcher Stärke angegeben wurden. Besonders relevant sind z.B. Items, die auf Suizidalität hinweisen bzw. auf psychotische Symptomatik (vgl. z.B. Symptome der *Symptom Checkliste*, SCL-90-R).

4.2.4 Instrumente auf Syndromebene

Selbst- und Fremdbeurteilungsverfahren stellen, wie bereits mehrfach erwähnt, die häufigsten Verfahrensgruppen zur Bewertung psychotherapeutischer Interventionen dar, wenngleich eine Vielzahl anderer Verfahrensgruppen prinzipiell einsetzbar ist. So fanden z.B. Munz und Kohnen (2004) bei der Analyse von Instrumenten in Psychopharmakastudien der Jahre 2000–2003, dass in 137

Tab. 4.28: Schweregradeinteilung anhand von Cut-Off-Werten für die Hamilton Depressions-Skala (aus Faltermeier-Temizel et al. 1996)

Autoren	Version	Cut-Off-Werte der Schweregradeinteilung
Eriksson et al.	21er	< 23 weniger schwer, ≥ 23 schwerer
Paykel et al.	17er	≤ 12 sehr leicht, 13–15 leicht, 15–27 schwerer
Elkin et al.	17er	< 20 weniger schwer, ≥ 20 schwerer
Wilcox et al.	17er(?)	4 Gruppen: 1820, 2124. 2529, ≥ 30
Angst et al.	17er	≤ 22 leicht, 23–27 mittel, ≥ 28 schwer
Stassen et al.	17er	≤ 21 leicht, 22–27 mittel, ≥ 28 schwer

Studien im Median 4.5 Skalen eingesetzt wurden.
Viele klinisch relevante Informationen lassen sich nur durch Selbst- und/oder Fremdbeurteilungsverfahren erfassen. Zudem sind sie i.d.R. zeitökonomisch in der Anwendung, erlauben ein weites Spektrum klinisch relevanter Phänomene zu erfassen mit einer entsprechend großen Anzahl zwischenzeitlich verfügbarer Verfahren. Empirische Studien im Rahmen multimethodaler Vergleiche weisen auf die komplementäre Funktion beider Untersuchungsansätze hin (vgl. auch Abschnitt 5.3).
Einen vollständigen Überblick zu Selbst- und Fremdbeurteilungsverfahren zu geben ist an dieser Stelle unmöglich. Allein die Monographie von Westhoff (1993) enthält mehrere hundert unterschiedliche Verfahren zu einer Vielzahl von Bereichen, gleiches gilt auch allein für den Bereich psychopharmakologischer Studien vorgeschlagener Instrumente im Buch von van Riezen und Segal (1988). So finden sich in Stieglitz et al. (2001) in über 20 Kapiteln Hinweise auf diese Verfahren, Brähler et al. (2002b) stellen alleine 94 Verfahren für die Psychotherapie vor (vgl. auch Anhang).
Bei der Gruppe der Selbst- und Fremdbeurteilungsverfahren handelt es sich um eine sehr heterogene Gruppe. Die Fülle der existierenden Verfahren ist kaum noch zu überblicken. Von daher kann nur versucht werden, die Vielzahl existierender Verfahren

Tab. 4.29: Klassifikation psychodiagnostischer Verfahren: Unterscheidung nach formalen und methodischen Gesichtspunkten (Beispiele)

Unterscheidungsmerkmale	Beispiele
Selbstbeurteilung vs. Fremdbeurteilung	Beck-Depressions-Inventar (BDI Hamilton-Depressions-Skala (HAMD)
eindimensional vs. mehrdimensional	Beck-Depressions-Inventar (BDI) Symptom Checkliste (SCL-90-R5)
Beurteilung aktuell vs. Beurteilung Zeitraum	Befindlichkeits-Skala (Bf-S) Symptom Checkliste (SCL-90-R): 7 Tage
trait vs. state	Freiburger Persönlichkeitsinventar (FPI-R) Befindlichkeits-Skala (Bf-S)
additive Skala vs. Globalskala	Beck-Depressions-Inventar (BDI) Clinical Global Impressions (CGI)
graphisch vs. nicht graphisch	visuelle Analogskala (VAS) Befindlichkeits-Skala (Bf-S)
dichotome Beurteilung vs. graduierte Beurteilung	Kieler Änderungssensitive Symptomliste (KASSL) AMDP-System
Beurteilung von – Häufigkeiten – Intensität	 Nurses Observation Scale for Inpatient Evaluation (NOSIE) Hamilton-Depressions-Skala (HAMD)

Nähere Angaben zu den Verfahren bei Stieglitz et al. (2001) sowie Brähler et al. (2002a, b)

nach **charakteristischen und sie voneinander abgrenzenden Merkmalen zu unterscheiden** (vgl. Tabelle 4.29):

- **methodisch** (Skalierung, z. B. numerisch/graphisch/verbal; zugrunde liegende Testtheorie, z. B. Klassische versus Probabilistische Testtheorie; global versus additiv),
- **inhaltlich** (z. B. Themen/Bereiche; homogen/eindimensional versus heterogen/mehrdimensional; Personengruppe, z. B. Gesunde – Patienten) oder
- **anwendungsbezogen** (z. B. Normierung, Zeitdauer).

Weitere mögliche Differenzierungs- und Systematisierungsmöglichkeiten von Ratingskalen sind folgende:

- **störungsübergreifende**, d. h. bei (fast) allen Störungen einsetzbare Verfahren,
- **störungsbezogene**, d. h. auf eine einzelne Störungsgruppe hin konzipierte Skala.

Einige der in Tabellen 4.29 aufgeführten Verfahren können als Verfahren der 1. Generation angesehen werden (s. a. Kapitel 3). Hierzu zählen z. B. die *Hamilton-Depressions-Skala* (HAMD) und das *AMDP-System* als Beispiele für Fremdbeurteilungsverfahren oder das *Beck-Depressions-Inventar* (BDI) und die *Symptom Checkliste* (SCL-90-R) als Beispiele für Selbstbeurteilungsverfahren. Viele Verfahren wurden bereits zu Beginn der 60er Jahre entwickelt, zu einer Zeit also, in der die moderne psychiatrische Evaluationsforschung ihren Ursprung hat, bedingt durch die Notwendigkeit, die Effektivität der neuen psychopharmakologischen wie psychotherapeutischen Therapieansätze zu belegen. Einige dieser Verfahren der 1. Generation finden noch heute in ihrer ursprünglichen Version Anwendung. Dies gilt vor allem für die HAMD und das BDI, wenngleich zwischenzeitlich auch eine Weiterentwicklung existiert (sog. BDI-II; Hautzinger et al. 2006). Beide können sicherlich als diejenigen Verfahren angesehen werden, die weltweit in den meisten Studien eingesetzt worden sind und für die es die meisten Referenzwerte gibt, was auch immer wieder als Argument benutzt wird, die Skalen weiterhin zu verwenden, wenngleich vor allem die HAMD als methodisch nicht unproblematisch anzusehen ist (s. Abschnitt 4.2.3.3 sowie Stieglitz 1998). Andere Verfahren der 1. Generation wurden zwischenzeitlich modifiziert, weiterentwickelt resp. dienten als Grundlage und Ausgangspunkt der Entwicklung von Verfahren der zweiten und dritten Generation. So basiert z. B. die BRMS im Wesentlichen auf der HAMD und der *Comprehensive Psychopathological Rating Scale* (CPRS), die *Montgomery-Åsberg-Depressions-Rating-Skala* (MADRS) auf der CPRS (siehe auch Stieglitz 1998). Das *AMDP-System* wurde vor allem basierend auf der Analyse eines umfangreichen Datenmaterials sowie zahlreicher empirischer Studien grundlegend revidiert (vgl. Baumann und Stieglitz 1983).

Auf einige bedeutende, die Zusammenstellung der Tabellen betreffende Punkte soll an dieser Stelle explizit hingewiesen werden, da sie für die nachfolgenden Ausführungen wichtig sind:

- Auf der Selbstbeurteilungsebene gibt es mit der SCL-90-R nur ein mehrdimensionales Verfahren zur Erfassung unterschiedlicher Aspekte psychischer Beeinträchtigung, für das es bisher jedoch wenig aussagekräftige Validierungsstudien an psychiatrischen Patienten gibt (z. B. Stieglitz 2000). Auf der Fremdbeurteilungsebene dagegen stehen sich eine Reihe z. T. konkurrierender Verfahren gegenüber (z. B. AMDP-System, IMPS).
- Entsprechend dem Grundgedanken der Erfassung von Stimmungen, Beschwerden oder Befindlichkeiten als störungsgruppenübergreifende Konzept gibt es hierzu nur auf der Selbstbeurteilungsebene entsprechende Verfahren.
- Die größte Anzahl von Verfahren lässt sich unter die Rubrik „störungsbezogen“

zusammenfassen. Die ermittelten Syndromwerte (z.B. im depressiven Syndrom des AMDP-Systems) sind nicht mit Diagnosen gleichzusetzen. Sie erlauben jedoch eine differenzierte Beschreibung (insbesondere hinsichtlich des Schweregrades) von einzelnen Patienten- oder Störungsgruppen. Sie sind jedoch nicht nur in den zugeordneten Störungsbereichen einsetzbar, sondern auch bei anderen Störungsgruppen. So kann z.B. auch ein schizophrener Patient ein ausgeprägtes depressives Syndrom aufweisen oder ein manisches Syndrom resp. umgekehrt ein depressiver Patient ein paranoid-halluzinatorisches Syndrom. Beiden gemeinsam kann ein ausgeprägtes apathisches Syndrom sein. Wie bereits weiter oben dargestellt, ist es jedoch oft problematisch ein z.B. für depressive Störungen entwickeltes Instrument wie die BRMS auch bei schizophrenen Patienten einzusetzen, wie Müller und Wetzel (1998) zeigen konnten. Bei Erweiterung des Indikationsbereichs einer Skala gilt es die Angemessenheit der Anwendung unbedingt zu belegen.
- Für die meisten Bereiche stehen heute z.T. bewährte Selbst- und Fremdbeurteilungsverfahren zur Verfügung.

Insbesondere im Hinblick auf die **Evaluation therapeutischer Interventionen** (s.a. Abschnitt 6.2) kommt der syndromalen Beschreibung eine wichtige Funktion zu, was am **Beispiel der Psychodiagnostik in der Psychotherapie** kurz begründet werden soll, die in den letzten Jahren wieder zunehmend an Bedeutung gewonnen hat. Zwar sollte die kontinuierliche Erfassung und selbstkritische Überprüfung der Qualität eigener psychotherapeutischer Arbeit selbstverständlich sein (Grawe und Braun 1994), jedoch erst mit der zunehmenden Bedeutung des Themas **„Qualitätssicherung"** im Bereich der Gesundheitsversorgung wird die Notwendigkeit der Dokumentation der Prozess- und Ergebnisqualität auch durch äußere Faktoren gefordert (vgl. hierzu auch Laireiter, Lettner und Baumann 1996). Mit der gesetzlichen Verankerung und der Forderung des Nachweises qualitätssichernder Maßnahmen (vgl. im Überblick Haug und Stieglitz 1995a; Laireiter und Vogel 1998; Härter, Linster und Stieglitz 2005) sowie der Entwicklung von Standards für Diagnostik und Behandlung verschiedener Störungsgruppen in den letzten Jahren (vgl. z.B. Richtlinien der American Psychiatric Association zu affektiven Störungen, Essstörungen) kommt der Diagnostik eine zunehmende Bedeutung zu, insbesondere im Hinblick auf die sog. **Ergebnisqualität**, d.h. die Beurteilung des Behandlungserfolgs (vgl. z.B. Wolfersdorf et al. 1997a, b). Hier spielen Selbst- und Fremdbeurteilungsverfahren eine herausragende Rolle.

4.2.5 Evaluationskriterien auf Syndromebene

Selbst- und Fremdbeurteilungsverfahren sind sehr heterogen bezüglich ihrer empirischen Fundierung. Für eine Reihe von Verfahren, die in Studien sehr häufig eingesetzt werden, existieren zahlreiche Befunde (z.B. AMDP, HAMD, BDI), während für andere kaum solche vorliegen. Darüber hinaus ist es, wie bereits erwähnt, für den Anwender aufgrund der Vielzahl von publizierten Ratingskalen sehr schwierig, die für seine spezifische Fragestellung relevanten Verfahren auszuwählen. So werden z.B. in den verschiedenen Konsens-Konferenzen für Psychopharmaka-Studien (z.B. Angst et al. 1989: Antidepressiva, 1991: Antipsychotika, 1994: Langzeitstudien) zwar Fremdbeurteilungsverfahren als entscheidende Outcome-Maße empfohlen, ohne jedoch definitiv bestimmte Verfahren zu favorisieren.

Die umfangreichsten und elaboriertesten Empfehlungen für den Bereich der **Psychotherapie** wurden von einer Arbeitsgruppe um Strupp vorgelegt (Strupp et al. 1997). Experten unterschiedlicher therapeutischer Richtungen diskutierten grundlegende Fragen der Erfassung von Veränderungen bei Affektiven, Angst- und Persönlichkeitsstörungen und gaben Grundsatzempfehlungen ab, wobei diese nach ähnlichen Aspekten gruppiert wurden wie die in Abschnitt 4.2.5.1 (psychometrisch, methodisch, anwendungsbezogen). Horowitz et al. (1997) erwähnen folgende Kriterien:

- **psychometrische**: u. a. Reliabilität, Validität (s. o),
- **methodische**: u. a. theoriefrei, ideal kategorial und dimensional, unterschiedliche Datenquellen, änderungssensitiv,
- **anwendungsbezogene**: u. a. klare Durchführungs- und Auswertungsanleitungen, ökonomische Anwendung, leicht erlernbar, Normen.

Während im Kontext der Therapie die Diskussion bezüglich der empirischen Fundierung (Stichwort: Evidence-based medicine, empirically supported psychotherapy) seit vielen Jahren geführt wird, gewinnen diese Überlegungen im Bereich der Diagnostik erst allmählich an Bedeutung (Stichwort: evidence-based assessment; s. a. Kapitel 7). Explizite Leitlinien in diesem Bereich stehen noch aus (Freyberger und Stieglitz 2006). Jedoch gibt es vereinzelnd erste Überlegungen und Vorschläge dazu (z. B. Joiner at al. 2005 zu depressiven Störungen).
Der Anwender von Instrumenten muss daher oft noch selbst Entscheidungen treffen und ist dabei auf Unterstützung angewiesen. Folgende prinzipielle Möglichkeiten stehen ihm hierzu zur Verfügung (vgl. auch Anhang):

- Übersichten oder Reviews in Fachzeitschriften,
- Handbücher (z. B. Brähler et al. 2002a, b; CIPS 1986, 1996, 2004; AMDP und CIPS 1990; Westhoff 1993; van Riezen und Segal 1988; Stieglitz et al. 2001; Biefang et al. 1999; Schumacher et al. 2003; Strauss und Schumacher 2005),
- Besprechung von einzelnen Verfahren in Fachzeitschriften (z. B. „Diagnostica“, „Zeitschrift für Klinische Psychologie und Psychotherapie“).

Eine weitere Möglichkeit besteht darin, sich anhand der **Testmanuale** ein Bild über Verfahren zu verschaffen resp. anhand der in Fachzeitschriften publizierten Angaben, da Verfahren meist zuerst dort publiziert werden. Die Beurteilung eines Verfahrens sollte dann anhand spezifischer Kriterien erfolgen. Solche werden im Folgenden vorgestellt, wobei eine Unterscheidung zwischen psychometrischen und anwendungsbezogenen Kriterien getroffen werden soll. Erstere betreffen primär die Testkonzeption und die teststatistischen Gütekriterien eines Verfahrens, letztere die für die praktische Anwendung bedeutsamen Aspekte.
In der Literatur finden sich verschiedene **Kriterienkataloge**, die es dem Anwender im Einzelfall selbst ermöglichen, danach beurteilte Verfahren auszuwählen. Die American Psychological Association (1995; vgl. auch Bond et al. 1989; dt.: Häcker et al. 1998) fassen Kriterien in 16 Kategorien mit über 180 sog. **„Guidelines“** zur Bewertung von Verfahren hinsichtlich der Anwendung, Testentwicklung und Testgebrauch zusammen. Im Hinblick auf die Auswahl von Instrumenten zur Evaluation von Therapie-Outcome unterschieden Newman und Ciarlo (1994) fünf Kategorien:

- Anwendung des Verfahrens (u. a. Relevanz für die Zielgruppe),
- Methode und Prozedur (u. a. Einfachheit in der Anwendung),
- psychometrische Eigenschaften (u. a. Sensitivität),
- Kostenfragen,
- Nützlichkeit (u. a. Vergleich mit klinischen Theorien, Praxis).

In den meisten Katalogen sind sowohl **psychometrische** als auch **anwendungsbezogene Kriterien** enthalten (z. B. Lienert 1969;

Corcoran und Fischer 1987; Häcker et al. 1998; Clarkin und Docherty 1997). Im deutschsprachigen Bereich am bekanntesten sind die von Lienert (1969) vorgeschlagenen **Haupt- und Nebengütekriterien von Tests.** Die umfangreichste und elaborierteste Liste von psychometrischen wie anwendungsbezogenen Kriterien im deutschsprachigen Bereich wurde vom „Testkuratorium der Föderation deutscher Psychologenverbände" (1986a) vorgelegt. Die einzelnen Kriterien werden dabei unter fünf Hauptthemen subsumiert: Testgrundlage, Testdurchführung, Testverwertung, Testevaluation und äußere Testgestaltung. Anhand der einzelnen Kriterien lässt sich eine differenzierte Bewertung eines Instrumentes erreichen und damit Entscheidungskriterien zur Auswahl finden. Die Kriterien dienen zudem als Grundlage der Beurteilung von Verfahren in Fachzeitschriften (z.B. „Diagnostica") und können dem Testentwickler als Orientierungsrahmen dienen. Betont werden muss, dass nicht alle Kriterien gleich bedeutsam sind und zudem im Hinblick auf verschiedene Verfahrensgruppen z.T. unterschiedlich zu gewichten sind (s.u.). Im Folgenden sollen diejenigen Aspekte, die auf der Syndromebene von besonderer Bedeutung sind, näher diskutiert und dabei zwischen psychometrischen und anwendungsbezogenen Aspekten unterschieden werden.

4.2.5.1 Psychometrische Evaluationskriterien

Die psychometrischen Evaluationskriterien wurden zumeist aus der Klassischen Testtheorie (KTT) abgeleitet (s.a. Abschnitt 4.2.3.2). Ratingskalen sind zwar i.e.S. nicht als Tests zu bezeichnen, jedoch werden und müssen an sie die gleichen psychometrischen Anforderungen gestellt werden. Am Beispiel des AMDP-Systems konnten Baumann und Stieglitz (1997) ausgehend von der Frage „AMDP-System: Ein psychologischer Test?" zeigen, dass die meisten Kriterien auch im Hinblick auf das AMDP-System von Bedeutung sind und meist auch entsprechende Überprüfungen vorliegen. Von daher kann man annehmen, dass diese auch für andere Verfahren zur syndromalen Diagnostik von Bedeutung sind. Lienert (1969) unterscheidet folgende **Hauptgü-tekriterien:** Objektivität, Reliabilität und Validität. Die **Objektivität** mit den Teilaspekten der Durchführungs-, Auswertungs- und Interpretationsobjektivität beinhaltet die Überprüfung des Ausmaßes der Ergebnisunabhängigkeit vom Untersucher, hat somit auch anwendungsbezogene Aspekte (s.u.). Die **Reliabilität** umfasst die Zuverlässigkeit der Erfassung eines Merkmals, während die **Validität** die Gültigkeit betrifft, d.h. inwieweit ein Test das zu erfassende Merkmal überhaupt abbilden kann. Objektivität, Reliabilität und Validität sind nicht unabhängig voneinander und stehen in einer hierarchischen Beziehung zueinander (Lienert 1969).

(1) **Reliabilität**

Die Reliabilität als Maß der Zuverlässigkeit lässt sich nach Lienert (1969) in verschiedene **Teilaspekte** gliedern: Retest- und Paralleltestreliabilität sowie Testhalbierung und Konsistenzanalyse. Diese Kriterien sind in Bezug auf Ratingskalen unterschiedlich bedeutsam. Bei der **Retest-Reliabilität** (oft auch als Test-Retest-Reliabilität bezeichnet) wird ein Verfahren nach einem bestimmten Zeitabstand erneut vorgegeben und das Ausmaß der Übereinstimmung mittels Korrelation überprüft. Die Retest-Reliabilität ist im Wesentlichen für Verfahren bedeutsam, die beanspruchen, zeitstabile Merkmale (sog. Traits) zu erfassen, während Ratingskalen meist darauf abzielen, veränderbare, zeitinstabile Merkmale abzubilden (sog. States). An die Höhe von Retest-Reliabilitätskoeffizienten lassen sich somit keine generellen Forderungen stellen, wenn man Ratingskalen beurteilen will. Auf zwei wichtige Aspekte muss jedoch besonders hingewiesen werden:

- Eine Überprüfung der Retest-Reliabilität einer Ratingskala ist meist nur bei sehr kurzen Zeitabständen sinnvoll, innerhalb derer keine Veränderungen des Merkmals zu erwarten sind. Die Überprüfung dieses Kriteriums ist somit stark vom erfassten Konstrukt abhängig. So können sich z. B. Stimmungen oder Befindlichkeiten oft innerhalb weniger Stunden verändern, depressive Syndrome innerhalb weniger Tage zurückbilden (s. a. Tabelle 4.19). Jedoch selbst bei depressiven Störungen sind Fluktuationen innerhalb eines Tages zu erwarten, was bei Untersuchungen zu bedenken ist (z. B. bei Patienten mit Tagesschwankungen).
- Bei Störungen mit einem eher chronischen Verlauf ist die Test-Retest-Reliabilität auch bei längeren Abständen von Interesse und daher bei hierfür vorgesehenen Verfahren auch zu überprüfen (z. B. Negativsymptomatik der Schizophrenie). Dies gilt es vor allem zu prüfen, wenn zwischenzeitlich keine therapeutischen Interventionen stattgefunden haben (vgl. hierzu z. B. Taylor 1995 zu den Zwangsstörungen).

Die in Tabelle 4.30 aufgeführten Anforderungen zur Retest-Reliabilität sind daher auch primär auf Verfahren zu beziehen, die beanspruchen, relativ zeitstabile Merkmale zu erfassen bzw. wenn nur kurze Zeitabstände zwischen den Erhebungen liegen. Ein Test mit geringer Reliabilität eignet sich nach Lienert und Raatz (1994) bestenfalls als Forschungsinstrument zum Vergleich von Gruppen hinsichtlich des zu untersuchenden Merkmals und häufig ist dabei ein Reliabilitätskoeffizient von .5 bis .7 ausreichend, nicht jedoch für eine Individualdiagnostik.

Die Bestimmung der **Paralleltest-Reliabilität** setzt das Vorhandensein von mindestens zwei inhaltlich korrespondierenden Versionen eines Instrumentes voraus. Dies ist zwar für verschiedene Fragestellungen wünschenswert (z. B. im Rahmen von Verlaufs- oder Wiederholungsuntersuchungen), jedoch kein notwendiges Kriterium für ein Untersuchungsinstrument. Bei Ratingskalen ist dies auch eher die Ausnahme (z. B. Skalen von von Zerssen 1976 a, b, c, d), da das Universum von Items begrenzt ist und zudem bestimmte teststatistische Kriterien erfüllt sein müssen (vgl. Lienert 1969), um überhaupt von parallelen Tests sprechen zu können. Zudem haben verschiedene Methodenstudien zeigen können, dass es zumeist unrealistisch ist, mehr als zwei Parallelformen zu konstruieren, wenn es sich nicht gerade um Leistungsverfahren handelt (vgl. auch Stieglitz 2000).

Tab. 4.30: Mindestanforderungen an Reliabilitätskoeffizienten

Art der Reliabilität	Quelle	Anforderung
Beurteilung		
– individueller Differenzen	Lienert (1969)	≥ .70
– von Gruppendifferenzen		≥ .50
Retest-Reliabilität	Lienert (1969)	≥ .80
	Streiner und Norman (1989)	> .50
	Nunnally (1978)	> .70
Paralleltest-Reliabilität	Lienert (1969)	> .80
	Corcoran und Fischer (1987)	> .80
Innere Konsistenz	Lienert (1969)	≥ .90
	Corcoran und Fischer (1987)	> .80
	Streiner und Norman (1989)	> .80
	Nunnally (1978)	> .70
	Cicchetti (1994)	> .80

Für Ratingskalen ist das entscheidende Reliabilitätskriterium daher die Überprüfung der **inneren Konsistenz** (Testhalbierung und Konsistenzanalyse; Lienert 1969). Der Reliabilitätskoeffizient wird dann entweder mittels Korrelation der Testhälften bestimmt (Testhalbierungsmethode) oder mittels bestimmter Kennwerte (z. B. Cronbach α bei der Konsistenzanalyse). An die innere Konsistenz lassen sich spezifische Forderungen stellen, wie sie von verschiedenen Autoren aufgestellt worden sind und in Tabelle 4.30 ebenfalls aufgeführt wurden. Die vorgeschlagenen kritischen Grenzwerte liegen alle im Bereich von .70–.80. Reliabilitätsverbesserungen lassen sich zumeist erreichen durch Eliminierung schlechter Items, Revision schlechter Items oder Ergänzung sog. paralleler Items, d. h. Items ähnlichen Inhalts bzw. gleicher psychometrischer Qualität. Briggs und Cheek (1986) sowie Clark und Watson (1995) weisen auf die Notwendigkeit der **Unterscheidung zwischen Eindimensionalität, innerer Konsistenz sowie Homogenität** hin. Alle drei sind nicht gleich relevant. Die Eindimensionalität lässt sich danach mittels faktorenanalytischer Überprüfungen belegen, die innere Konsistenz mittels entsprechender Koeffizienten (z. B. Cronbach α) und die Homogenität über die Höhe der mittleren Korrelationen der Itempaare. Die Korrelation gibt dabei an, ob gleiche oder verschiedene Aspekte des Merkmals erfasst werden. Die Ergebnisse bezüglich Eindimensionalität, Konsistenz wie Homogenität müssen nicht notwendigerweise übereinstimmen. So kann z. B. ein Test trotz einer hohen inneren Konsistenz ein heterogener Test sein. Die innere Konsistenz ist eine notwendige, aber nicht hinreichende Bedingung für die Homogenität und Eindimensionalität. Im Hinblick auf die Homogenität fordern Briggs und Cheek (1986) mittlere Korrelationen im Bereich .15–.50. Clark und Watson (1995) differenzieren noch, ob es sich um weite Konstrukte handelt wie z. B. Extraversion (.15–.20) oder enge Konstrukte wie z. B. Gesprächigkeit (.40–.50). Eine derartige Unterscheidung lässt sich sicherlich auch für die meisten Konstrukte treffen, die von psychiatrischen Syndromskalen erfasst werden. Als relativ weites Konstrukt wäre z. B. die Depressivität anzusehen, als engeres z. B. die Aggressivität.

Auch auf dieser psychiatrischen Beschreibungsebene muss wiederum die **Interrater-Reliabilität**, d. h. die Übereinstimmung zwischen Urteilern, die dasselbe Objekt beurteilen, erwähnt werden. Obwohl vom Inhalt her der Objektivität zuzuordnen, hat sich der Reliabilitätsbegriff auch hierfür eingebürgert. Die Interrater-Reliabilität ist für Fremdbeurteilungsverfahren das entscheidende Kriterium. Zu ihrer Bestimmung finden sich in der Literatur eine Vielzahl von Ansätzen und Koeffizienten (vgl. Philipp und Maier 1987 sowie Abschnitt 4.1). Nach Streiner (1995) hat sich für kategoriale Merkmale der Kappa-Koeffizient und für kontinuierliche Merkmale der Intraclass-Korrelations-Koeffizient durchgesetzt. Anforderungen an die numerische Höhe der Koeffizienten finden sich in Abschnitt 4.1. Cicchetti (1994) postuliert eine untere Grenze für Kappa sowie den Intraclass-Korrelations-Koeffizienten von .40.

Wendet man verschiedene Arten der Reliabilitätsbestimmung an, so ergeben sich zumeist unterschiedliche Koeffizienten, da jede Methode verschiedene **Messfehlerarten und -anteile** berücksichtigt (Lienert und Raatz 1994). Nach Klapprott (1975) haben dabei verschiedene Faktoren einen Einfluss auf die Reliabilität einer Messung,

- die **Bedingungskonstanz**, d. h. die Abhängigkeit eines Ergebnisses von der Untersuchungsbedingung (z. B. Tageszeit, bestimmte Situation),
- die **Merkmalskonstanz**, d. h. inwieweit sich ein Merkmal tatsächlich verändern kann (z. B. Befindlichkeiten, Stimmung),
- die **instrumentelle Konstanz**, d. h. die Messpräzision des Instrumentes.

In die verschiedenen Reliabilitätsberechnungen gehen diese Faktoren unterschiedlich ein. Während z. B. in die Retest-Reliabilität alle drei Faktoren einfließen, geht in die Bestimmung der inneren Konsistenz nur die instrumentelle Konstanz ein. Dies gilt es bei der Auswahl der jeweiligen Koeffizienten sowie deren Interpretation zu berücksichtigen.

(2) **Validität**
Die Validität als Kennzeichen für die Genauigkeit, mit der ein Merkmal gemessen wird, muss als **Oberbegriff für eine Vielzahl von Teilaspekten** angesehen werden, deren Unterschiede in ihrer Zielsetzung und ihrer statistischen Überprüfung bestehen. Die Vielzahl der der Validität zuzuordnenden Begriffe wird in der Literatur inkonsistent und z. T. inkorrekt gebraucht (vgl. auch Corcoran und Fischer 1987; Nunnally 1978). Eine Auflistung aller unter Validität zu subsumierenden Aspekte ist an dieser Stelle nicht möglich. In der Literatur finden sich jedoch relativ übereinstimmend folgende **Hauptkategorien**: Inhaltsvalidität, kriterienbezogene Validität und Konstruktvalidität (z. B. Lienert 1969; Corcoran und Fischer 1987; Schelten 1980). In neueren Arbeiten findet man zusätzlich eine Unterscheidung zwischen **interner und externer Validität** (z. B. Bech 1995; Rost 2004). Zur ersteren Gruppe gehören Validierungsstrategien, die im Bereich der Inhaltsvalidität und Konstruktvalidität anzusiedeln sind, darunter auch Überprüfungen zur Geltung des jeweiligen Testmodells für den Datensatz (Rost 2004). Zur externen Validität zählen Ansätze, die den Indikationsbereich, Geltungsbereich sowie die Nützlichkeit eines Verfahrens überprüfen (u. a. kriterienbezogene Validität, diskriminative Validität).
Bei der **Inhaltsvalidität** geht es um die Überprüfung der Repräsentativität der Merkmale für den zu erfassenden Merkmalsbereich: „Content validity is the degree to which elements of an assessment instrument are relevant to and representative of the target construct for a particular assessment purpose“ (Haynes et al. 1995, p. 238). Der Prozess der Inhaltsvalidierung beginnt streng genommen bereits bei der Itementwicklung oder -sammlung ausgehend von Literaturrecherchen, eigenen Erfahrungen, Probeläufen und der Entscheidung für eine bestimmte Skalierung der Items (Cicchetti 1994). Es handelt sich dabei um einen komplexen, mehrstufigen, sequentiellen Prozess, der oft eine Schwachstelle in der Testentwicklung darstellt (Haynes et al. 1995). Die **kriterienbezogene Validität** umfasst die Korrespondenz des Tests mit Kriterien, von denen angenommen werden kann, dass sie mit dem zu validierenden Verfahren in Beziehung stehen. Die kriterienbezogene Validität lässt sich nach Lienert (1969) weiter unterteilen in innere Validität (z. B. Beziehung zu Verfahren, die ein ähnliches Konstrukt erfassen) versus äußere Validität (z. B. Korrelation mit einem Außenkriterium) sowie Übereinstimmungs- und Vorhersagevalidität (z. B. Übereinstimmung zwischen Testwerten und diagnostischer Gruppenzugehörigkeit, Vorhersage des Behandlungserfolgs). Von zentraler Bedeutung ist jedoch die **Konstruktvalidität** (vgl. Cronbach und Meehl 1957), die Aufschluss darüber gibt, inwieweit ein Verfahren den theoretischen Annahmen, welche der Konstruktion zugrunde liegen, tatsächlich entspricht. Die Konstruktvalidität lässt sich somit eher als eine Art Oberbegriff für die verschiedenen anderen Validitätsaspekte ansehen und beinhaltet damit letztlich auch alle methodischen Zugangsweisen. In der Literatur finden sich auch hier keine übereinstimmenden Methoden der Überprüfung der Konstruktvalidität. Nach der Definition eines theoretischen Konzepts und seiner Beziehung zu anderen Konzepten wird auf einer nächsten Stufe ein Instrument entwickelt, das das hypothetische Konstrukt erfassen soll. Die empirische Überprüfung der postulierten Beziehungen des Konstrukts mit den beobachteten Variablen ist der nächste Schritt. Der älteste und umfassendste Vorschlag zu dieser Konstrukt-

validierung stammt von Cronbach und Meehl (1957; vgl. auch Lienert 1969; Dieterich 1973; vgl. auch Überlegungen von Loevinger 1957 zur Konstruktvalidierung), wonach folgende Überprüfungen zu berücksichtigen sind:

- Korrelationen des Verfahrens mit Außenkriterien,
- Korrelationen des Verfahrens mit Verfahren ähnlichen Geltungsanspruchs (konvergente Validität),
- Korrelationen des Verfahrens mit Verfahren, die andere Merkmale zu erfassen beanspruchen (divergente Validität),
- gemeinsame Faktorenanalyse des Verfahrens mit verschiedenen Außenkriterien und Verfahren ähnlichen und unterschiedlichen Geltungsanspruchs,
- Analyse intraindividueller Veränderungen bei Wiederholung des Verfahrens unter unterschiedlichen Bedingungen (mit und ohne systematische Variation),
- inhaltlich-logische Analyse der Testelemente.

Ein wichtiger Teilaspekt zur Evaluation der Konstruktvalidität besteht in der Überprüfung der konvergenten und divergenten Validität in der sog. **Multitrait-Multimethod-Matrix**, wie sie erstmals von Campbell und Fiske (1959) vorgeschlagen wurde (vgl. auch Wiggins 1973; Richter 1991; Foster und Cone 1995; Bortz und Döring 1995). Voraussetzung für die Überprüfung ist, dass mehrere Konstrukte (Multi-Trait) durch mehrere Erhebungsmethoden (Multi-Method) erfasst werden. Bei diesem Ansatz lässt sich dann die Kovariation zwischen verschiedenen Parametern systematisch im Hinblick auf die Konstruktvariation bzw. Erhebungsvariation analysieren (vgl. Baumann 1986). So wäre z.B. zu belegen, dass zwei Angstskalen, basierend auf Selbst- und Fremdbeurteilung, höher miteinander kovariieren als zwei Selbstbeurteilungsverfahren zur Angst und Depression. Clark et al. (1997) schlagen bezogen auf die **Erfassung der sozialen Phobie** folgende pragmatische Kriterien vor:

- Korrelationen zwischen .30 und .50 sind bei heterogenen Maßen (z.B. Selbstbeurteilung und Interview) als akzeptabel anzusehen,
- Korrelationen zwischen Maßen derselben Modalität (z.B. zwei Selbstbeurteilungsverfahren) sollten > .50 betragen,
- zwischen Verfahren zur Erfassung der sozialen Phobie sollten höhere Korrelationen bestehen als zu Verfahren anderer Konstrukte, wie allgemeine Angst oder Depressivität.

In Bezug auf Syndromskalen müssen in Abhängigkeit vom jeweils zu erfassenden Konstrukt Entscheidungen darüber getroffen werden, welche **Validierungsstrategien** zu wählen sind. Im Hinblick auf die praktische Relevanz eines Verfahrens sind insbesondere auch solche zu wählen, die im Bereich der externen Validierung anzusiedeln sind (s.u.). Dies betrifft Überprüfungen z.B. der diskriminativen Validität (= Unterscheidung unterschiedlicher Gruppen; Patienten versus Gesunde; unterschiedliche Patientengruppen) und Änderungssensitivität. Es ist allgemein akzeptiert, dass ein Verfahren **nicht nur eine Validität** besitzt, sondern gegenüber verschiedenen Kriterien validiert werden kann und somit verschiedene Validitäten besitzen kann, die zudem von unterschiedlicher Höhe sein können. Für einige Validitätsaspekte lassen sich zudem keine einzelnen Koeffizienten angeben (z.B. Inhaltsvalidität, Konstruktvalidität). Es gibt somit nicht *die* Validität eines Tests, sondern wenigstens so viele, wie akzeptierte Kriterien aufzufinden sind (Lienert 1969). Nach Haynes et al. (1995) ist zudem zu bedenken, dass ein **Assessmentinstrument verschiedene Funktionen** haben kann. Der Validitätsbeleg für eine Funktion eines Instrumentes ist nicht generalisierbar auf andere Funktionen, was oft in der praktischen Anwendung eines Instruments übersehen wird („conditional nature of validation").

An die Höhe von Validitätskoeffizienten lassen sich somit auch keine festen Forderungen stellen, sondern es sind lediglich Richtlinien anzugeben, wie sie in Tabelle 4.31 enthalten sind. Für bestimmte Bereiche lassen sich jedoch Eingrenzungen treffen. So schlägt z. B. Dobson (1985) für die Überprüfung der konvergenten Validität vor, dass Verfahren, die mit r ≥ .65 korrelieren, als redundant anzusehen sind.

Tab. 4.31: Anforderungen an Validitätskoeffizienten (nach Lienert 1969)

Art der Validität	**Anforderungen**
statistische Vorhersage	> .70
individuelle Begutachtung	
– Test als einzige Grundlage	> .70
– Test im Kontext anderer Informationen	> .50

Die Erwartungen, die man an die Validität eines Tests stellt, sind somit stark vom speziellen Verwendungszweck oder den Verwendungszwecken abhängig. Auch hier ist nach Lienert und Raatz (1994) dahingehend zu unterschieden, ob es um eine individuelle Beurteilung geht oder aber um Gruppenvergleiche. Zudem muss die **Validierung eines Verfahrens als ein nie abgeschlossener Prozess** angesehen werden. Die einzelnen Validitätsaspekte sind zudem von unterschiedlicher Relevanz für einzelne Verfahrensgruppen resp. einzelne Verfahren. Je nach Indikationsbereich eines Verfahrens sind die Validitätsaspekte unterschiedlich bedeutsam. Einige sind als notwendige Bedingung anzusehen, z. B. Überprüfungen der konvergenten und divergenten Validität, andere dagegen wären als wünschenswert anzusehen, wie z. B. Untersuchungen zur prädiktiven Validität.

Auf einen Bereich, der für Ratingskalen besonders relevant ist, soll an dieser Stelle hingewiesen werden, da er oft vernachlässigt wird: die Fähigkeit, Veränderungen abzubilden. Der Anspruch, Veränderungen erfassen zu können (**Veränderungsmessung**; vgl. auch Stieglitz und Baumann 2001), ist für die wenigsten Verfahren empirisch belegt. Obwohl der Ansatz der Klassischen Testtheorie, auf dem die meisten Ratingskalen basieren, hierfür kein geeignetes Rahmenmodell bietet, sollte dennoch versucht werden, bestimmte unter dem Zeit- und Verlaufsgesichtspunkt relevante Aspekte zu prüfen. So fordern z. B. Stieglitz et al. (1980) die Stabilität von teststatistischen Kriterien im Zeitverlauf (u. a. Trennschärfen, innere Konsistenz, Faktorenstruktur). Da bei kaum einem Verfahren Überlegungen zur Veränderungsmessung bei der Testkonstruktion explizit berücksichtigt sind, sollten zumindest ergänzende Analysen durchgeführt werden. Diese könnten z. B. auch anhand der von Maier et al. (1990) zusammengestellten **Validitätskriterien für Ratingskalen zur Veränderungsmessung** erfolgen:

- Änderungssensitivität (Selektion von durch therapeutische Interventionen besonders veränderlicher Merkmale anhand statistischer Kriterien),
- Assoziation mit Globalurteil (Korrelationen zu globalen Veränderungsbeurteilungen),
- Unterscheidung zwischen wirksamer und unwirksamer Therapie (Aufdeckung von Unterschieden zwischen Therapien) oder
- Analysen nach dem „dynamischen“ Rasch-Modell, d. h. ein auf die Veränderungsmessung mit Ratingskalen zugeschnittenes probabilistisches Testmodell.

Liegen verschiedene Verfahren zum gleichen Gegenstandsbereich vor (z. B. Depressivität), so besteht zudem die Möglichkeit der Bestimmung sog. **Effektstärken** (ES) verschiedener Verfahren im Rahmen von Metaanalysen, um Hinweise auf unterschiedliche Änderungssensitivität zu bekommen (vgl. auch Abschnitt 4.2.3.7). So verglich z. B. Abramowitz et al. (2005) verschiedene bei Zwangsstörungen eingesetzte Verfahren. Neben Mittelwertsvergleichen wurden auch ES bestimmt. Zum Nachweis von Therapieeffekten wiesen die spezifischen Symptommaße die höchsten ES auf.

4.2.5.2 Anwendungsbezogene Evaluationskriterien

Neben der Einschätzung psychometrischer Kriterien ist auch die Erfüllung pragmatischer, die Anwendung einer Skala betreffender Aspekte von großer Bedeutung (vgl. auch Corcoran und Fischer 1987). Hierunter zu subsumieren sind auch einige von Lienert (1969) als sog. **Nebengütekriterien** bezeichnete Kriterien wie Ökonomie und Normierung. Auch im Kriterienkatalog des Testkuratoriums der Föderation Deutscher Psychologenverbände (1986a; vgl. Tabelle 4.32) finden sich eine Reihe auf die praktische Anwendung bezogene Evaluationskriterien (Testgrundlage: Diagnostische Zielsetzung; Testdurchführung: Transparenz, Zumutbarkeit, Verfälschbarkeit; Testverwertung: Normierung, Bandbreite; Testevaluation: Ökonomie, Fairness, Akzeptanz; äußere Testgestaltung).

Insbesondere der Aspekt der **Normierung** (s.a. Abschnitt 4.2.3.9) ist für die praktische Anwendung von Bedeutung, sei es durch die Transformation der Rohwerte in Standardwerte (z.B. T-Werte), Prozentränge oder die Festlegung von sog. Cut-Off-Werten. Während derartige Normen bei psychologischen Tests die Regel sind, sind diese bei psychiatrischen Syndromskalen eher die Ausnahme. Hilfreich sind zumindest sog. **Prozentrang-Normen**, die unproblematisch und praktisch am leichtesten zu ermitteln sind (vgl. auch Abschnitt 4.2.3.9). Sie stellen keine Anforderungen an die Verteilung der Rohwerte und setzen nur eine Messung auf dem Ordinalskalenniveau voraus, was nach Michel und Conrad (1982) den tatsächlichen Gegebenheiten der meisten gebräuchlichen Verfahren am besten entsprechen würde. Will man jedoch so etwas wie **Standardnormen** (z.B. T-Werte), so bedarf es bei Nichterfüllung der Voraussetzung der Normalverteilung für die meisten Skalen oft vorgeschalteter Transformationen (vgl. logarithmische Transformationen beim *AMDP-System*; Baumann und Stieglitz 1983). Normwerte im engeren Sinne finden sich hauptsächlich bei Selbstbeurteilungsverfahren (z.B. Skalen von von Zerssen 1976a, b, c, d; FBL-R von Fahrenberg 1994), sind bei Fremdbeurteilungsverfahren jedoch eher die Ausnahme (z.B. AMDP, IMPS). Gründe hierfür sind u.a., dass bei Fremdbeurteilungsverfahren die Informationserhebung durch trainierte Rater zu erfolgen hätte. Dies wäre sehr kostenintensiv, zudem gerade bei Fremdbeurteilungsverfahren oft schwerwiegendere psychopathologische Auffälligkeiten erhoben werden, was bedeuten würde, dass man große Stichproben aus der Bevölkerung benötigen würde, zudem diese Merkmale mit geringer Häufigkeit (keine Normalverteilung) auftreten und somit Normerstellungen schwieriger sind.

Cut-Off-Werte (COW) existieren vor allem für Fremdbeurteilungsverfahren, z.T. für Selbstbeurteilungsverfahren (z.B. HAMD, BDI, BRMS). Für die Forschung (z.B. bei Gruppenvergleichen) sind Normwerte eher von untergeordneter Bedeutung, Cut-Off-Werte jedoch wichtig (z.B. als Selektionskriterium von Patienten). Leider gibt es bei Skalen oft keine verbindlichen Cut-Off-Werte. So existieren z.B. für die HAMD verschiedene COW (s.o.).

Norm- oder Referenzwerte sind die Voraussetzung, um auf Einzelfallebene die **klinische Signifikanz** erreichter Veränderungen zu bewerten (vgl. im Detail Stieglitz 2000 sowie Abschnitt 4.2.3.7). Ein **Problem der Normerstellung** ist neben der Frage der Repräsentativität die Frage der Notwendigkeit gruppenspezifischer Normen, insbesondere aber der Kostenaufwand der Normierung (vgl. z.B. Fahrenberg 1994 zur FBL-R). Gleichermaßen wichtig wäre die Erstellung von Normen auch für Gruppen gesunder Probanden, um so z.B. Veränderungen klinischer Gruppen besser beurteilen zu können. Als Positivbeispiel zu nennen ist hier der *Fragebogen zu* *körperbezogenen Ängsten, Kognitionen und Vermeidung* (AKV) von Ehlers, Margraf und Chamblers (2001). Neben Normen für Gesunde existieren auch Normen für unterschiedliche Gruppen von Patienten aus dem Angstbereich.

Hinzuweisen ist auch auf das Problem der **Veränderung von Normen.** Normen sind nicht zeitstabil. Verfahren sollten im Abstand von einigen Jahren Überprüfungen durchführen. Tests, die alt sind, sollten daher diesbezüglich eher mit Vorsicht eingesetzt werden.

Insbesondere in der klinischen Anwendung sowie im Rahmen einer multimethodalen Diagnostik (vgl. Abschnitt 5.2) ist die Frage der **Ökonomie** der Anwendung ein wichtiges Kriterium für die Auswahl eines Verfahrens. Unter diesem Gesichtspunkt haben sich vor allem **Selbstbeurteilungsverfahren** bewährt, bei geringen Messabständen sog. **Kurzskalen** (s.a. Abschnitt 6.7). Bei Katamneseuntersuchungen, die in der Regel nicht zeitaufwendig sein dürfen, finden oft **Globalskalen** Anwendung (z.B. Clinical Global Impressions, CGI; s. CIPS 2004). Unter dem Ökonomiegesichtspunkt zu diskutieren ist auch die häufige Beobachtung, dass vor allem in der Praxis, z.T. auch in der Forschung, mehrere Instrumente zur Erfassung desselben oder zumindest eines ähnlichen Konstrukts eingesetzt werden. So konnten in diesem Zusammenhang z.B. Fitzgibbon et al. (1988) für den Depressionsbereich zeigen, dass Korrelationen zwischen zwei Verfahren, die größer als .65 liegen, als Indikatoren dafür zu sehen sind, dass beide Ähnliches erfassen, d.h. ein Verfahren redundant ist. Weiterhin fanden die Autoren, dass

- in heterogenen Stichproben von Patienten meist ein Verfahren ausreicht,
- in homogenen Stichproben von Patienten besser zwei Verfahren indiziert sind, da durch sie u.U. unterschiedliche Aspekte erfasst werden,
- bei gesunden Personen (= homogen) dagegen wieder eher Redundanzen zu erwarten sind und damit ein Verfahren ausreicht.

Unter anwendungsbezogenen Überlegungen ist auch die Frage der **Nützlichkeit** eines Verfahrens zu diskutieren (s.a. Kapitel 7). Nach Lienert und Raatz (1994, S. 13) ist ein Test

Tab. 4.32: Kurzcheckliste Anwenderstandards für Ratingskalen in Psychiatrie und Psychotherapie (in Anlehnung an Johnston et al. 1992 und Biefang et al. 1999)

Anwendungsbezogene Aspekte	• mit Manual oder sonstigen Anleitungen vertraut machen • mit praktischer Anwendung vertraut machen (Durchführung, Auswertung, Interpretation) • Indikationsbereich prüfen • Entscheidung für Instrument begründen • Qualifikation der Anwender sicherstellen • Ausbildungsrichtlinien für Anwendung sicherstellen • Risiken und Nutzen für Patienten abwägen • bei unbefriedigenden psychometrischen Angaben dies in z.B. Berichten herausstellen • Praktikabilität beachten
Psychometrische Aspekte	• mit psychometrischen Gütekriterien vertraut machen • Population, für die Instrument entwickelt wurde, in Bezug zu eigenem Indikationsbereich vergleichen • Referenzpopulationen (z.B. Normen) im Hinblick auf die eigene Population vergleichen • Aspekte wie Sensitiviät/Spezifität oder prädiktive Validität besonders prüfen (Gefahr falscher Entscheidungen!)

„dann *nützlich*, wenn er ein Persönlichkeitsmerkmal oder eine Verhaltensweise misst oder vorhersagt, für dessen Untersuchung ein praktisches Bedürfnis besteht“ (vgl. auch Kubinger 1995). Eine hohe Nützlichkeit ergibt sich insbesondere dann, wenn kein anderer Test für eine Fragestellung zur Verfügung steht. Fragen der Nützlichkeit sind somit auch stark im Zusammenhang mit Validitätsüberprüfungen zu sehen, insbesondere zur externen Validität (z.B. Gruppenunterschiede). Leider wird dies, wie Nelson-Gray (1991) zu Recht betont, oft zu wenig beachtet („poor stepsister“).

Eine relativ einfache **Checkliste für Ratingskalen** wurde von Biefang et al. (1999) vorgeschlagen, wie sie in Tabelle 4.32 enthalten ist.

Darüber hinaus sind Fremdbeurteilungsverfahren dahingehend zu beurteilen, inwieweit **Interviews** als Hilfsmittel zur Informationserhebung vorliegen, da sich dadurch wesentliche Fehlerquellen im diagnostischen Prozess reduzieren lassen (z.B. Informations- und Beobachtungsvarianz; vgl. auch Abschnitt 4.3). Leider sind Interviews immer auch hier noch eher die Ausnahme. In den letzten Jahren wurden jedoch für häufig eingesetzte Fremdbeurteilungsverfahren Interviews entwickelt, wie aus Tabelle 4.33 zu ersehen ist. Insbesondere für die *Hamilton-Depressions-Skala* liegt zwischenzeitlich eine Reihe von Interviewleitfäden vor. Dies ergibt sich sicherlich zum einen aus der großen Beliebtheit dieser Skala, sicherlich jedoch auch aufgrund von Problemen der Informationserhebung und Beurteilung gerade bei dieser Skala (vgl. auch Abschnitt 4.2). Interviewleitfäden sind vor allem für Anfänger von großer Bedeutung, da gerade diese oft Schwierigkeiten damit haben, die zur Beurteilung der Items notwendigen Informationen zielgerichtet zu erheben, d.h. oft nicht wissen, wie bestimmte psychopathologische Symptome zu erfragen sind. In Trainingsseminaren können Interviews zudem als ein

Tab. 4.33: Interviews für Fremdbeurteilungsverfahren (Beispiele)

Verfahren	Interview
AMDP-System	Interviewleitfaden zur Erfassung des psychopathologischen Befundes (Fähndrich und Stieglitz 2007)
Brief Psychiatric Rating Scale (BPRS)	verschiedene Interviews (Lukoff et al. 1986; Rhoades und Overall 1988; Tarelle und Schulz 1988)
Positive and Negative Syndrome Scale (PANSS)	Structured Clinical Interview for DSM-III-R: Positive and Negative Syndrome Scale (SCID-PANSS; Kay et al. 1991)
Bech-Rafaelsen-Melancholie-Skala (BRMS)	Interviewleitfaden zur BRMS (Stieglitz et al. 1998)
Hamilton-Depressions-Skala (HAMD)	Modified Hamilton Rating Scale for Depression (Miller et al. 1985)
	Structured Interview Guide for the Hamilton Depression Scale (Klerman et al. 1984)
	Structured Interview Guide for the Hamilton Depression Scale (SIGH-D; Williams 1988)
	Structured Interview Version of the Hamilton Depression Rating Scale (SI-HDRS; Potts et al. 1990)
	Structured Interview Version of the Hamilton Rating Scale for Depression von Wishman et al. (1989) als Teil des Diagnostic Interview Schedule (DIS)

wichtiges Hilfsmittel angesehen werden, die Einführung in das jeweilige Verfahren zu erleichtern sowie Hinweise zur Gesprächsführung zu vermitteln. In Forschungsprojekten haben derartige Instrumente zudem die Funktion vor allem das Ausmaß der Interrater-Reliabilität zu erhöhen und weiterhin auch hier zu gewährleisten, dass alle notwendigen Informationen tatsächlich erhoben werden. Interviews tragen damit zur Vereinheitlichung der Informationserhebung bei, was vor allem bei multizentrischen Studien von großer Bedeutung ist (vgl. hierzu auch Abschnitt 4.2.3.8). Trainings unter Einbeziehung von Interviews sind somit mit die wichtigsten Aspekte im Kontext von Fremdbeurteilungsverfahren.

Abschließend sei noch ein weiterer Punkt die Anwendung eines Verfahrens betreffend diskutiert. Ein Punkt, der im Kontext testpsychologischer Verfahren kaum noch diskutiert wird, da er selbstverständlich ist, betrifft das **Vorliegen eines (Test-)Manuals**. Bei psychiatrischen Erhebungsverfahren resp. solchen, die in diesem Bereich eingesetzt werden, ist dies jedoch, wie bereits erwähnt, oft noch die Ausnahme (z.B. IMPS, BDI). Selbst für die *Hamilton-Depressions-Skala* (HAMD) existiert bis zum heutigen Tag kein Testmanual. Die wichtigen Informationen zu den jeweiligen Verfahren muss sich der Anwender oft mühsam aus mehr oder weniger umfangreichen Einzelpublikationen zusammensuchen resp. kann im günstigsten Fall auf Monographien zurückgreifen (z.B. Baumann und Stieglitz 1983 zum AMDP-System; Bech und Coppen 1990 zur HAMD). Hier wäre zu fordern, für häufig eingesetzte Verfahren entsprechende Manuale zur Verfügung zu stellen.

4.2.6 Anwendungsbeispiele

Aufbauend auf den bisherigen Ausführungen sollen nachfolgend einige konkrete Anwendungen gezeigt werden.

Am **Beispiel depressiver Störungen** sollen zunächst einige der oben genannten Möglichkeiten des diagnostischen Vorgehens exemplarisch dargestellt werden. Generell sollte eine therapiebegleitende Diagnostik (s.a. Abschnitt 6.2) **mehrdimensional** erfolgen, d.h. einerseits individuelle wie generelle Therapieziele berücksichtigen, die störungsspezifisch festzulegen sind sowie Ziele überprüfen, die in einem Bezug zu der jeweiligen Therapiemethode stehen, die zur Behandlung eingesetzt wird. Die eher **störungsunspezifischen Untersuchungsinstrumente** umfassen den Bereich der körperlichen Beschwerden, der Befindlichkeit oder der Gesamtsymptomatologie und dienen im Wesentlichen dazu, eher Epiphänomene in der Behandlung depressiver Störungen abzubilden resp. diejenigen Bereiche besonders herauszuheben, die in spezifischen Verfahren weniger zum Tragen kommen (vgl. auch Tabelle 4.34). Die **nicht therapiebezogene, störungsspezifische Erfassung** dient primär dazu, den Schweregrad z.B. des depressiven Syndroms zu erfassen. Die **individuellen Therapieziele** dienen zur Abbildung derjenigen Bereiche, die in standardisierten Untersuchungsverfahren nicht enthalten sind, aber für den individuellen Patienten von Bedeutung sind. Diese sollten auf einer operationalisierbaren Weise festgelegt werden, d.h. möglichst genau an beobachtbaren Verhaltensmerkmalen resp. vom Patienten konkret beschreibbarem Erleben definiert sein. Als Hilfsmittel zur Präzisierung kann das sog. **Goal Attainment Scaling** angesehen werden (vgl. im Überblick Stieglitz und Baumann 2001). Würde man z.B. eine kognitive Verhaltenstherapie machen, kämen zusätzlich **therapiespezifische Verfahren** hinzu.

Während die eben aufgezeigten Möglichkeiten sehr umfassend sind, eventuell aber nicht immer realisierbar sind bzw. nur zu Beginn einer Therapie, lassen sich auf syndromaler Ebene auch einfacher Anwendungsmöglichkeiten finden. Denkbar wäre z.B. durch die wiederholte **Anwendung**

Tab. 4.34: Standardisierte Verfahren zur Diagnostik depressiver Störungen im Querschnitt und Verlauf

Therapieziele	**Beispiele**
individuell	Goal Attainment Scaling (GAS): Festlegung individueller Ziele z.B. Aufbau sozialer Kontakte
generell	
störungsunspezifisch	
– körperl. Beschwerden	Beschwerden-Liste (BL)
– Befindlichkeit	Visuelle Analogskala (VAS)
– Symptomatologie	Symptom-Checkliste (SCL-90-R)
störungsspezifisch	
– nicht therapiebezogen	Hamilton-Depressions-Skala (HAMD) oder Bech-Rafaelsen-Melancholie-Skala (BRMS)
störungsspezifisch	
– therapiebezogen	Kognitive Verhaltenstherapie: Dysfunctional Attitude Scale (DAS)

Nähere Angaben zu den Verfahren siehe Stieglitz et al. (2001)

einer Skala im Verlauf einer Therapie, wie es exemplarisch anhand zweier fiktiver Beispiele in Abbildung 4.15 gezeigt ist. Aus dem Verlauf des Patienten A lässt sich die kontinuierliche Veränderung der Symptomatik im Therapieverlauf erkennen. Beim Patienten B zeigte sich dagegen zunächst eine leichte Verschlechterung und dann eine Art Stagnation mit anschließender Besserung. Bei Patient B ließe sich die Verlaufsbeobachtung gut nutzen, etwaige Therapieänderungen vorzunehmen.

Wie bei konkreten Therapieentscheidungen Ratingskalen hilfreich sein können, konnten Adli et al. (2002; s.a. Fäsler et al. 2005) zeigen. Entwickelt wurde ein Therapiealgorithmus für die Pharmakotherapie depressiver Störungen. Ein Therapiealgorithmus lässt sich nach Fäsler et al. (2005, S. 43) als ein systematischer Ablauf von Therapiestrategien definieren, in der Regel in sequentieller Abfolge in Form einer operationalisierten, gestuften Behandlung („Stufenplan"). Wesentliche Elemente von Therapiealgorithmen

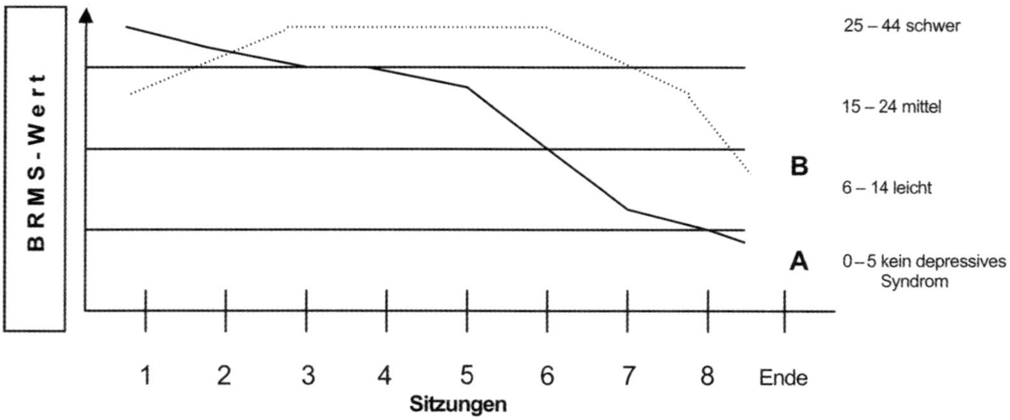

Abb. 4.15: Dokumentation des Therapieverlaufs zweier Patienten (A, B) mittels der Bech-Rafaelsen-Melancholie-Skala (BRMS; Stieglitz et al. 1998)

sind ein zuvor festgelegtes Therapieziel und die standardisierte Evaluation des Therapieerfolges (meist mittels Ratingskalen). Im Rahmen ihres **Stufenplans zur Behandlung depressiver Störungen** wurde die *Bech-Rafaelsen-Melancholie-Skala* (BRMS; s. a. Bech 2002) als Entscheidungskriterium für die Beibehaltung bzw. Veränderung der Therapie verwendet. Das Ansprechen auf die jeweils gewählte pharmakologische Behandlung (bei einem Bewertungsabstand von 14 Tagen) wurde dabei wie folgt definiert (vgl. auch Abschnitt 4.2.3.9):

- Remission: BRMS-Wert ≤ 5
- Kein Response: BRMS-Symptomreduktion ≤ 25 %
- Partialresponse: BRMS-Symptomreduktion ≥ 26 %

Birkenhäger et al. (2006) verwendeten im Rahmen ihres 4-stufigen Behandlungsalgorithmus bei stationär behandelten depressiven Patienten die 17er Version der *Hamilton-Depressions-Skala* (HAMD). Response wurde dabei anhand der 50 %-Reduktion definiert (s. o.), Remission anhand eines Wertes ≤ 7. Am Ende der Studie konnten 80 % als Responder und 50 % als vollremittiert bewertet werden.

4.3 Störungsebene

4.3.1 Kennzeichen

Die **Diagnosen-** oder **Störungsebene** ist sicherlich die Ebene in der Praxis und Forschung, die besonders **kontrovers diskutiert** wird (vgl. auch Kapitel 1). So bedeutet **Diagnose** nach Hoff (2005) Entscheidung, womit im medizinischen Bereich Erkennung und Benennung einer Krankheit gemeint ist. Ab wann jedoch etwas als Krankheit zu benennen ist, d. h. die Schwelle zwischen krank und nicht krank, ist seit jeher Gegenstand der Diskussion (Hoff 2005, Helmchen 2005, Sabshin 2005). So wurde z. B. von Spitzer und Fleiss (1978; zit. nach Frances et al. 1990) der Versuch einer Operationalisierung einer psychischen Störung gemacht (Kriterien u. a. Grad der Beeinträchtigung). Die vielfältigen Diskussionen und Vorschläge haben bisher jedoch zu keiner befriedigenden Lösung geführt. Im DSM-IV z. B. wurde als Grenzsetzung der Grad der Beeinträchtigung festgelegt, was jedoch auch nicht unproblematisch ist (s. u.). Heute hat sich der **Begriff Störung** (engl. disorder) etabliert. In den ICD-10 Leitlinien findet sich dazu folgende Anmerkung (Dilling et al. 1993, S. 22):

„Der Begriff ‚Störung' (...) wird in der gesamten Klassifikation verwendet, um den problematischen Gebrauch von Begriffen wie ‚Krankheit' oder ‚Erkrankung' weitgehend zu vermeiden. ‚Stö-

Tab. 4.35: Begriffliche Unterscheidungen auf Diagnoseebene

Begriff	Kennzeichen
Kategorie	definiert und abgegrenzt von anderen durch spezifische Ein- und Ausschlusskriterien
Klasse	Teilpopulation von Patienten, die sich durch bestimmte Ähnlichkeit in bestimmten Merkmalen (Kriterien) auszeichnen
Typ	charakterisiert durch bestimmte Merkmale, von denen im Einzelfall mindestens einige erfüllt sein müssen
Prototyp	Art Ideal, Vorbild; theoretischer Standard (konstruiert oder ausgewählt), mit dem reale Patienten verglichen werden
Dimension	Kontinuum eines bestimmten Merkmals; Möglichkeit der Quantifizierung

rung' ist kein exakter Begriff. Seine Verwendung in dieser Klassifikation soll einen klinisch anerkannten Komplex von Symptomen oder Verhaltensauffälligkeiten anzeigen, die immer auf der individuellen und oft auch auf der Gruppen- oder sozialen Ebene mit Belastung und mit Beeinträchtigung von Funktionen verbunden ist."

Ungeachtet dieser bis zum heutigen Tag geführten kritischen Diskussion kommt der Diagnosen- oder Störungsebene unter klinischen wie Forschungsgesichtspunkten eine hohe **Relevanz** zu. Nach Klosterkötter (2004) setzt jede wirksame Therapie eine treffsichere Diagnosestellung voraus, die uns vorab je nach erreichtem Wissensstand über Ätiologie und Pathogenese, den zu erwartenden spontanen Verlauf und Ausgang sowie die Evidenz-basierten Behandlungsmöglichkeiten und deren Erfolgswahrscheinlichkeiten bei den betreffenden Erkrankungen orientiert.

Auf Störungsebene ist eine Vielzahl von **unterschiedlichen Begriffen** im Gebrauch, sodass es an dieser Stelle sinnvoll erscheint, zunächst einige Abgrenzungen vorzunehmen (vgl. auch Tabelle 4.35 und Abbildung 4.16): Kategorie, Klasse, Typ, Prototyp, Dimension. In der Literatur werden **verschiedene Modelle zur Klassifikation psychischer Störungen** diskutiert (vgl. im Überblick Dilling 2002). Die zentrale Kontroverse betrifft die Unterscheidung dimensionaler und kategorialer Modelle (vgl. auch Abschnitt 6.3). **Kategoriale Modelle** nehmen an, dass die Zuordnung eines Patienten zu einer diagnostischen Kategorie bereits die wesentlichen Informationen über den Patienten enthält. Kategorien werden in der Regel so gebildet, dass Patienten mit demselben oder zumindest fast demselben Symptommuster in dieselbe Kategorie gehören. Mit dem kategorialen Modell sind bestimmte weitere Begriffe verbunden: die Kategorie selbst, Klasse und Typ. Der Begriff der **Kategorie** ist der neutralste Begriff und bezieht sich auf jede Unterscheidung einer Klassifikation, soll daher nachfolgend als Oberbegriff für die anderen Begriffe verwendet werden. Eine **Klasse** ist nach Kallus und Janke (1988, S. 131) eine Teilpopulation von Individuen, die sich durch Ähnlichkeit in bestimmten Merkmalen (= Kriterienmerkmalen) auszeichnen. Angenommen wird dabei, dass die Mitglieder einer bestimmten Klasse höhere Ähnlichkeiten in den Kriterienvariablen aufweisen als zu Mitgliedern einer anderen Klasse.

Ein **Typ** ist ein weiterer zentraler Begriff in Bezug auf kategoriale Modelle. Typen sind nach von Zerssen (1977; S. 552) Idealkonfigurationen, fiktive Gebilde, die all jene

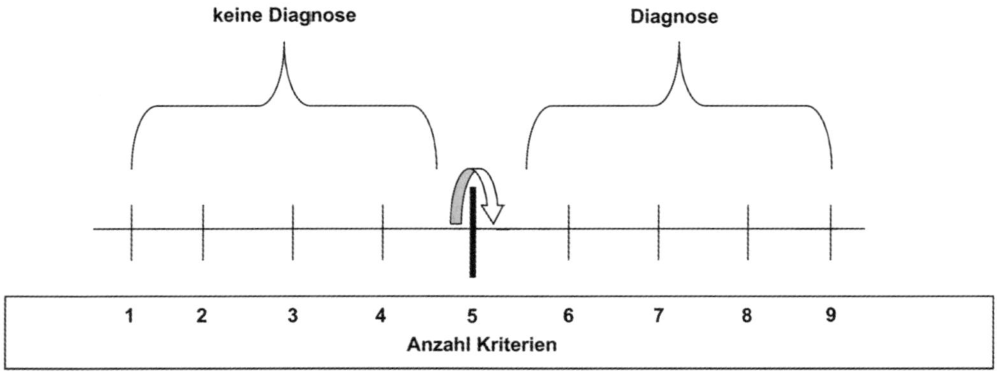

Abb. 4.16: Unterscheidung dimensional versus kategorial am Beispiel der Borderline Persönlichkeitsstörung nach DSM-IV (mindestens 5 von 9 Kriterien)

Merkmale und die zwischen ihnen bestehenden Relationen, auf denen die beobachteten Ähnlichkeiten basieren, in vollkommener Repräsentation in sich vereinigen. Die Zuordnung eines individuellen Patienten erfolgt durch den Grad der Übereinstimmung, der Typ dient somit als Muster. Eine weitere Spezifizierung dieser Überlegungen findet sich im Begriff des **Prototypen** als dem idealen Repräsentanten einer Kategorie (vgl. auch Cantor et al. 1980). Nach Horowitz et al. (1981, S. 568) ist ein Prototyp

„a kind of theoretical ideal, a theoretical standard against which real people can be evaluated. No one person matches the theoretical standard perfectly, but different people approximate it to different degrees. The more closely the person approximates this idea, the more the person typifies the concept".

Es wird somit angenommen, dass bestimmte Merkmale mit der Zugehörigkeit zu einer Kategorie korreliert sind. Je mehr dieser Merkmale auf eine Person zutreffen, desto typischer ist sie als Mitglied dieser Kategorie anzusehen.

Gegenüber kategorialen Modellen gehen **dimensionale Modelle** (s.a. Abbildung 4.17) nicht davon aus, einen Patienten nach dem Alles-oder-Nichts-Prinzip in Kategorien einzuordnen, sondern sie versuchen, Patienten anhand weniger Dimensionen zu beschreiben, deren Relation zueinander zu bestimmen und zu präsentieren (z.B. graphisch in Form von Profilen darzustellen). Historisch gesehen hat dieser Gedanke seinen Ursprung in der Persönlichkeitspsychologie. Im deutschsprachigen Raum am bekanntesten

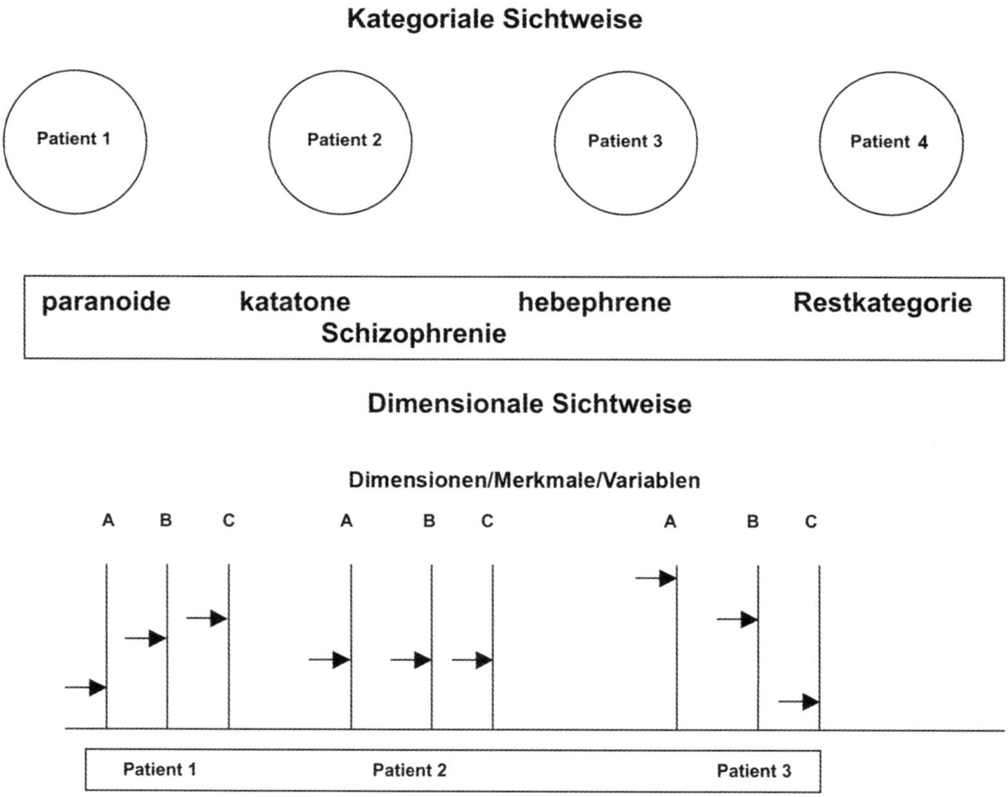

Abb. 4.17: kategoriale versus dimensionale Betrachtung von psychischen Störungen

ist das *Freiburger Persönlichkeitsinventar* (FPI-R) von Fahrenberg et al. (1994) mit seinen 10 Primärskalen (u.a. Lebenszufriedenheit, Aggressivität, Gehemmtheit) und den beiden übergeordneten Dimensionen „Extraversion" und „Emotionalität". International am etabliertesten sind die sog. „Big-Five" (u.a. Extraversion, Gewissenhaftigkeit, Neurotizismus; vgl. auch Bohus et al. 2004). In der psychiatrischen Diagnostik hat sich diese Sichtweise bisher jedoch noch nicht durchsetzen können. Die klassische Kontroverse in der Diagnostik psychischer Störungen zentriert sich daher auch weiterhin um die Frage, ob eine kategoriale oder dimensionale Betrachtungsweise psychischer Störungen angemessener ist (zu Vor- und Nachteilen vgl. auch Kendell 1978). Unabhängig von dieser Debatte gehen die **heute gültigen Klassifikationssysteme** weiterhin von einer kategorialen Unterscheidung psychischer Störungen aus (s.u. sowie im Überblick Baumann und Stieglitz 2005). Darüber hinaus lässt sich jedoch zunehmend die Tendenz erkennen, den Blickwinkel zu erweitern. Hierfür gibt es eine Reihe von Belegen:

- die Tendenz zu einer störungsspezifischen Betrachtungsweise, d.h. die Kombination einer **kategorialen und dimensionalen Sichtweise** (z.B. bei den Persönlichkeitsstörungen),
- die **Ergänzung dimensionaler Ansätze** zur differenzierten Beschreibung von Störungsgruppen (z.B. Schweregradbeschreibungen depressiver Störungen; vgl. Abschnitt 6.3) oder
- die Einführung einer **subkategorialen** oder **subsyndromalen Diagnostik.** Dies ergibt sich in Anbetracht der Festlegung von Kategoriengrenzen aufgrund von Konventionen (vgl. Abschnitt 6.3 und 6.4) sowie der klinischen Erfahrung, dass Beeinträchtigungen, die unterhalb einer Kategoriengrenze anzusiedeln sind, auch von klinischer Relevanz sein können. So weist z.B. Angst (1998) darauf hin, dass gerade unterschwellige psychische Störungen in der Allgemeinpraxis eine wichtige Rolle spielen (vor allem Angst, Depression).

4.3.2 Funktionen

Die kategoriale Diagnostik wird unabhängig von den weiter oben dargestellten grundlegenden Problemen in der Literatur seit jeher kontrovers diskutiert, wie man zusammenfassend aus Tabelle 4.36 sehen kann. Auf einige der aufgeführten Punkte soll nachfolgend kurz näher eingegangen werden.

Tab. 4.36: Pro- und Kontra-Argumente für eine kategoriale Diagnostik (nach Margraf 1994)

Pro-Argumente	• diagnostische „Etiketten" bewirken negative Stigmatisierungen • Informationsverlust wegen mangelnder detaillierter Beschreibung des Einzelfalls • Gefahr der Verwechslung von Deskription und Erklärung • Gefahr der Etablierung künstlicher Einheiten • Typologien können zugrunde liegende Dimensionen verschleiern
Kontra-Argumente	• bessere Kommunikation durch einheitliche und klar definierte Nomenklatur • Notwendigkeit sinnvoller Informationsreduktion, da idiographischer Ansatz unpraktikabel • ökonomische Informationsvermittlung durch implizite Aussagen über Störungsmerkmale • weit überzufälliges gemeinsames Auftreten bestimmter klinischer Merkmale • Handlungsanleitung für das praktische Vorgehen

4.3.2.1 Anwendungsbezogene Aspekte psychiatrischer Klassifikationssysteme

Folgende klinisch- oder anwendungsrelevante Aspekte von Klassifikationssystemen sind vor allem zu nennen:

- Vereinfachung des Denkens und dadurch Reduktion der Komplexität klinischer Phänomene (Ordnung und Struktur),
- Verbesserung der Kommunikation zwischen Klinikern,
- Grundlage einer klinisch-psychiatrischen Ausbildung,
- Grundlage für den Beginn und die Indikationsstellung unterschiedlicher Behandlungsmaßnahmen,
- Dokumentation von Patienten psychiatrischer Versorgungseinrichtungen sowie Bedarfsplanung für psychiatrische Versorgungseinrichtungen,
- Grundlage für kurz- wie langfristige Prognosestellungen.

Die Anwendung neuerer psychiatrischer Klassifikationssysteme ist mit einer **Reihe von Vor- wie Nachteilen** bzw. Problemen verbunden. Sie setzt zunächst eine umfangreiche theoretische Einführung und insbesondere ein Training voraus. Die Berücksichtigung einer Vielzahl von Symptom-, Zeit- und Verlaufskriterien stellt erhöhte Anforderungen an den Diagnostiker (vgl. auch Abschnitt 5.1). Der diagnostische Prozess wird insgesamt gesehen jedoch deutlich transparenter und insbesondere auch differentialdiagnostische Überlegungen werden vereinfacht.
Durch die Einführung neuer Störungen und durch das Prinzip einer möglichst differenzierten Kodierung der einzelnen Störungsgruppen haben die neueren diagnostischen Kategorien in der Regel einen deutlich höheren Informationsgehalt als die zum Teil sehr weit gefassten älteren Kategorien, wie sie noch in der ICD-9 enthalten sind. Die in Tabelle 4.37 aufgeführten Beispiele für die Verschlüsselung einer singulären oder wiederkehrenden depressiven Episode wären in der ICD-9 nur unter der endogenen Depression abzubilden, d.h. während in der ICD-9 hierfür lediglich eine Kategorie existierte

Tab. 4.37: Möglichkeiten der Kodierung der einzelnen und wiederkehrenden depressiven Episode in der ICD-10

F32.x	**depressive Episode (einzelne Episode)**		
	F32.0		leichte depressive Episode
		.00	ohne somatische Symptome
		.01	mit somatischen Symptomen
	F32.1		mittelgradig depressive Episode
		.10	ohne somatische Symptome
		.11	mit somatischen Symptomen
	F32.2		schwere depressive Episode ohne psychotische Symptome
	F32.3		schwere depressive Episode mit psychotischen Symptomen
F33.x	**rezidivierende depressive Störung**		
	F33.0		gegenwärtig leichte Episode
		.00	ohne somatische Symptome
		.01	mit somatischen Symptomen
	F33.1		gegenwärtig mittelgradige Episode
		.10	ohne somatische Symptome
		.11	mit somatischen Symptomen
	F33.2		gegenwärtig schwere Episode ohne psychotische Symptome
	F33.3		gegenwärtig schwere Episode mit psychotischen Symptomen
	F33.4		gegenwärtig remittierend

(296.1), lässt sich die Phänomenologie, die unter dieser Gruppe subsumiert worden ist, in der ICD-10 potentiell in 13 Kategorien abbilden. Die Aussage, ein Patient habe zum Beispiel die Diagnose einer mittelgradigen depressiven Episode mit somatischem Symptom (F32.11), gibt sofort mehr Informationen über das klinische Erscheinungsbild und den bisherigen Verlauf der Erkrankung. Die Diagnose gibt Hinweise darauf, dass die Diagnose erstmalig gestellt worden ist, über den Schweregrad der depressiven Symptomatik wird eine Aussage getroffen und ebenso über das zusätzliche Vorliegen eines somatischen Syndroms. Weiterhin gibt die Diagnose Auskunft darüber, dass bisher keine manischen resp. hypomanen Episoden vorgelegen haben. Demgegenüber ist die Diagnose einer endogenen Depression (ICD-9 296.1) wenig aufschlussreich. Hierunter könnte sich eine Vielzahl sehr unterschiedlicher klinischer Erscheinungsbilder verbergen.

Gegenüber ihren Vorgängern ICD-9 und DSM-II können ICD-10 und die Versionen des DSM (DSM-III, III-R, IV, IV-TR) mit **deutlichen Vorteilen** aufwarten:

- Vorgabe notwendiger Kriterien und bedeutsamer Merkmale im Hinblick auf Dauer, Schwere und andere Parameter für die einzelnen Störungsgruppen,
- geringer Interpretationsspielraum bei diagnostischen Entscheidungen,
- klare Zuordnungsregeln für Diagnosen und damit Verbesserung der Transparenz des diagnostischen Prozesses (inkl. differentialdiagnostischer Überlegungen),
- Reduktion der Überschneidung diagnostischer Kategorien, bessere und klarere Abgrenzung,
- Festlegung von Kriterien für eine „Falldefinition“,
- umfassende Anweisung zur Anwendung des jeweiligen Systems.

Als entscheidender **praktischer Nachteil** ist jedoch immer noch die oft fehlende Relevanz der diagnostischen Kategorien für therapeutische Interventionen (Helmchen 1991, 1994) zu nennen. Bis auf wenige Ausnahmen (z. B. Panikstörungen) lassen sich aufgrund der diagnostischen Kategorien keine expliziten Anweisungen für spezifische Behandlungen ableiten. Aus diagnostischen Kategorien lassen sich oft nur grob konkrete Handlungsanweisungen ableiten. Entwicklungen der letzten Jahre lassen hier jedoch allmählich Veränderungen erkennen. Hohagen (2002) weist z. B. auf unterschiedliche Behandlungsstrategien bei Zwangspatienten hin, je nachdem ob Zwangsgedanken, -handlungen oder beide vorliegen. So scheint beim gegenwärtigen Wissensstand beim Vorliegen von ausschließlich Zwangshandlungen die kognitive Verhaltenstherapie die Methode erster Wahl, beim Vorliegen ausschließlich von Zwangsgedanken bzw. Zwangsgedanken und -handlungen eine medikamentöse Behandlung bzw. eine Kombinationsbehandlung notwendig. Damit scheint z. B. auch die in der ICD-10 vorgenommene Differenzierung nach diesen drei Subtypen auch klinisch-therapeutisch sinnvoll.

4.3.2.2 Forschungsbezogene Aspekte psychiatrischer Klassifikationssysteme

Unter der **Forschungsperspektive** ergeben sich eine Reihe wichtiger Funktionen von Klassifikationssystemen wie

- Deskription von Störungsgruppen in Studien,
- Verbesserung der Kommunikation von Forschungsergebnissen,
- Grundlage empirischer Studien zur Entwicklung und Überprüfung therapeutischer Interventionen,
- Grundlage von empirischen Untersuchungen zur Pathophysiologie und Ätiologie von Störungen,
- Fallidentifikation in epidemiologischen Studien.

In den letzten 20 Jahren wurden Forschungsaktivitäten im Wesentlichen durch die Anwendung des DSM-IV dominiert. Bereits jetzt ist es kaum möglich, Arbeiten in Fachzeitschriften zu publizieren, ohne ein entsprechendes Klassifikationssystem einzusetzen, wenn es um die Charakterisierung von Störungsgruppen geht. Der Trend wird vermutlich sogar noch weiter in die Richtung gehen, strukturierte und standardisierte Interviews hierzu zu benutzen (s. Abschnitt 4.3.4.6). Die Anwendung operationalisierter Kriterien ist im Bereich der Forschung insofern von großer Bedeutung, da es erstmalig möglich war, auf der Basis derselben diagnostischen Kriterien Patienten einheitlich zu beschreiben (= Reduktion der Kriterienvarianz). Das Ziel jedoch, möglichst homogene Patientengruppen zu erreichen, konnte durch die Einführung dieser Systeme nur bedingt erreicht werden. Durch den in der Regel **polythetischen Ansatz** (Patient muss nicht alle Kriterien einer Störung erfüllen, sondern nur eine bestimmte Mindestzahl; vgl. auch Abschnitt 4.3.3.1) muss immer noch innerhalb der einzelnen Störungsgruppen von einer relativ großen Heterogenität ausgegangen werden. Am Beispiel der Operationalisierung der Borderline-Persönlichkeitsstörung im DSM-IV-TR (s. Abschnitt 4.3.4.3) lässt sich dies gut zeigen: Geht man von den 9 Borderline-Kriterien aus, von denen mindestens 5 erfüllt sein müssen, gibt es 256 theoretisch mögliche Kombinationen, diese Störungsdiagnose zu bekommen. Durch die Möglichkeit der Subdifferenzierung und zusätzlichen Feindifferenzierung (z. B. hinsichtlich spezifischer Verlaufsparameter) kommt man jedoch bei den meisten Störungen dem Ziel einer Homogenisierung deutlich näher als in den alten Diagnosensystemen (s. o.).

Es muss jedoch auch betont werden, dass die Entwicklung und Evaluierung psychiatrischer Diagnosensysteme bisher sehr stark unter dem Reliabilitätsaspekt erfolgt ist, d. h. die Reliabilität oft zu Lasten der Validität geopfert wurde. Zukünftige Forschungsansätze müssen daher stärker letzteren Aspekt berücksichtigen. Die jetzt gültigen Klassifikationssysteme ICD-10 und DSM-IV liefern hierfür die notwendigen Voraussetzungen. Da frühestens 2012 ICD-11 und DSM-IV erscheinen werden, sollte die Zeit genutzt werden, jetzt entsprechende Validierungsstudien durchzuführen, deren Datenaggregation eine Abschätzung der Validität einzelner Störungsgruppen erlauben. Es sollten empirisch gestützte Begründungen für die Auswahl, Einbeziehung oder auch Eliminierung bzw. Modifizierungen von Störungen gegeben werden. Erste Hinweise auf bedeutsame Validitätsaspekte konnten bereits in einigen Untersuchungen gezeigt werden. So fanden z. B. Mason et al. (1997) eine höhere prädiktive Validität (Vorhersage des 13 Jahre Outcome bei schizophrenen Patienten) für DSM-III-R und ICD-10 im Vergleich zum ICD-9. Auch wenn solche Ergebnisse viel versprechend sind und auch weiterhin derartige Studien zu fordern sind, ist es unrealistisch, zu erwarten, ein gänzlich auf empirischen Daten basierendes Klassifikationssystem zu entwickeln, da letztlich in bestimmten Entscheidungsprozessen an bestimmten Stellen immer Konventionen zum Tragen kommen müssen (vgl. zum DSM-IV Saß und Houben 1998). Das Ausmaß der empirischen Begründung eines Systems muss jedoch deutlich größer werden als es z. B. bei der Entwicklung der ICD-10 der Fall war.

4.3.3 Spezielle Aspekte und Problembereiche

4.3.3.1 Konzeptuelle und anwendungsbezogene Probleme

Die Probleme psychiatrischer Diagnosen sind, wie z. T. bereits ausgeführt, vielfältig und lassen sich nachfolgend zusammenfassen:

- **Konzeptuelle Probleme**
  - Mangelnde Validität diagnostischer Kategorien,
  - Zusammenstellung von Symptomen basierend auf Konventionen,
  - Anzahl und Gewichtung von Symptomen basierend auf Konventionen,
- **Anwendungsbezogene Probleme**
  - Komplexität des diagnostischen Prozesses (vgl. auch Kapitel 5.1),
  - Zum Teil geringe therapeutische Relevanz resp. nur sehr vage Hinweise darauf (s.o. sowie z.B. Helmchen 1991).

Auf einen speziellen Aspekt, der vor allem im Kontext der Forschung von Bedeutung ist, sei an dieser Stelle explizit hingewiesen: **das Problem der Homogenisierung von Patientengruppen in Studien.** Im Folgenden einige Überlegungen dazu, warum auch in den neueren Diagnosensystemen das Problem der Homogenität noch nicht gelöst ist, was im Wesentlichen durch die Orientierung an einem polythetischen Ansatz bedingt ist. Unter einem **polythetischen Ansatz** (s.o. sowie Millon 1991; Spitzer und Williams 1989) versteht man eine Vorgehensweise, bei der zur Diagnosenstellung nur folgender allgemeiner Algorithmus zugrunde gelegt wird:

- Es müssen nicht alle Merkmale einer Kategorie vorliegen, d.h. eine definierte Mindestzahl reicht aus (z.B. bei der Somatisierungsstörung nach ICD-10 6 von 14 Symptomen aus mindestens 2 verschiedenen Gruppen).
- Patienten müssen nicht bestimmte gemeinsame Merkmale haben.
- Im Extremfall können sich z.B. zwei Patienten in den ihnen eigenen Merkmalen völlig unterscheiden.

Der Ansatz, aus einer bestimmten Symptomliste eine Auswahl von Merkmalen zuzulassen, daher oft auch als „chinese menu" bezeichnet, führt auf der anderen Seite gerade zum Gegenteil einer homogenen Gruppenbildung (Katschnig 1988), da sog. Prototypen eher selten sind.

Aus verschiedenen Blickwinkeln lässt sich dies begründen und belegen:

- **Theoretische Überlegungen**
  Patienten innerhalb der neueren klassifikatorischen Ansätze werden nach ausgewählten Merkmalen klassifiziert und nicht nach der Gesamtphänomenologie (Chang und Bidder 1985). Hierfür einige **Beispiele aus dem DSM-IV**: Berücksichtigt man nur die Symptomkriterien, so gibt es z.B.
  - für die „manische Episode" insgesamt 35 verschiedene Kombinationsmöglichkeiten oder
  - für die Symptome der „Somatisierungsstörung" sogar über eine Milliarde Möglichkeiten, d.h. mehr Möglichkeiten als es vermutlich überhaupt Patienten dieser Gruppe gibt.
- **Empirische Belege**
  In der Literatur finden sich zudem eine Reihe empirischer Belege, dass diese Beispiele nicht nur reine Zahlenspielereien sind. So konnten z.B. Katschnig und Simhandl (1987) exemplarisch für die Gruppe der endogenen Depression, diagnostiziert nach den Research Diagnostic Criteria (RDC), allein für die vier als essentiell bezeichneten Symptome Folgendes zeigen:
  - lediglich jeder zehnte Patient weist tatsächlich alle vier auf,
  - die restlichen 90 % der Patienten verteilen sich auf insgesamt acht verschiedene Symptommuster.

Man kann somit zusammenfassend festhalten: Wenn verschiedene Symptome oder Symptomgruppen mit unterschiedlichen ätiologischen, pathogenetischen oder therapeutischen Implikationen verbunden sind, können aus Studien mit gleichen Designs und gleichen Diagnosekriterien verständlicherweise verschiedene Ergebnisse resultieren. Auch der Versuch, durch eine Erhöhung der

Anzahl von Kategorien oder einer immer feineren Subgruppenbildung (z. B. nach Schweregrad oder Verlaufscharakteristika) eine Homogenisierung zu erreichen, löst das Problem gleichfalls nur ansatzweise. Weiter kompliziert wird das Problem, wenn man das Komorbiditätsprinzip berücksichtigt (s. u.) sowie den multiaxialen Ansatz (s. u.), die beide andere Facetten der Heterogenität darstellen. Es bleibt somit festzuhalten, dass es gegenwärtig kein Patentrezept zur Frage der Homogenisierung von Patientengruppen gibt. Es sind vielmehr verschiedene Wege über die Diagnosenebene hinaus zu wählen, d. h. ein hypothesengeleitetes Vorgehen, basierend auf theoretischen Überlegungen sowie empirischen Ergebnissen.

4.3.3.2 Dimensionalität psychischer Störungen

Insbesondere die stärkere **Berücksichtigung dimensionaler Ansätze** wird immer wieder diskutiert (vgl. Jablensky 2005) und scheint aus praktischen, inhaltlichen wie methodischen Gründen sehr sinnvoll. Widiger (2005) weist z. B. darauf hin, das die Diagnose „Nicht näher bezeichnet" des DSM-IV eine der häufigsten Diagnosen darstellt, da Patienten oft die Kriterien einer spezifischen diagnostischen Einheit nicht genau erfüllen, was als Mangel einer klinischen Nützlichkeit (s. a. Kapitel 7) zu interpretieren sei. Am stärksten diskutiert wird die Frage im Zusammenhang mit den **Persönlichkeitsstörungen.** Vorteile wären u. a. eine Reduktion der Probleme im Zusammenhang der Komorbidität oder der Heterogenität zwischen Personen mit derselben Diagnose (im Überblick Widinger 2005).

Mataix-Cols et al. (2005) kommen als Ergebnis eines Reviews zu **Zwangsstörungen** zu dem Schluss, dass aufgrund verschiedener faktorenanalytischer Studien eine dimensionale Sichtweise von Zwangsstörungen sinnvoll scheint. Mehrere Symptomdimensionen ließen sich replizieren mit unterschiedlichen Mustern an Komorbidität, Zusammenhängen mit biologischen Parametern und Therapieresponse. Ein dimensionaler Ansatz hätte den Vorteil eines besseren Verständnisses der Krankheit und könnte dazu dienen, Variabilität in Datensets besser zu erklären. Nach Einschätzung der Autoren reichen die bisher vorliegenden Instrumente jedoch nicht aus, diese Komplexität abzubilden.

Nach Clark et al. (1995) wären als **Vorteile eines dimensionalen Systems** vor allem herauszuheben:

- Reduktion der über 200 diagnostischen Kategorien auf eine kleinere, überschaubarere Zahl von Grunddimensionen sowie
- stärkere Berücksichtigung des Schweregrades.

Helzer et al. (2006) favorisieren ebenfalls einen **dimensionalen Ansatz** bei psychiatrischen Störungen. Sie sehen in einer dimensionalen Betrachtungsweise psychischer Störungen als Ergänzung zur kategorialen u. a. folgende Vorteile:

- diagnosenspezifische Quantifizierung, d. h. Angabe eines bestimmten Wertes,
- Verbesserung der statistischen Power in Studien,
- besserer Zugang zur Analyse und zum Verständnis von Komorbidität.

Ein derartiges System wäre jedoch durch einen höheren Grad an Komplexität, geringe Anschaulichkeit oder Schwierigkeiten in der praktischen Anwendung auch mit bestimmten **Problemen** behaftet. Von daher ist die Frage kategorial oder dimensional vermutlich auch nicht sinnvoll, sondern es wäre empirisch zu überprüfen, welchen speziellen dimensionalen Indikatoren bei kategorialen Unterscheidungen eine ergänzende, somit komplementäre Funktion zukommen kann, d. h. es geht eher um das Sowohl-als-auch. Hier steht die psychiatrische Forschung bisher jedoch noch am Anfang (Clark et al. 1995). Es existieren jedoch einige konzeptuelle Vorschläge, von denen zwei hier kurz skizziert werden sollen. Haslam (2003) konnte zeigen, dass die Frage kategorial oder dimensional differenziert zu betrachten und nicht generell entscheidbar ist. Aufgrund empirischer Analysen favorisiert er kategoriale Modelle für bestimmte Störungen (z.B. Melancholie, Essstörungen), für andere dagegen dimensionale Modelle (z.B. Depression, Generalisierte Angststörungen, Posttraumatische Belastungsstörungen). Helzer et al. (2006) schlagen demgegenüber für DSM-V und ICD-11 eine Kombination von kategorialer und dimensionaler Betrachtungsweise vor. Für letztere gäbe es verschiedene Optionen:

- Bestimmung der Anzahl erfüllter Kriterien als Schweregradindikator,
- Graduierung der Kriterien (z.B. 0: nicht vorhanden, 1: gelegentlich vorhanden, 2: schwer oder häufig vorhanden).

Eine dimensionale Option hätte den Vorteil, den Fehler zu reduzieren, den man macht, wenn man eine kategoriale Entscheidung forcieren muss, obwohl dies eigentlich nicht sinnvoll ist.

4.3.3.3 Konzipierung von Störungsgruppen mittels mathematisch-statistischer Methoden

Auf einen methodischen Aspekt sei an dieser Stelle kurz näher eingegangen, da er die Forschung und Diskussion der letzten 30 Jahre wesentlich geprägt hat: die **Anwendung multivariater Verfahren** (vgl. z.B. Grove und Andreasen 1986). Klassenbildung mittels statistischer Methoden ist immer dann angezeigt, wenn keine natürlichen Klassen vorliegen, wie es bei psychischen Störungen der Fall ist. Die klassischen, zur empirischen Überprüfung oder auch Konzipierung von diagnostischen Gruppen eingesetzten Verfahren stellen die **Faktoren-, Cluster- und Diskriminanzanalyse** dar. Jedoch auch andere Verfahren sind hier zu nennen, die zwar weniger häufig Anwendung gefunden haben, jedoch von der Grundidee her zur Lösung von Klassifikationsproblemen anwendbar sind wie z.B. die **Konfigurations-Frequenzanalyse (KFA)** und ihre verschiedenen Modifikationen (vgl. Krauth und Lienert 1973; Krauth 1993). Diese verschiedenen Verfahren haben wichtige Beiträge zur Lösung einiger Klassifikationsprobleme leisten können. Zu nennen ist hier z.B. das Aufzeigen von Kovariationen von Symptomen mittels faktorenanalytischer Ansätze oder der Hinweis auf das Vorliegen von Subgruppen von Patienten mittels clusteranalytischer Verfahren. Als allgemeiner wichtiger Beitrag hervorzuheben ist auch die Verlagerung der Diskussion von einer spekulativen Ebene auf eine Ebene, deren Grundlage empirische Forschungsergebnisse zu Störungsgruppen darstellen (Paykel 1981, S. 360: „from personal bias and polemic to empirical research").

Die **Ergebnisse aus derartigen Studien** haben jedoch bisher wenig konkreten Einfluss auf die Entwicklung von Klassifikationssystemen gehabt, da auch immer wieder methodische Kritik an den einzelnen Ansätzen geübt wurde. Dies betrifft spezifische Probleme und Fehlerquellen der einzelnen statistischen Verfahren sowie allgemeine Probleme. Zu nennen ist z.B. als ein spezifisches Problem bei der Anwendung clusteranalytischer Verfahren die Wahl eines Distanzmaßes oder des Clusteranalyse-Algorithmus (vgl. z.B. Blashfield 1980; Paykel 1981; Haslam und Beck 1993) oder die Nichterfüllung der strengen Voraussetzung einer Diskriminanzanalyse. Als unspezifische oder allgemeine Probleme für alle Ansätze gleichsam zutreffend ist die Frage der Stichprobenzusammensetzung und noch einen Schritt vorher die Festlegung der einbezogenen Variablen, da bereits bei der Merkmalsauswahl wesentliche Vorentscheidungen für die Ergebnisse einer Klassifikation fallen (vgl. z.B. Hänsgen 1992). Diese spezifischen und unspezifischen Probleme sind sicherlich mitverantwortlich für die oft scheiternden Replikationsversuche mittels multivariater Verfahren ermittelter diagnostischer Gruppen.

Man kann somit zusammenfassend feststellen, dass es auch multivariaten Verfahren bisher nicht gelang, neue Störungs- oder Krankheitsgruppen zu entdecken. Blashfields (1980, S. 458) Einschätzung „a cluster analysis solution is the beginning of a research process, not the end“ ist generell auf die Anwendung aller bisher eingesetzten multivariaten Auswertungsstrategien zutreffend. Eine weitere alleinige Anwendung dieser Strategien auf Fragen der Konzipierung und Evaluation psychiatrischer Diagnosen scheint wenig erfolgversprechend zu sein. Es wäre wünschenswert, hier auch neuere statistische Ansätze verstärkt einzubeziehen. Zu nennen sind hier Ansätze, die versuchen, oben genannte Verfahren im Hinblick auf die Anwendung im Bereich der Klassifikationsforschung weiter zu optimieren (vgl. z. B. Hänsgen 1992: Verbindung clusteranalytischer Methoden mit inhaltlichen Kriterien/Validitätskriterien). Erfolgversprechend sind auch Verfahren, die voraussetzungsärmer sind und insbesondere aber einen stärkeren Bezug zu inhaltlichen Fragestellungen resp. zu Hypothesen über die Struktur von Daten haben, wie **facettenanalytische Ansätze** (Borg, 1992; Stieglitz 2000) oder Ansätze im Rahmen von **Latent-Class-Analysen** (vgl. Formann 1984; Rost 2004; Stieglitz 2000). Auch diese Strategien werden vermutlich nicht zur „Entdeckung“ neuer Störungen führen, jedoch können sie dazu beitragen, Hypothesen zu generieren und/oder zu prüfen und somit Anregungen für weiterführende Forschung liefern.

4.3.3.4 Polydiagnostischer Ansatz

Die Existenz unterschiedlicher und konkurrierender Klassifikationssysteme (vgl. auch Kapitel 3) hat den Nachteil, dass zumindest in der Forschung das Problem entsteht, welches System zu welchen Ergebnissen führt. Auf diesem Hintergrund hat sich der sog. polydiagnostische Ansatz entwickelt. Der Gedanke einer polydiagnostischen Strategie geht auf Kendell zurück, wurde erstmalig aber von Berner explizit ausformuliert. Unter einem **polydiagnostischen Vorgehen** (vgl. auch Philipp 1994) versteht man die gleichzeitige Anwendung verschiedener diagnostischer Systeme auf dieselbe Patientenpopulation. Durch die verschiedenen diagnostischen Kriterien für ein und dieselbe Krankheit werden unterschiedlich große Patientenstichproben definiert, wobei die Überschneidungen zwischen den Patientenpopulationen verschieden sein können (Katschnig und Simhandl 1987). Ziel einer derartigen Strategie kann die Identifizierung möglichst homogener Patientengruppen für z. B. ätiologisch orientierte Studien sein oder die Auswertung von Studien nach unterschiedlichen Klassifikationssystemen. Erst durch die Einführung einer operationalen Diagnostik ist ein derartiges Vorgehen möglich geworden. Voraussetzung dabei ist jedoch, dass alle für die jeweiligen Systeme relevanten Informationen tatsächlich erhoben werden. Da die Überschneidungsmenge der diagnostischen Kriterien einzelner Klassifikationssysteme zwar groß ist, diese jedoch nicht völlig übereinstimmen, wurden spezielle Instrumente entwickelt. So entwickelten z. B. Philipp und Maier (1986) das *Polydiagnostische Interview* (PODI), welches allein 21 verschiedene Operationalisierungen der endogenen Depression umfasst, sowie 15 Operationalisierungen von schizophrenen und schizoaffektiven Störungen.

Die **Vorteile** eines derartigen Ansatzes sind insbesondere im **Bereich der Forschung** zu sehen (vgl. z. B. Mezzich et al. 1987a, b; Philipp 1994). Das ursprüngliche Ziel der Anwendung verschiedener Systeme bestand darin, die Weite und Überlappung konkurrierender Operationalisierungen festzustellen. Verschiedene Studien fanden dabei eine große Variabilität mit nur geringen Überlappungen (Philipp 1994). Im Hinblick auf die Evaluierung diagnostischer Kategorien besteht die Möglichkeit, durch die systematische Erfassung der diagnostischen Kriterien verschiedener operationaler Diagnosensysteme, durch die Variation der Definition einer Störung und deren Validierung an Außenkriterien, Hinweise z.B. auf die Festlegung optimaler Schwellenwerte sowie die Eliminierung wie Entfernung diagnostischer Kriterien zu erhalten. Als weitere Vorteile zu nennen sind z.B. die Möglichkeit einer schnelleren Replikation von Studien (Vergleichsuntersuchungen hinsichtlich Validität) oder die Hilfestellung bei der Zusammenstellung homogener(er) Patientengruppen, die z.B. die diagnostischen Kriterien von zwei oder mehr Systemen erfüllen.

Als **Nachteile resp. Probleme** zu nennen sind:

- ein hoher Aufwand in der Datenerhebung durch Erfassung einer Vielzahl diagnostischer Kriterien und damit
- die Notwendigkeit der Anwendung von Erhebungsinstrumenten sowie
- die Gefahr der Willkür in der Darstellung und Interpretation von Daten.

Da heute ICD-10 und DSM-IV favorisiert werden, spielen Fragen der Polydiagnostik nur noch zwischen diesen beiden Systemen eine Rolle. Einige diagnostische Instrumente erlauben auch Diagnosen nach beiden Systemen zu stellen.

4.3.4 Klassifikationssysteme und Instrumente

In Abweichung von der Struktur der Abschnitte 4.1 und 4.2 soll nachfolgend an dieser Stelle zunächst auf die aktuellen Klassifikationssysteme selbst eingegangen werden, da es sich bei den Instrumenten lediglich um Umsetzungen der Konzepte der Klassifikationssysteme handelt. Bevor auf die aktuellen Klassifikationssysteme näher eingegangen werden soll, vorab einige **begriffliche Abklärungen**, die für das weitere Verständnis von Bedeutung sind:

- **Klassifikation:** Einteilung und Anordnung von klinisch bedeutsamen Phänomenen (z.B. Symptome), die durch gemeinsame Merkmale gekennzeichnet sind, in ein nach Klassen eingeteiltes System (= Klassifikationssystem) sowie die Zuordnung von Patienten zu einer oder mehrerer vorher definierter Klassen,
- **Klassifikatorische Diagnostik:** Gesamter Untersuchungs- und Entscheidungsprozess (vgl. auch Abschnitt 5.2), der zur Erhebung der (psychopathologischen) Befunde und zur Ableitung von einer oder mehreren Diagnosen führt,
- **Nomenklatur:** Aufstellung von Krankheitsbezeichnungen,
- **Glossar:** Zusammenstellung von Beschreibungen und Definitionen von Begriffen, die eine Klassifikation ausmachen,
- **Nosologie:** Krankheitslehre, d.h. die Systematisierung psychischer Erkrankungen nach einheitlicher Ätiologie, Pathogenese, klinischem Bild, Verlauf und Therapieresponse.
- In einem **Klassifikationssystem** wird versucht, Störungen in einem System nach logischen Prinzipien einzuteilen und anzuordnen, wobei versucht wird, möglichst ein einheitliches Einteilungsprinzip dem gesamten System zugrunde zu legen. Mögliche Einteilungskriterien können z.B. Ätiologie, der Verlauf oder das Erscheinungsbild von Erkrankungen sein. Da zum gegenwärtigen Zeitpunkt der Wissensstand über einzelne psychiatrische Störungen sehr unterschiedlich ist resp. zum Teil als unbefriedigend angesehen werden muss, ist ein einheitliches Einteilungsprinzip innerhalb eines Klassifikationssystems unrealistisch. In den aktuellen Klassifikationssystemen, wie ICD-10 und DSM-IV, sind die Einteilungsgründe in den einzelnen Abschnitten daher unterschiedlich (s.u.), versuchen aber insgesamt, auf einer eher deskriptiven Ebene zu bleiben. Nicht zuletzt deshalb werden die gegenwärtigen Diagnosen oft auch als sog.

Syndromdiagnosen bezeichnet, bzw. ihnen wird lediglich Syndromcharakter zugesprochen, was jedoch nicht zu verwechseln ist mit den in Abschnitt 4.2 besprochenen Syndromskalen. Ungeachtet dieser Vorläufigkeit kommt Klassifikationssystemen aus praktischen wie Forschungsgründen eine große Bedeutung zu, wie bereits in Abschnitt 4.3.2 diskutiert wurde.

4.3.4.1 Allgemeine Kennzeichen aktueller Klassifikationssysteme

Da heute zwischen den beiden dominierenden Klassifikationssystemen ICD-10 und DSM-IV weitestgehende Übereinstimmung herrscht, was die grundsätzlichen Aspekte betrifft, sollen zunächst, bevor auf beide genauer eingegangen wird, die gemeinsamen Merkmale herausgestellt werden.

(1) Operationalisierte Diagnostik
Die Einführung operationaler Diagnosensysteme basiert im Wesentlichen auf den Ergebnissen des sog. Stengel-Reports im Jahre 1959, in dem u.a. die Empfehlung gemacht wurde, neben der Aufgabe diagnostischer Begriffe, die ätiologiegebunden sind, operational definierte Kriterien und Entscheidungsregeln einzuführen. Der Begriff der **operationalen Definition** geht zurück auf den englischen Physiker Bridgman (1927) und wurde von Hempel (1965) später weiterentwickelt. Man versteht darunter die genaue Festlegung, wie ein bestimmter Gegenstand oder ein Phänomen zu erfassen ist. Bezogen

Tab. 4.38: Operationalisierte Diagnostik am Beispiel der depressiven Episode (32) aus dem Abschnitt F3 „Affektive Störungen" der ICD-10 (Forschungskriterien)

Symptomkriterien	1. depressive Stimmung, in einem für den Betroffenen deutlich ungewöhnlichen Ausmaß, die meiste Zeit des Tages, fast jeden Tag, im Wesentlichen unabhängig von den Umständen 2. deutlicher Interessen- und Freudeverlust an Aktivitäten, die normalerweise angenehm sind 3. verminderter Antrieb und gesteigerte Ermüdbarkeit 4. Verlust des Selbstvertrauens und des Selbstwertgefühls 5. unbegründete Selbstvorwürfe und ausgeprägte, unangemessene Schuldgefühle 6. wiederkehrende Gedanken an den Tod oder an Suizid oder suizidales Verhalten 7. Klagen über oder Nachweis eines verminderten Denk- oder Konzentrationsvermögens, Unschlüssigkeit oder Unentschlossenheit 8. psychomotorische Agitiertheit oder Hemmung 9. Schlafstörungen jeder Art 10. Appetitverlust oder gesteigerter Appetit mit entsprechender Gewichtsveränderung
Zeitkriterium	mindestens 2 Wochen
Ausschlusskriterien	nicht zurückführbar auf einen Alkoholkonsum oder Substanzgebrauch, eine endokrine Störung, eine medikamentöse Behandlung oder eine organische psychische Störung niemals manische oder hypomanische Symptome, die schwer genug sind, um die Kriterien für eine manische oder hypomanische Episode zu erfüllen
Diagnosenalgorithmus	**leicht:** zwei Symptome von 1–3 und mind. 2 von 4–10 **mittel:** zwei Symptome von 1–3 und höchstens 4 von 4–10 **schwer:** alle Symptome 1–3 und mindestens 5 von 4–10

auf die hier diskutierte Diagnoseebene bedeutet dies die genaue Vorgabe, wie eine Störung festzustellen ist:

- durch die Überprüfung explizit vorgegebener diagnostischer Kriterien (Ein- und Ausschlusskriterien), die eine Verbindung aus Symptom- und Zeit- und/oder Verlaufskriterien darstellen sowie
- diagnostischen Entscheidungs- und Verknüpfungsregeln für diese Kriterien (diagnostische Algorithmen).

Bei den **Symptomkriterien** handelt es sich in der Regel um die klassischen psychopathologischen Symptome (Freyberger et al. 2002), während die **Zeit- und Verlaufskriterien** sehr heterogen sind (Freyberger, Dittmann und Stieglitz 1992). Letztere reichen zum Beispiel bei den Klinisch-Diagnostischen Leitlinien der ICD-10 von unbestimmten Dauerangaben (z.B. einige Tage) bis hin zu exakten Zeitangaben (z.B. zwei Wochen bei der depressiven Episode).
Am **Beispiel der depressiven Episode nach ICD-10** sind in Tabelle 4.38 die Prinzipien der operationalen Diagnostik aufgeführt. Zur Operationalisierung werden 10 Symptome vorgegeben, die unterschiedliche Aspekte depressiver Gestörtheit abbilden (= **Symptomkriterien**). Davon müssen mindestens zwei der ersten drei Symptome vorhanden sein sowie mindestens zwei von den folgenden Symptomen (vgl. **Diagnosenalgorithmus**), um die Kriterien zumindest der leichten depressiven Episode zu erfüllen. Diese Symptome müssen zudem mindestens 14 Tage vorhanden sein (= **Zeitkriterium**). Entsprechend mehr Symptome führen zur mittelgradigen und schweren depressiven Episode. Aus dem Diagnosenalgorithmus lässt sich zudem erkennen, dass den Symptomkriterien eine unterschiedliche Gewichtung zugesprochen wird. Den ersten drei Kriterien kommt eine größere Relevanz für die Diagnosenstellung zu als den anderen sieben. Da einzelne depressive Symptome nosologisch unspezifisch sind und bei einer Vielzahl anderer Störungen gleichfalls auftreten können, wird in den **Ausschlusskriterien** auf diejenigen Störungsgruppen hingewiesen, zu denen eine Abgrenzung zu erfolgen hat. Bei der operationalisierten Diagnostik wird somit eine bestimmte Anzahl von Kriterien verlangt, die erfüllt sein muss, damit ein Patient eine spezifische Diagnose erhält. Oft müssen nicht einmal bestimmte Kriterien erfüllt sein, sondern lediglich eine Anzahl aus einer Gesamtgruppe. Dadurch ergibt sich jedoch eine **Reihe von Problemen**:

- Die Anzahl der Kriterien und der zur Diagnosestellung notwendigen Kriterien (sog. Schwellenwerte oder Cut-Off-Werte) können sehr unterschiedlich sein.
- Nicht alle Symptome sind als äquivalent anzusehen (vgl. z.B. Faravelli et al. 1996 zur depressiven Störung nach ICD-10 und DSM-IV).
- Eine empirische Begründung oder Ableitung eines festgelegten Schwellenwertes steht oft aus resp. erscheint relativ willkürlich.
- Dem Ziel der Bildung homogener Störungsgruppen wird diese Strategie nicht automatisch gerecht (s. Abschnitt 4.3.3).

Die **Problematik der operationalisierten Diagnostik** wird oft am Beispiel der Symptomkriterien aufgezeigt (u.a. Heterogenität). Helzer et al. (2006) weisen zu Recht auch auf die Probleme bezüglich der **Zeitkriterien** hin. An einem Extrembeispiel lässt sich dies verdeutlichen: Wird bei einer Störung x eine Zeitdauer von 28 Tagen gefordert, so würde ein Patient, der nur 27 Tage krank ist, keine Diagnose bekommen und somit behandelt werden wie ein Patient, der nie krank war, also anders als ein Patient, der 29 Tage krank war. Dieser wiederum würde gleich behandelt werden wie ein Patient, der die Krankheit schon sehr lange hat. In der ICD-10 wird diesem Problem in den Klinisch-diagnostischen Leitlinien dadurch Rechnung getragen, dass auf diesen Punkt explizit hingewiesen wird, d.h. es findet sich der Hinweis, dass die Entscheidung über das Vorliegen einer Diagnose und ob dies klinisch sinnvoll ist dann dem Diagnostiker überlassen werden soll. Für die ICD-10 Forschungskriterien gilt dies jedoch nicht, da sie stringenter definiert sind (s. u.).

(2) Komorbidität

Eine wesentliche Neuerung aktueller Klassifikationssysteme stellt die Einführung des sog. Komorbiditätsprinzips dar (vgl. auch Stieglitz und Volz 2007). **Komorbidität** (engl.: comorbidity, co-occurence, multiple diagnosis) bedeutet allgemein das gemeinsame Auftreten verschiedener psychischer Störungen bei derselben Person. Im ICD-10 Lexikon finden sich folgende Erläuterungen zum Begriff Komorbidität (Dilling 2002; S. 77):

> „Eine Erweiterung der diagnostischen Möglichkeiten bietet das Prinzip der Komorbidität. Hierdurch werden in vielen Fällen die Schwere der Erkrankung, der ungünstige Krankheitsverlauf, das Erfordernis besonderer therapeutischer Interventionen, die schlechteren Behandlungsresultate und die ungünstigere Prognose klarer deutlich. So lässt sich die Vielfalt des klinischen Bildes durch mehrere Diagnosen besser beschreiben, was häufig vernachlässigt wird. Dabei gilt der Grundsatz: So viele Diagnosen wie nötig, aber nicht mehr als erforderlich!"

Unter **komorbiden oder multiplen Diagnosen** werden somit Diagnosen verstanden, die gleichzeitig bei einem Patienten vorliegen (z. B. eine Angststörung und eine Persönlichkeitsstörung). Als eine Art Spezialfall von Komorbidität kann der Begriff der **dualen Diagnose oder Doppeldiagnose** angesehen werden. Der Begriff Doppeldiagnose (engl.: dual diagnosis, dual disorder) bezeichnet nach Moggi und Donati (2004) das gemeinsame Auftreten eines Missbrauchs oder einer Abhängigkeit von einer oder mehreren psychotropen Substanzen und mindestens einer anderen psychischen Störung bei einem Patienten. Vor allem im Kontext schizophrener Störzungen findet dieser Begriff oft Anwendung.

Das Komorbiditätsprinzip stellt insofern eine Erneuerung dar, da es eine Abkehr von bisher bekannten **diagnostischen Hierarchieregeln** darstellt. Auf dem Hintergrund der Arbeit Kraepelins wurden diese Überlegungen erstmals explizit von Jaspers formuliert (vgl. hierzu Garcia 1987; Arenz 2001). Diese auch als sog. **Jasper'sche Schichtenregel** bezeichnete Vorgehensweise im diagnostischen Prozess, die noch für ICD-9 galt, besagt, dass psychische Erkrankungen in sog. Schichten angeordnet sind (von organischen Störungen über affektive Störungen bis hin zu den Neurosen; Jaspers 1973). Jede „tiefer liegende" Erkrankung kann das Erscheinungsbild der darüber liegenden annehmen. Die eigentliche Diagnose muss anhand der tiefer liegenden Erkrankung erfolgen. So wird angenommen, dass z. B. organische Störungen zeitweilig wie schizophrene Störungen aussehen können und daher eine organische Störung zu diagnostizieren wäre. Als Begründung für die Einführung dieser Regel findet man in der Literatur verschiedene Argumente:

- Identifizierung der wichtigsten Diagnose für die Behandlung,
- Identifizierung derjenigen Diagnose mit der sparsamsten Erklärung der Phänomenologie,
- Hilfe im differentialdiagnostischen Prozess,
- Identifizierung von „reinen" Fällen, d. h. von Fällen, die anscheinend monosymptomatisch sind.

Die Aufgabe des Hierarchieprinzips zugunsten des Komorbiditätsprinzips in den aktuellen Klassifikationssystemen lässt sich mit verschiedenen Argumenten begründen. Von vielen Autoren (z. B. van Praag 1993) wird die Ansicht vertreten, dass die Psychiatrie durch die Anwendung **hierarchischer Prinzipien** wenig Gewinn gehabt hat, da sie

- einen **Verlust an Informationen** über den Patienten beinhalten,
- einen **Verlust an therapeutischen Möglichkeiten** beinhalten, da wenig Evidenz be-

steht, dass „niedrigere" Syndrome verschwinden, wenn „höhere" Syndrome erfolgreich behandelt werden,

- einen **Verlust an Validierungsmöglichkeiten**, insbesondere der biologischen Forschung (Beispiel: Wie kann man biologische Ergebnisse in den Angststörungen interpretieren, wenn bei bestimmten Patienten die Koexistenz einer depressiven Störung besteht, bei anderen nicht?)

Empirische Studien haben zudem belegen können, dass es für die Hierarchisierung oft keine ausreichende Begründung gibt. So haben verschiedene Arbeiten zeigen können, dass bestimmte Störungen überzufällig häufig gemeinsam miteinander auftreten, d.h. unter Umständen nicht zufällig kovariieren (vgl. im Detail Stieglitz und Volz 2007). Zu nennen sind hierbei insbesondere Schizophrenie und substanzbedingte Störungen, Angst- und Persönlichkeitsstörungen oder depressive und Angststörungen. Insbesondere Persönlichkeitsstörungen sowie substanzbedingte Störungen haben sehr häufig den Status von komorbiden Störungen.

Eng verbunden mit der Komorbiditätsfrage ist auch die Auffächerung des Diagnosenspektrums zu sehen. Betrachtet man allein die **Zunahme der Diagnosen** („coverage") von der ersten Version des DSM-Systems bis heute, so ist diese als beachtlich zu bezeichnen (vgl. auch Vollmoeller 2004):

- DSM-I: 106
- DSM-II: 182
- DSM-III: 265
- DSM-III-R: 292
- DSM-IV: 395.

Durch diese Entwicklung ergibt sich allein aufgrund von wahrscheinlichkeitstheoretischen Überlegungen eine deutlich Zunahme potentieller Komorbiditäten.

Wie im DSM-III-R/IV wurde auch in die **ICD-10** das Konzept der Komorbidität explizit aufgenommen und stellt eine der wichtigsten konzeptuellen Neuerungen gegenüber der ICD-9 dar. In den **Klinisch-diagnostischen Leitlinien** (1. Auflage, Dilling et al. 1991, S. 20) findet sich unter der Überschrift „Verschlüsselung von mehr als einer Diagnose" die generelle Regel, so viele Diagnosen zu verschlüsseln, wie für die Beschreibung des klinischen Bildes notwendig sind. Folgende weitere Empfehlungen finden sich dort:

- Es sollte zwischen einer Haupt- und Neben- bzw. Zusatzdiagnosen unterschieden werden.
- Priorität hat die Diagnose mit der größten aktuellen Bedeutung (meist Störung, die zur Kontaktaufnahme mit der jeweiligen Institution oder Einrichtung geführt hat).
- Unter Berücksichtigung der Vorgeschichte kann jedoch unter anderen Bedingungen die wichtigste Diagnose die Lebenszeitdiagnose sein (Beispiel: Patient mit einer schizophrenen Störung der aktuell mit einer Angstsymptomatik erscheint).
- Bei Unklarheit bezüglich der Auflistung der Störungen sollten diese in der numerischen Reihenfolge aufgeführt werden.

Weiterhin findet sich in der ICD-10 der explizite Hinweis, auch die anderen Kapitel der ICD-10 zur Verschlüsselung heranzuziehen (z.B. Kapitel VI Krankheiten des Nervensystems, G).

Mit der Einführung des Komorbiditätsprinzips und den ersten Ergebnissen empirischer Studien zum gemeinsamen Auftreten verschiedener psychischer Störungen wurde eine Vielzahl von sich z.T. überschneidenden **theoretischen Modellen und Konzeptualisierungsversuchen** vorgestellt, von denen einige nachfolgend kurz skizziert werden sollen (s.a. Stieglitz und Volz 2007). Gerade für die Forschung stellt das Komorbiditätsprinzip eine wichtige Grundlage wie auch Herausforderung dar. So formulieren z.B. Frances et al. (1990; vgl. auch Clark et al. 1995) verschiedene Interpretationsmöglichkeiten von Komorbidität. Danach ergibt sich allein schon bei der Komorbidität zweier Störungen eine Vielzahl unterschiedlicher Interpretationsmöglichkeiten, die einer weiteren empirischen Abklärung bedürfen. Einige Aspekte sollen anhand von Beispielen kurz erläutert werden (vgl. z. B. Clark et al. 1995; sowie Stieglitz und Volz 2007):

- Komorbidität als **Artefakt** sich überlappender diagnostischer Kriterien. Dies kann sich auf Störungen aus unterschiedlichen Bereichen beziehen (z. B. ICD-10 F60.3 emotional instabile Persönlichkeitsstörung vom impulsiven Typ und F90 hyperkinetische Störung im Erwachsenenalter oder F60.6 ängstlich/vermeidende Persönlichkeitsstörung und F40.1 soziale Phobie) oder aber auch auf Störungen aus demselben Bereich (z. B. ICD-10 F60 verschiedene Persönlichkeitsstörungen).
- Eine Störung entwickelt sich als **sekundäre Komplikation** einer anderen Störung (z. B. Substanzmissbrauch als Folge einer bestehenden Phobie),
- Komorbidität basiert auf einer **gemeinsamen Diathesis** oder gemeinsamen Vulnerabilitätsfaktoren (z. B. Major Depression und Generalisierte Angsterkrankung im DSM-IV).

Bezüglich der **Konzeptualisierung von Komorbidität** in Praxis wie Forschung sind folgende Aspekte zu berücksichtigen (vgl. auch Wittchen und Vossen 1995; Clark et al. 1995):

- **Formale Beschreibungseinheit**

Komorbidität kann prinzipiell auf Symptom- oder Syndromebene oder Störungsebene erfasst werden. Zwischenzeitlich etabliert hat sich der Komorbiditätsbegriff jedoch hpts. bezogen auf die Störungsebene. Da diese auch Gegenstand der nachfolgenden Darstellungen sein soll, sollen an dieser Stelle zumindest noch einige Hinweise auf syndromale Komorbiditäten gegeben werden, was sich meist mittels der Erfassung der interessierenden Phänomene durch sog. Ratingskalen abbilden lässt.

Wie aus Abbildung 4.18 am Beispiel von Angst und Depression erkennbar, ergeben sich, wenn man alle möglichen Kombinationen von Syndrom- und Diagnosenkombinationen betrachtet, **vier unterschiedliche Komorbiditätsmuster**. So können Angststörungen mit einem depressiven Syndrom assoziiert sein, ohne dass die Kriterien der Störung erfüllt sein müssen, wie umgekehrt auch. Beide Symptomatiken können jedoch so stark ausgeprägt sein, dass sie das Störungsniveau erreichen. Dieser Fall liegt meist

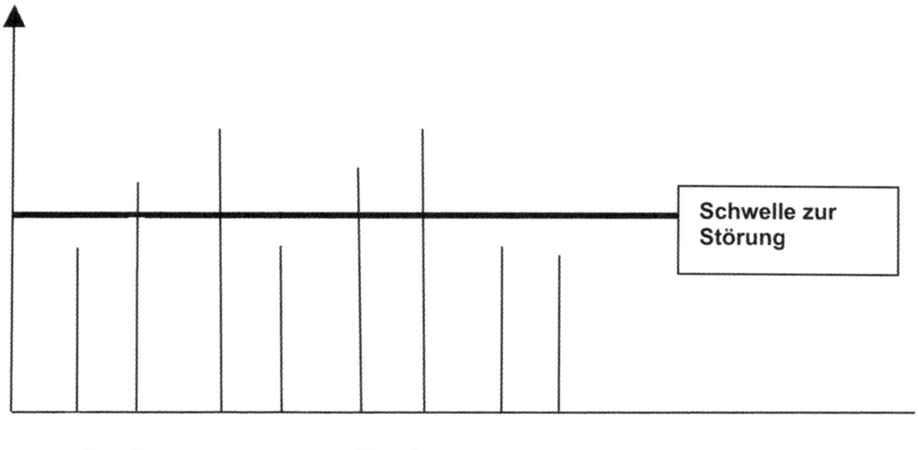

Abb. 4.18: Komorbidität: mögliche Beziehungen zwischen Depression (D) und Angst (A)

vor, wenn Komorbiditäten in Studien berichtet werden. Des Weiteren können jedoch sowohl eine Angstsymptomatik wie eine depressive Symptomatik vorliegen, die beide unterhalb der Schwelle zur Störung bleiben (s. Abschnitt 6.4).

- **Inhaltliche Aspekte**

Der Begriff Komorbidität wird in der Literatur unterschiedlich verwendet (s. o.), beinhaltet z.T. auch das Vorliegen somatischer Störungen oder anderer klinisch bedeutsamer Faktoren. In der Literatur wird der Begriff heute primär im Hinblick auf die Assoziation mit anderen psychischen Störungen (inkl. Persönlichkeitsstörungen) verwendet.
In Abgrenzung von Komorbidität spricht man oft auch von **Multimorbidität**. Der Begriff wird in der Literatur jedoch meist uneinheitlich verwendet, mit folgenden Bedeutungen:

- im Sinne der Komorbidität verschiedener psychischer Störungen (z.B. ICD-10 Lexikon; Dilling 2002),
- Komorbidität verschiedener körperlicher Störungen,
- Komorbidität psychischer und körperlicher Störungen.

Besondere Bedeutung gewinnt das Konzept im Bereich der Gerontopsychiatrie, in der nicht nur verschiedene psychische Störungen gemeinsam, sondern diese meist auch zusätzlich mit einer oder mehreren körperlichen Erkrankungen gleichzeitig auftreten können. Beim gemeinsamen Vorliegen einer **Persönlichkeitsstörung** und einer anderen psychischen Störung wird auch in Anlehnung an die DSM-Nomenklatur von einer **Achse-II-Störung** (= Persönlichkeitsstörungen) und einer **Achse-I-Störung** (= andere psychische Störungen) gesprochen.

- **Festlegung des Zeitrahmens**

Die Beurteilung der Komorbidität kann sich auf den Querschnitt (= aktuelle Störungen) oder die gesamte Lebenszeit (Life-time) beziehen. Probleme der Vergleichbarkeit in Bezug auf die Querschnittskomorbidität ergeben sich dadurch, dass diese in Studien oft unterschiedlich weit gefasst wird (von Wochen bis zu einem Jahr).

- **Zielsetzung**

Während bisher Komorbiditätsuntersuchungen unter rein deskriptiven Zielsetzungen erfolgten, zeichnet sich eine Erweiterung in Richtung einer stärkeren Ausrichtung im Hinblick auf die Überprüfung von ätiologischen, pathogenetischen oder klinisch-therapeutischen Implikationen ab (Stieglitz und Volz 2007). So gilt es z.B. die Frage zu prüfen, ob die Aussagen von Therapiestudien zu einzelnen Störungen, die keine Komorbidität zulassen, auch auf komorbide Patienten generalisierbar sind. Dies ist in sofern wichtig, da Komorbidität eher die Regel als die Ausnahme zu sein scheint, d.h. Studienergebnisse beziehen sich oft nur auf in der Praxis eher seltener vorzufindende Patienten mit nur einer Diagnose.

- **Erfassungsstrategien**

Auch die Art der Erfassung der Komorbidität ist ein wichtiger Punkt. So führt die Beurteilung der Komorbidität, abgeleitet aus einem klinischen Interview, zumeist zur Unterschätzung von Komorbiditäten. Im klinischen Gespräch wird oft zu sehr auf den aktuellen Querschnitt geachtet und hierarchische Prinzipien werden favorisiert. Hier liefern strukturierte oder standardisierte Interviews (vgl. auch Abschnitt 4.3.4.6) zuverlässigere Daten hinsichtlich komorbider Störungen.

- **Klassifikationssysteme**

Nach Noyes (2001) beeinflussen Klassifikationssysteme die Komorbiditätsraten:

- Allgemein erhöht die **Aufsplittung von Störungen** die Komorbiditätsraten (s. u.).
- Die **Differenzierung** z.B. der Angstneurose im DSM-II in Panikstörung und Generalisierte Angst (GAS) im DSM-III

führte zu vielen Patienten mit beiden Störungen.

- Die **diagnostische Schwelle** für Störungen beeinflusst ebenfalls die Prävalenzraten. Als Beispiel genannt wird eine Studie von Breslau und Davis, die zeigen konnte, dass bei strikteren Kriterien die Prävalenzraten einer GAS von 45 % auf 9 % abfällt, gleichzeitig jedoch die Prävalenz komorbider Depression ansteigt.
- Von entscheidender Bedeutung ist jedoch, wie bereits erwähnt, die Veränderung bis **Aufgabe diagnostischer Hierarchien**. Als Beispiel wird wieder die GAS genannt, die im DSM-II noch eine Restkategorie war, im DSM-III-R jedoch einen eigenständigen Status bekam und zu einer der häufigsten Störungen wurde.

Die Bedeutung, die das Konzept der Komorbidität gewonnen hat, lässt sich aus unterschiedlichen klinischen wie theoretischen Perspektiven begründen. Die Voraussetzung dafür ist jedoch auch die bereits erwähnte Zunahme diagnostischer Kategorien seit der Einführung des DSM-I im Jahre 1952 bis zur Einführung des DSM-IV im Jahre 1994 (Blashfield und Fuller 1996): Die Zahl stieg um das 4-fache, allein von DSM-III-R nach DSM-IV waren es ca. 100 zusätzliche Kategorien. Bedenkt man die potentiell möglichen Kombinationen, auch unter Ausschluss nicht zugelassener Kombinationen, so bleibt immer noch eine kaum fassbare Zahl theoretisch möglicher Komorbiditäten.
Verschiedene Komorbiditätstudien haben in den letzten 20 Jahren wichtige klinische Erkenntnisse erbracht. So konnten z.B. Grunhaus et al. (1988) zeigen, dass Patienten mit einer Panikstörung und einer Major Depression schlechter auf konventionelle pharmakologische Behandlungen respondieren und ein größeres Ausmaß an Psychopathologie zeigen. Die Ergebnisse von Keitner et al. (1991) lassen sich sogar noch weiter generalisieren. Sie konnten zeigen, dass Patienten mit einer depressiven Störung und irgendeiner weiteren komorbiden Störung, einen schwierigeren Krankheitsverlauf und eine geringere Remissionsrate zeigten. Dies war unabhängig von der Art der Komorbidität.
Bezüglich der Komorbidität lässt sich somit zusammenfassend festhalten (vgl. Stieglitz und Volz 2007), dass damit verschiedene Implikationen verbunden sind:

- **klinisch-therapeutische Implikationen**:
  Der Verlauf und der Therapieresponse eines Patienten mit mehr als einer Störung kann sich unterscheiden von dem eines Patienten mit nur einer Diagnose. Patienten mit mehr als einer Diagnose sind die schwerer kranken Patienten.
- **wissenschaftliche Implikationen**:
  Das gemeinsame Auftreten von Störungen kann Hinweise auf eine eventuelle gemeinsame Ätiologie geben (s.o). Es ergeben sich zuverlässigere Prävalenzschätzungen, da durch den Verzicht auf Hierarchien mehr Störungen zugelassen werden.

(3) Multiaxiale Diagnostik

Ein weiterer bedeutsamer Meilenstein in der Entwicklung neuerer Klassifikationssysteme stellt die Einführung des multiaxialen Ansatzes dar (Synonyme: multiaxiale Klassifikation, multiaxiale Diagnostik; engl. multiaxial classification, multiaxial diagnostic). IGDA (2003a, S. 152) definiert das Prinzip wie folgt: „A multi-axial diagnostic formulation provides a contextual and standardised description of the clinical condition through a number of highly informative, therapeutically significant and systematically assessed axes or domains."
Der Gedanke einer multiaxialen Diagnostik oder Klassifikation hat in der Psychiatrie bereits eine lange Tradition, beginnend mit den Überlegungen Kretschmers (1919) zur sog. **„mehrdimensionalen Diagnostik"**. In seinen „Gedanken über die Fortentwicklung der psychiatrischen Systematik" kritisiert er, dass in den traditionellen Systematiken oft nur einzelne Aspekte psychiatrischer Krank-

heitsbilder zur Diagnosenstellung herausgegriffen werden, was oft auf Kosten des Verständnisses des Patienten geht. Er fordert daher dazu auf, von einer eindimensionalen zu einer mehrdimensionalen Diagnostik überzugehen. Erstmalig konzeptualisiert wurde der Ansatz von Essen-Möller und Wohlfahrt im Jahre 1947 mit einem zweiachsigen System (Symptomatologie und Ätiologie). Konsequent eingeführt wurde der Ansatz jedoch erst 1969 durch die Arbeitsgruppe von Rutter im Bereich der Kinder- und Jugendpsychiatrie. Im Bereich der Erwachsenenpsychiatrie wurde das Konzept der multiaxialen Diagnostik mit der Einführung des DSM-III umgesetzt (Stieglitz 2000).

Allgemeiner Grundgedanke der multiaxialen Diagnostik ist der Versuch, der Komplexität eines Patienten dadurch gerecht zu werden, diesen umfassend anhand von klinisch als bedeutsam angesehenen Merkmalen, den sog. **Achsen oder Dimensionen**, zu beschreiben. Die **prinzipiellen Vorteile** derartiger Ansätze sind folgende:

- Betrachtung der Umstände des Einzelfalls im Rahmen eines bio-psychosozialen Ansatzes (Engel 1977),
- systematische Erfassung und Dokumentation klinisch bedeutsamer Merkmale,
- systematische Erfassung von Informationen für Behandlungsplanung und -prognose,
- didaktisches Hilfsmittel in der Ausbildung in Psychopathologie und Diagnostik,
- Instrument für eine klinisch und epidemiologisch orientierte Forschung (vgl. auch Mezzich 1992).

Von Bedeutung sind heute nur noch die multiaxialen Systeme des DSM-IV und der ICD-10, wie sie in Tabelle 4.39 aufgeführt sind. Beiden Systemen gemeinsam ist eine skalenbezogene Einschätzung der psychosozialen Funktionsfähigkeit, die in DSM-IV mit der *Global Assessment of Functioning Scale* (GAF) und in der ICD-10 mit der *WHO-Disability Diagnostic Scale* (WHO-DDS) vorgenommen wird. ICD-10 (mit der Achse

Tab. 4.39: Multiaxiale Ansätze in ICD-10 und DSM-IV

	ICD-10	**DSM-IV**
Achse I	Klinische Diagnosen I a psychische Störungen I b somatische Störungen	Klinische Störungen und andere klinisch relevante Probleme
Achse II	Psychosoziale Funktionseinschränkungen (WHO Disability Diagnostic Scale, WHO-DDS) a) Selbstfürsorge b) Familie und Haushalt c) Funktionseinschätzung im weiteren sozialen Kontext d) Globaleinschätzung	Persönlichkeitsstörungen, geistige Behinderung
Achse III	Psychosoziale Belastungsfaktoren (aus Kapitel XXI (Z) der ICD10) und Lebensbewältigung 10 Bereiche (u.a. negative Erlebnisse in der Kindheit, Berufstätigkeit und Arbeitslosigkeit)	Medizinische Krankheitsfaktoren
Achse IV		Psychosoziale und umgebungsbedingte Probleme
Achse V		Globale Erfassung des Funktionsniveaus (GAF-Skala)

III) und DSM-IV (mit der Achse IV) ermöglichen ebenfalls in weitgehender Übereinstimmung die Beurteilung von Ereignissen oder Lebensproblemen, die mit der Störung auf Achse I im Zusammenhang stehen können, d.h. Faktoren, die das Auftreten, den Verlauf und die Behandlung der Achse-I-Störung beeinflussen können. Der wichtigste Unterschied zwischen der ICD-10 und dem DSM-IV besteht darin, dass die ICD-10 auf die Abbildung von Persönlichkeitsstörungen auf einer eigenen Achse verzichtet. In Abschnitt 4.3.6 ist zur Illustration ein Fallbeispiel aufgeführt.

Auf die in früheren wie aktuellen Systemen vorgeschlagene Achse „Psychosoziale und Umgebungsfaktoren“ (z.T. jedoch unterschiedlich benannt) sei kurz am Beispiel der **ICD-10** näher eingegangen. In der ICD-10 wird dieser Bereich mit **Achse III „Umgebungs- und situationsabhängige Ereignisse/ Probleme der Lebensführung und Lebensbewältigung“** bezeichnet. Darauf sollen Faktoren verschlüsselt werden, wenn sie nach Einschätzung des Klinikers das Erscheinungsbild, den Verlauf, die Prognose oder die Behandlung beeinflussen oder den Zustand verursacht oder ausgelöst haben. Im der klinischen Praxis haben sich u.a. folgende Faktoren (sog. **Z-Kodierungen**) als besonders wichtig erwiesen:

- Z63.1 Probleme in der Beziehung zum (Ehe-)Partner
- Z66.0 Arbeitslosigkeit
- Z66.1 Arbeitsplatzwechsel
- Z73.1 akzentuierte Persönlichkeitszüge.

Einige dieser Z-Kodierungen stellen „abgeschwächte“ Formen der im Kapitel F aufgeführten Störungen dar, haben also keinen Störungscharakter. Besonders deutlich wird dies an der Kodierung Z73.1 akzentuierte Persönlichkeitszüge, ist somit eine Art subkategoriale Form der Persönlichkeitsstörung. In Abbildung 4.19 ist dies am Beispiel von Störungen aus dem Abschnitt F1 Störungen durch psychotrope Substanzen dargestellt.

Der multiaxiale Gedanke hat zwar in den Versionen des DSM bereits eine längere Tradition, verschiedene Studien haben jedoch auch zeigen können, dass in der klinischen Anwendung wie in Forschungsprojekten zumeist nur die Achsen I und II berücksichtigt werden (Stieglitz 2000). **Methodenstudien** haben zudem oft Schwachstellen im Hinblick auf Reliabilität wie Validität aufzeigen können (Goldman et al. 1992; Skodol 1991). Ergebnisse zum multiaxialen Ansatz der ICD-10 weisen auf eine gute Akzeptanz durch die Anwender hin, jedoch auch gleichzeitig auf die Notwendigkeit weiterer Revisionen, ins-

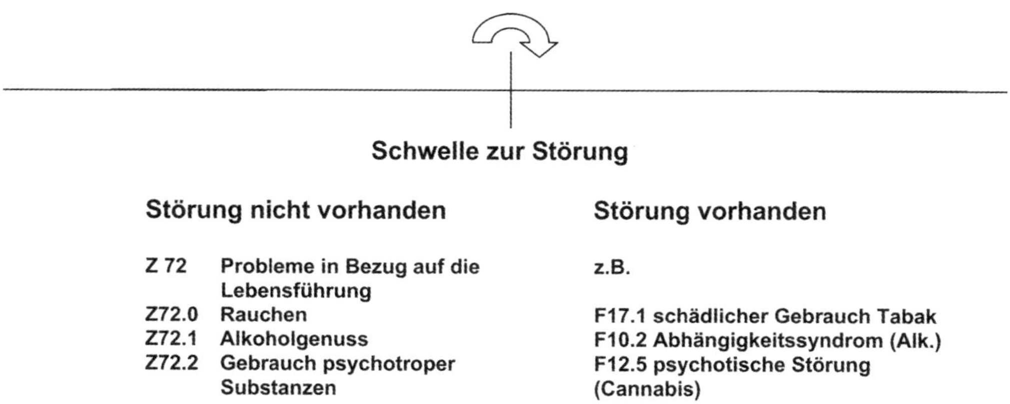

Abb. 4.19: Zusammenhang zwischen Z-Kodierungen und Störungen aus dem Kapitel F: Beispiel Störungen durch psychotrope Substanzen (ICD-10 F1)

besondere der Achse III (Michels et al. 1996). Sollen multiaxiale Ansätze eine Zukunft haben, sollten sie einer ähnlichen psychometrischen Überprüfung unterzogen werden wie einzelne Kategorien psychiatrischer Klassifikationssysteme, insbesondere im Hinblick auf ihren konkreten Nutzen (Frage der externen Validität). Ansatzpunkte hierfür bestehen in der routinemäßigen Anwendung, um einerseits umfassende Erfahrungen zu sammeln, andererseits jedoch um große Datenmengen zu bekommen, was die Durchführung aussagekräftiger Analysen erst ermöglicht. Ebenfalls hilfreich wäre die Erhebung der Informationen auf Achse II und III z.B. im Rahmen groß angelegter epidemiologischer Studien. Insgesamt gesehen muss man jedoch festhalten, das die im Rahmen eines multiaxialen Ansatzes erhobenen Informationen eher rudimentär sind und so etwas wie einen multimodalen Ansatz (s. Abschnitt 5.2) nicht ersetzen können.

Auch wenn seit der Einführung des DSM-Ansatzes und später der ICD-10 diese Achsen weitestgehend akzeptiert wurden, gibt es aktuell in diesem Bereich immer noch Weiterentwicklungen. So wurde von der IGDA (2003a) der World Psychiatric Association (WPA) ein vierachsiges System vorgeschlagen:

- Achse I: Störungen (psychische und somatische),
- Achse II: Beeinträchtigungen (persönliche Fürsorge, Beruf, Familie, sozialer Bereich allgemein),
- Achse III: Kontextfaktoren (interpersonelle oder andere psychosoziale oder Umweltprobleme),
- Achse IV: Lebensqualität (aus Sicht des Patienten).

Ein anschauliches Beispiel illustriert die Anwendung und den Nutzen dieses neuen Ansatzes (IGDA 2003b). Auch innerhalb des DSM-Systems finden sich bis zum heutigen Tag Überlegungen zu Weiterentwicklungen. So enthält der Anhang Vorschläge für weitere Achsen für die Forschung (Sass et al. 1996): „Skala zur Erfassung der Abwehrmechanismen und Copingstile", „Skala zur globalen Erfassung des Funktionsniveaus von Beziehungen" und die „Skala zur Erfassung des sozialen und beruflichen Funktionsniveaus" (SOFAS). Die SOFAS ist insofern interessant, da sie die Probleme der Achse V vermeidet: die Konfundierung der Bewertung des Funktionsniveaus mit der Psychopathologie, die eigentlich Teil der Diagnostik auf der Achse I ist.

Neben den multiaxialen Ansätzen der ICD-10 und des DSM-IV sind in den vergangenen Jahren eine Reihe weiterer Konzepte veröffentlicht worden (u.a. psychodynamisch orientiert, kulturspezifische, Lebensqualität bezogene; vgl. Freyberger und Stieglitz 2006). Im deutschsprachigen Raum hat sich eine Arbeitsgruppe zur **operationalen psychodynamischen Diagnostik (OPD)** etabliert, die ein fünf Achsen umfassendes multiaxiales System veröffentlicht hat (vgl. Tabelle 4.40; AK OPD 2005), was zwischenzeitlich eine weite Akzeptanz gefunden hat. Grundgedanke dieses multiaxialen Systems ist es, auf der Basis einer konsequenten Operationalisierung und Manualisierung psychodynamischer Konstrukte diese auf einer vergleichsweise beobachtungsnahen Ebene erfassbar zu machen, um so reliablere Daten für differentielle Therapieindikationen und die Betrachtung des psychotherapeutischen Prozesses zu gewinnen.

Mit der **Achse I** werden verschiedene **Dimensionen des Krankheitserlebens und der Behandlungsvoraussetzungen** auf einer 4-stufigen schweregradorientierten Skala (von 1 = nicht vorhanden bis 4 = hoch) erfasst, die für die differentielle Indikationsstellung zur Psychotherapie von Bedeutung sind. Die einzelnen Dimensionen wurden, ebenso wie bei den anderen Achsen des OPD-Systems, in einem Manual definiert und die Schweregradeinteilung mit Beispielen verankert. Differenziert wird hier zwischen Variablen, die sich dem Schweregrad der vorliegenden Erkran-

kungen, dem Leidensdruck und dem Beschwerdeerleben sowie den psychosozialen Ressourcen zuordnen lassen.
Den Konzepten von Kreismodellen interpersonellen Verhaltens folgend werden mit der **Achse II Beziehung** repetitive habituelle dysfunktionale Beziehungsmuster abgebildet, die anhand vorgegebener Beziehungsmerkmale aus der Perspektive des Patienten- bzw. Untersuchererlebens kodiert werden. Die **Achse III Konflikt** ist der Einschätzung intrapsychischer und interpersoneller repetitiver Konfliktmuster vorbehalten, die anhand umschriebener faktischer Lebensbereiche in einem passiven und aktiven (kontraphobischen) Modus definiert wurden. Mit der **Achse IV Struktur** werden persönlichkeitsstrukturelle Merkmale entsprechend ihrem Integrationsniveau abgebildet.
Mit der **Achse V** wird die **operationale Diagnostik nach ICD-10** in dem System verankert. Dabei werden, um die Kompatibilität mit dem DSM-IV zu gewährleisten, auf Achse Va die psychischen Störungen und auf Achse Vb die Persönlichkeitsstörungen abgebildet. Für die psychosomatischen Störungen im engeren Sinne wurde ein ergänzender Diagnosenschlüssel für die ICD-10 Kategorie F54 (psychische Faktoren und Verhalteneinflüsse bei andernorts klassifizierten Erkrankungen) entwickelt, in dem sowohl symptomatologische Aspekte als auch verlaufsrelevante Angaben erfasst werden. Zwischenzeitlich liegen auch eine Reihe Untersuchungen zur Validität und Reliabilität des OPD-Ansatzes vor (vgl. im Überblick Schauenburg 2005).

4.3.4.2 Klassifikationssysteme der Weltgesundheitsorganisation (WHO)

Die Entwicklung psychiatrischer Diagnosensysteme hat eine langjährige Tradition (vgl. Kramer 1988; Stroemgren 1994 sowie auch Kapitel 3). Die **Wurzeln der ICD** (International Classification of Diseases) stellen die „International Classification of Causes of Death" des „International Statistic Institute" (ISI) dar, die 1893 in Chicago veröffentlicht wurde und bereits 1899 in den „International Statistical Classification of Diseases, Injuries and Causes of Death" (ICD) ihren Nachfolger bekam. Mit der **Einführung der ICD-6** im Jahre 1948 wurde ein wichtiger Meilenstein gesetzt. Erstmalig wurde ein einziges System für die Kodierung von Morbiditäts- und Mortalitätsdaten vorgeschlagen, mit einer eigenen Sektion für psychische Störungen (Sektion V). Zudem enthielt es erstmalig eine umfassende Nosologie für den

Tab. 4.40: Das multiaxiale System der Arbeitsgruppe „Operationale psychodynamische Diagnostik" (OPD)

Achse I:	**Krankheitserleben und Behandlungsvoraussetzungen**	u. a. **Schweregrad der somatischen bzw. psychischen Erkrankung, Leidensdruck bzw. Beschwerdeerleben** (u. a. Beeinträchtigung des Selbsterlebens, sekundärer Krankheitsgewinn, Angemessenheit der subjektiven Beeinträchtigung, Psychotherapiemotivation) **Ressourcen** (u. a. psychosoziale Integration, persönliche Ressourcen, soziale Ressourcen)
Achse II:	**Beziehungen**	u. a. dysfunktionales habituelles Beziehungsverhalten
Achse III:	**Konflikt**	u. a. Abhängigkeit vs Autonomie, Kontrolle vs Unterwerfung
Achse IV:	**Struktur**	u. a. Selbstregulierung, Bindung
Achse V:	**Psychische und Psychosomatische Störungen nach ICD-10**	*Achse Va:* Psychische Störungen (Kapitel V der ICD-10) *Achse Vb:* Persönlichkeitsstörungen (Kategorien F60 und F61 der ICD-10) *Achse Vc:* Somatische Erkrankungen (andere Kapitel der ICD-10)

Gesamtbereich der Erkrankungen. Die ICD-6 war jedoch durch eine geringe Akzeptanz auf Seiten der Anwender gekennzeichnet. Diese beruhte u. a. auf den nicht von allen akzeptierten Annahmen hinsichtlich ätiologischer Konzepte einzelner Störungsgruppen sowie mangelhafter Definitionen und Beschreibungen einzelner Erkrankungen. Während die **ICD-7** gegenüber ihrem Vorgänger weitgehend unverändert blieb, gingen der Publikation der **ICD-8** im Jahre 1965 umfangreiche Vorarbeiten voraus. Zu nennen ist insbesondere der sog. **Stengel-Report**, der im Auftrag der WHO vorgelegt worden ist. In der Arbeitsgruppe wurden 38 Klassifikationssysteme bewertet und Empfehlungen für Weiterentwicklungen des ICD-Systems gemacht. Die Kritikpunkte des **Stengel-Reports** lassen sich wie folgt zusammenfassen (Stengel 1959):

- Allgemeine Unzufriedenheit mit dem Zustand psychiatrischer Klassifikationen in allen Mitgliedsländern der WHO (u. a. Kritik an den ätiologischen Implikationen der diagnostischen Begriffe),
- Vorschlag, ätiologische Schlussfolgerungen aus den Definitionen zu entfernen,
- Vorschlag zur Einführung operationaler Definitionen.

Diese Empfehlungen wurden bei der **Entwicklung der ICD-8 und ICD-9** dann nur unbefriedigend umgesetzt. Die **Notwendigkeit einer Revision der ICD-9** ergab sich dann konsequenterweise, wobei zusätzlich verschiedene **inhaltliche Gründe** zu berücksichtigen waren:

- Die ICD lag nicht nur für den Bereich psychischer Störungen vor, sondern umfasste das Gesamtspektrum von Erkrankungen, für die generell ein Revisionsbedarf bestand.
- Seit der Einführung der ICD-9 wurde eine Vielzahl von Forschungsergebnissen publiziert, die eine Revision nahelegten (vor allem epidemiologische Studien, Evaluierungsstudien zu diagnostischen Kategorien, Reliabilitätsstudien).
- Seit Einführung des DSM-III war eine Veränderung diagnostischer Konzepte eingetreten, die die ICD-9 nicht mehr zeitgemäß und „konkurrenzfähig" erscheinen ließ.

Darüber hinaus wurde an der ICD-9 eine Reihe **formaler wie methodischer Aspekte** als kritisch angesehen (s. o. sowie Stieglitz 2000), wie sie von Wittchen und Schulte (1988) zusammengestellt wurden. Zu nennen sind hier u. a.

- Unklarheit über die eine Diagnose definierenden Symptome und deren Zusammenhang,
- mangelnde Begriffsschärfe mit z. T. großem Interpretationsspielraum,
- Überschneidung von einigen diagnostischen Kategorien,
- unsystematischer Wechsel verschiedener theoretischer Ansätze in der Struktur der ICD-9,
- keine klaren Aussagen bezüglich der Handhabung wichtiger klinischer Phänomene wie das gleichzeitige Auftreten verschiedener Störungen bei demselben Patienten.

Diese Überlegungen und Kritikpunkte waren Ausgangspunkt der Revision der ICD-9. Die darauf folgende ICD-10 ist das Ergebnis einer umfassenden Reihe von Konsultationen von mehreren 1000 psychiatrischen Experten aus den damals 52 Mitgliedsländern der WHO über einen Zeitraum von sechs Jahren. Der **Entwicklungsprozess der ICD-10** zentrierte sich dabei um die „Klinisch-diagnostischen Leitlinien". Die verschiedenen Entwürfe dieser Leitlinien zirkulierten in allen nationalen psychiatrischen Gesellschaften mit der Aufforderung, Kommentare und Rückmeldungen zu geben, und wurden zudem in den nationalen, aber insbesondere internationalen Feldstudien erprobt. Die bis heute gültige Version ist das Ergebnis dieser umfassenden Bemühungen. Die ICD-10 beansprucht nicht, den aktuellen Kenntnisstand über Störungen darzustellen. Vielmehr bildet sie eine Zusammenstellung von Symptomen und Kommentaren in Übereinstimmung von Experten aus verschiedenen Ländern (vgl. auch Dilling et al. 1994b). Dies kann sicherlich als ein Hauptkritikpunkt an der ICD-10 angesehen werden. So weisen First und Pincus (1999) darauf hin, dass das Rationale für die Kriteriensets im Gegensatz zum DSM-System nirgends dokumentiert wurde. Der Entwicklungsprozess des Kapitel F (V) war zudem eingebettet in eine Gesamtrevision der ICD-10, in die auch alle anderen Disziplinen der Medizin einbezogen wurden, wenngleich die innovativsten Veränderungen (u.a. Operationalisierte Diagnostik) lediglich für die psychischen Störungen vorliegen (s.a. Abbildung 4.20).

4.3.4.3 Klassifikationssysteme der American Psychiatric Association (APA)

Die Entwicklung der Klassifikationssysteme der American Psychiatric Association (APA) ist im Wesentlichen bestimmt worden durch die **Kritik an den verschiedenen Versionen der ICD**. Aufgrund unterschiedlicher psychiatrischer Diagnosenkonzepte und deren praktische Anwendung in den USA im Vergleich zu anderen Ländern wurde von der APA bereits frühzeitig ein eigenes System entwickelt, das **Diagnostic and Statistical Manual of Mental Disorders** (DSM, DSM-I, 1952; DSM-II, 1967; vgl. Kapitel 3). Parallel dazu wurde in den USA 1978 eine modifizierte Version der ICD-9 vorgelegt, die sog. **Clinical Modification of ICD-9** (ICD-9-CM), mit der Begründung, dass die ICD-9 in der klinischen Anwendung zu wenig differenziert sei und man für bestimmte Störungsgruppen präzisere Kodierungen benötige.

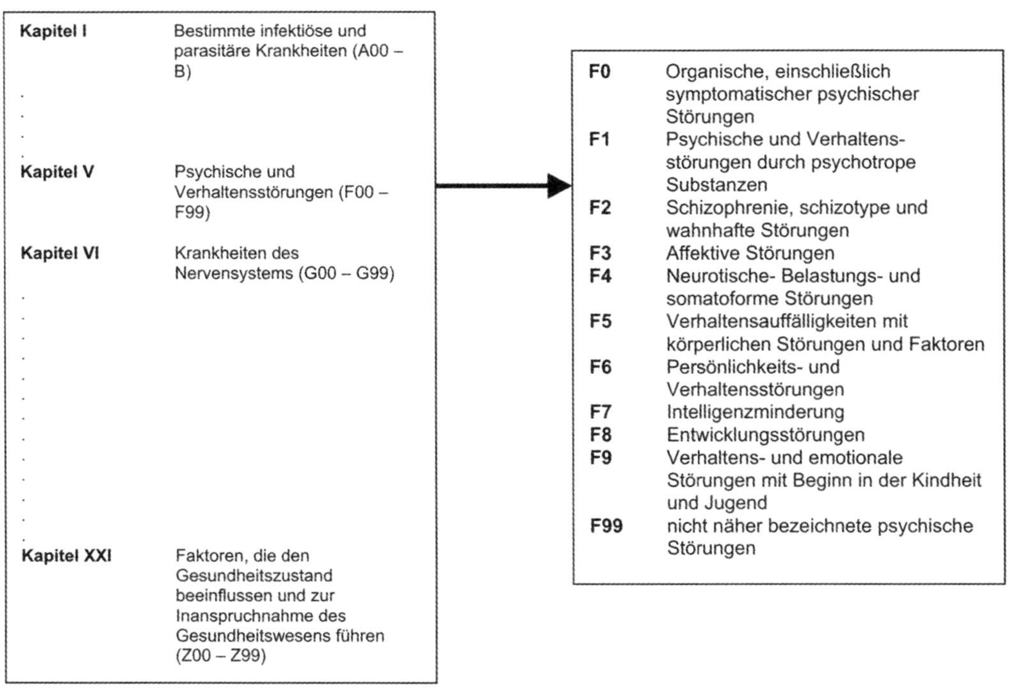

Abb. 4.20: Einordnung des Kapitels V(F) in die Gesamt-ICD-10

Die ICD-9-CM stellt bis zum heutigen Tag die Grundlage für Statistiken in den Vereinigten Staaten dar. So wurde zum Beispiel der vierstellige ICD-9-Code auf einen fünfstelligen Code erweitert resp. andere Klassifikationsnummern vergeben (z. B. 296.0 manische Störung, Einzelepisode, 296.1 manische Störung, Rezidivepisode). Wesentliche **Argumente gegen die ICD** betrafen zudem eine nicht ausführliche Beschreibung von Einzelstörungen, eine unzureichende Berücksichtigung empirischer Forschungsergebnisse und eine Nicht-Berücksichtigung neuerer methodischer Entwicklungen (z. B. diagnostische Kriterien, multiaxiale Beschreibung). Diese Kritikpunkte sowie der Einfluss der sog. **St. Louis-** oder **Feighner-Kriterien** (Feighner et al. 1972) und der **Research-Diagnostic-Criteria** (RDC; Spitzer et al. 1978), den ersten operational definierten Diagnosensystemen für Forschungszwecke, waren Ausgangspunkt für die Entwicklung des **DSM-III**, das als eigentlicher **Meilenstein in der Entwicklung aktueller Klassifikationssysteme** angesehen werden kann (s. a. Kapitel 3). Kein System hat die Forschung so stark beeinflusst wie dieses neue System und auch die mittlerweile adaptierte Forschungskriterienversion der ICD-10 hat bisher große Probleme, die gleiche Akzeptanz zu finden. Bestimmte Störungen wie PTBS, soziale Phobie oder auch BPS haben durch die erstmalige Operationalisierung im DSM-III zwischenzeitlich eine herausragende Bedeutung gewonnen.

Der Herausgabe des Systems ging ein aufwendiger Entwicklungsprozess voraus, erstmalig auch unter Einbeziehung von Feldstudien der verschiedenen Entwürfe. Das DSM-III unterscheidet sich von seinen Vorläufern, wie auch der ICD-9, u. a. durch verschiedene wesentliche Neuerungen, wie sie in Tabelle 4.41 enthalten sind. **Grundlage dieser Re-**

Tab. 4.41: Ziele und Merkmale der Versionen des DSM seit DSM-III (1980) modifiziert nach Margraf (1994)

Ziele	• brauchbar für Therapie und Administration unter verschiedenen klinischen Bedingungen • hinreichende Reliabilität • annehmbar für Praktiker und Forscher verschiedener theoretischer Orientierung • Verzicht auf unbewiesene theoretische Annahmen • möglichst kompatibel mit ICD-9 • Konsens über zuvor widersprüchlich verwendete klinische Begriffe • Verzicht auf tradierte Begriffe (z. B. Neurose) • Übereinstimmung mit Forschungsergebnissen zur Validität diagnostischer Kategorien • brauchbar für die Kennzeichnung von Patienten in Forschungsprojekten
Merkmale	• deskriptiver Ansatz (weitgehend atheoretisch): Störungsdefinition durch klinische Merkmale • Darstellung klinischer Merkmale auf möglichst niedrigem Niveau von Schlussfolgerungen • Gliederung von Störungen ohne bekannte Ätiologie aufgrund gemeinsamer Merkmale • modernes Konzept psychischer „Störungen" (keine Diskontinuität) • Klassifikation von Störungen, nicht Individuen • Einführung spezifischer inhaltlicher und zeitlicher Diagnosekriterien (Operationalisierung) • Betonung offen erfassbarer Verhaltensweisen • detaillierte und systematische Beschreibung der einzelnen diagnostischen Kategorien • Konzept multipler Diagnosen statt Störungshierarchie (Komorbidität) • Konzept der Multiaxialität

vision war die Berücksichtigung des gegenwärtigen Kenntnisstandes über psychische Störungen, eine weitgehende Kompatibilität mit der ICD-9 und eine Anwendung im Bereich der Klinik, der Forschung sowie im Hinblick auf administrative Fragestellungen. Bei der **revidierten Fassung DSM-III-R** wurden die Grundgedanken des DSM-III weitgehend weiterverfolgt und zusätzlich jedoch präzisiert. Als Neuerung und Erweiterung sind insbesondere die weitgehende Aufgabe sog. diagnostischer Hierarchie-Regeln und damit die **Einführung des Komorbiditätsprinzips** zu nennen, die Erweiterung der Klassifikation durch Schweregradbeurteilungs- und Remissionskriterien, eine Reihe diagnosenspezifischer Veränderungen (u.a. Differenzierung einzelner Störungsgruppen, Veränderung diagnostischer Kriterien) sowie die Aufnahme neuer Störungsgruppen (z.B. körperdysmorphe Störungen). Gerade der letzte Aspekt ist insbesondere beim Vergleich der verschiedenen Versionen des DSM von Bedeutung. Es lässt sich eine **zunehmende Ausweitung des Diagnosenspektrums** feststellen (s.o.). Auch die Entwicklung des DSM-IV und deren Publikation im Jahre 1994 waren wie die Vorgänger DSM-III und DSM-III-R mit umfangreichen und aufwendigen Entwicklungsprozeduren verbunden.

Der **Entwicklungsprozess des DSM-IV** basiert auf umfangreichen Literaturreviews, der Datenanalyse von zum Teil nicht publizierten Daten und insbesondere dem Ergebnis von zwölf Feldstudien in mehr als 70 Zentren, in denen über 6.000 Patienten untersucht worden sind. Die Kriterien für die Änderungen waren deutlich restriktiver als noch bei der Entwicklung des DSM-III und DSM-III-R. Wesentliche Kriterien waren eine optimale Balance mit der bisherigen Entwicklung der beiden Vorgänger, ein Vergleich mit dem Entwurf der ICD-10 sowie den Ergebnissen der Literatur- und Datenanalysen und den Ergebnissen der Feldstudien. Der gesamte Prozess wurde in fünf Bänden, den sog. **„Source-Books"**, dokumentiert und somit für den Anwender nachvollziehbar gemacht, was im Gegensatz zu der Entwicklung der ICD-10 als ein deutlicher Vorteil zu bewerten ist. So finden sich im Band 1 (APA 1994c) z.B. zu den schizophrenen Störungen die Literaturreviews zu den für diese Störungsgruppe relevanten Themenbereichen (u.a. Symptomatologie, Subtypisierung, Unterscheidung Negativ- versus Positiv-Symptomatik, Beginn und Verlauf der Störungen). Die einzelnen Reviews schließen jeweils mit Empfehlungen, die in die Revision des DSM-III-R eingeflossen sind (vgl. zur Entwicklung auch Widiger et al. 1990; Frances et al. 1990). Eine deutschsprachige Bearbeitung des DSM-IV wurde von Saß et al. (1996) herausgegeben, ebenso ein Band, der nur die diagnostischen Kriterien enthält (Saß et al. 2003).

Zur Überbrückung der Zeit bis zur Herausgabe des DSM-V, die für 2006 geplant war, vermutlich aber jetzt erst 2011 erfolgen wird, wurde von der APA eine sog. Textrevision herausgegeben, genannt **DSM-IV-TR** (TR: Text Revision; dt. Saß et al. 2003). Ziel dieser Textrevision war es, Fehler und Ungenauigkeit zu korrigieren und aktuelle Forschungsergebnisse zu den Begleitinformationen zu ergänzen (z.B. Komorbidität, Prävalenz). Änderungen der Kriterien wurden kaum vorgenommen. In einem separaten Anhang des Manuals finden sich die wesentlichen Änderungen.

4.3.4.4 Gegenüberstellung aktueller Klassifikationssysteme

Nachfolgend sollen die allgemeinen Grundkonzepte sowie Unterschiede zwischen den aktuellen Klassifikationssystemen herausgearbeitet werden.

ICD-10 und DSM-IV sind beide einem sog. **atheoretischen, deskriptiven Ansatz** verpflichtet. Entsprechend dem unbefriedigenden Wissensstand über psychische Störungen versuchen beide, ätiologische Annahmen (von wenigen Ausnahmen abgesehen) sowie diagnostische Hierarchieregeln aufzugeben, um eine möglichst präzise und umfassende Beschreibung von Patienten gewährleisten zu können. Diese sollen dann als Ausgangspunkt empirischer Studien dienen können. Das Postulat eines atheoretischen Ansatzes ist jedoch nur z.T. eingehalten worden, da eine Reihe von Annahmen in die Entwicklung eingegangen sind (z.B. Kategorien als theoretische Annahmen über die Art der Störungen, Symptome als Zeichen von Störungen, polythetischer Ansatz; zur allgemeinen Kritik vgl. auch Hoff 1998).

(1) **ICD-10**

Die Einführung der ICD-10 ist mit wesentlichen Veränderungen gegenüber ihrem Vorgänger, der ICD-9, verbunden. Diese lassen sich unterteilen in formale und konzeptuelle Veränderungen. Zu den **formalen Änderungen** lassen sich u.a. zählen:

- die Einführung einer operationalisierten Diagnostik mit der Einführung von Symptom-, Zeit- und Verlaufskriterien und entsprechenden Algorithmen zur Diagnosenstellung,

Tab. 4.42: Gegenüberstellung der diagnostischen Hauptgruppen der ICD-10 und des DSM-IV

ICD-10		**DSM-IV**
F0	Organische, einschließlich symptomatischer psychischer Störungen	Delir, Demenz, Amnestische und andere kognitive Störungen
F1	Psychische und Verhaltensstörungen durch psychotrope Substanzen	Störungen im Zusammenhang mit psychotropen Substanzen
F2	Schizophrenie, schizoptype und wahnhafte Störungen	Schizophrenie und andere psychotische Störungen
F3	Affektive Störungen	Affektive Störungen
F4	Neurotische, Belastungs- und somatoforme Störungen	Angststörungen Anpassungsstörungen Somatoforme Störungen Dissoziative Störungen
F5	Verhaltensauffälligkeiten in Verbindung mit körperlichen Störungen oder Faktoren	Essstörungen Schlafstörungen
F6	Persönlichkeits- und Verhaltensstörungen	Sexuelle und Geschlechtsidentitätsstörungen Vorgetäuschte Störungen Störungen der Impulskontrolle, nicht andernorts klassifiziert Persönlichkeitsstörungen
F7	Intelligenzminderung	
F8	Entwicklungsstörungen	
F9	Verhaltens- und emotionale Störungen mit Beginn in der Kindheit und Jugend	Störungen, die gewöhnlich zuerst im Kleinkindalter, in der Kindheit oder Adoleszenz diagnostiziert werden
F99	Nicht näher bezeichnete psychische Störungen	

F3 Affektive Störungen

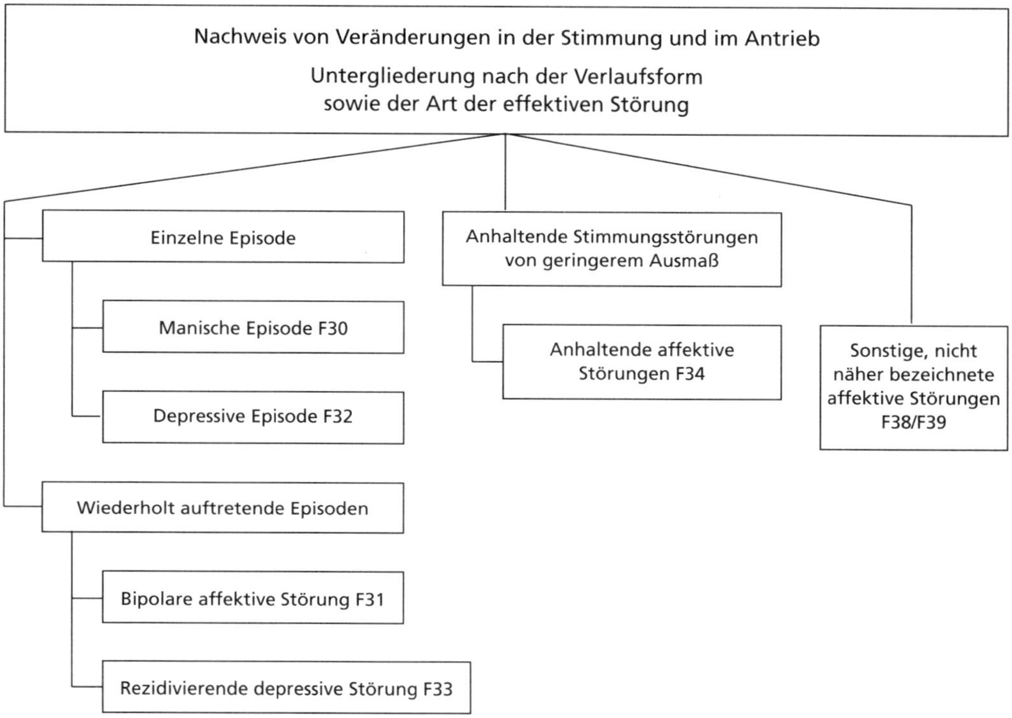

F4 Neurotische, Belastungs- und somatoforme Störungen

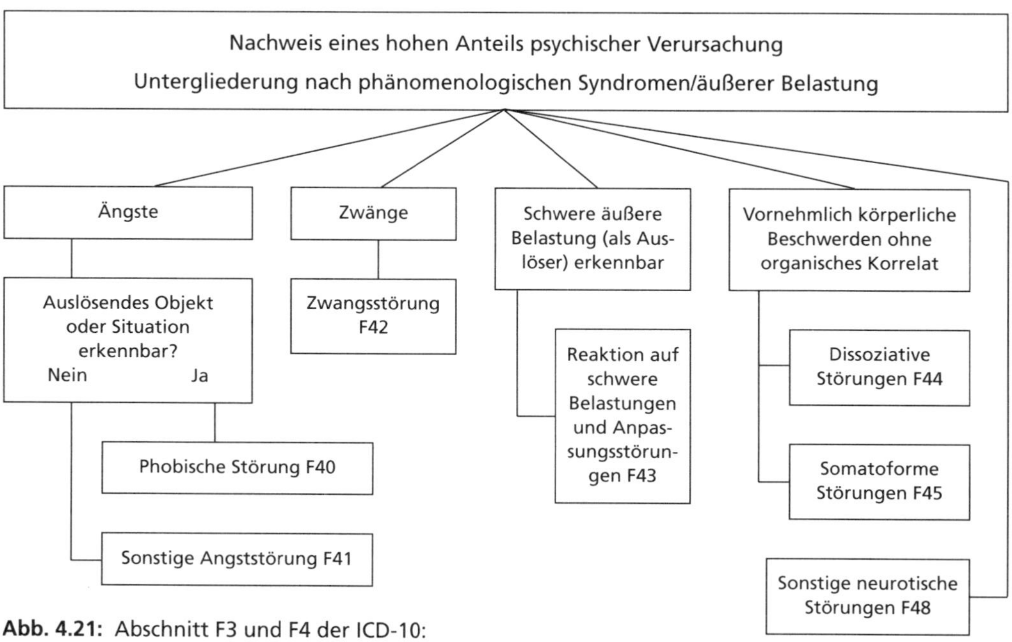

Abb. 4.21: Abschnitt F3 und F4 der ICD-10: Übersicht (nach Malchow et al. 1995)

- die Neustrukturierung des Systems in insgesamt zehn Hauptgruppen (vgl. Tabelle 4.42),
- Bildung der Hauptgruppen anhand gemeinsamer Merkmale, Phänomene etc. (vgl. Beispiel in Abbildung 4.21),
- die Vorteile eines offenen Systems mit der Möglichkeit der Ergänzung von weiteren Störungsgruppen in den kommenden Jahren, ohne die Notwendigkeit, das gesamte System grundlegend zu verändern, sowie
- die Entwicklung verschiedener Versionen für unterschiedliche Anwendungsbereiche (s. u.).

Zu den **konzeptuellen Veränderungen** sind u. a. zu rechnen:

- eine veränderte Begrifflichkeit (z. B. Aufgabe des Begriffs der Neurose/Psychose bzw. psychogen/psychosomatisch als Einteilungskriterium), Verwendung des Begriffs Störung für Krankheit und der damit verbundenen Aufgabe des Neurosenmodells und des Endogenitätsprinzips bei der Einteilung psychischer Störungen),
- die Neugruppierung von Störungsgruppen (z. B. Zusammenfassung von Störungen mit gleichem Erscheinungsbild wie die depressiven Störungen in Abschnitt F3 oder Störungen durch psychotrope Substanzen im Abschnitt F1: s. a. Beispiele in Abbildung 4.21),
- der Versuch einer möglichst umfassenden Kennzeichnung einzelner Störungsgruppen durch differenzierte Kodierungen (je nach Störungsgruppe hinsichtlich Schweregrad oder Verlauf),
- die Einführung des Komorbiditätsprinzips und
- die Einführung eines multiaxialen Ansatzes.

Auf die **begrifflichen Änderungen** soll an dieser Stelle etwas genauer eingegangen werden. Viele bis heute im klinischen Alltag gebräuchliche Begriffe finden sich in der ICD-10 (meist auch im DSM-IV) nicht wieder (s. a. Schramm 2005):

- **neurotisch:** kein Einteilungskriterium mehr; nur noch deskriptiv verwendet im Abschnitt F4 „Neurotische, ...“; indirekt im Konzept der Dysthymie enthalten, die eine hohe Affinität zur neurotischen Depression in der ICD-9 aufweist,
- **psychotisch:** kein Einteilungskriterium mehr, sondern als phänomenologischer Begriff zur Kennzeichnung von Wahn und Halluzinationen bei der schweren depressiven und manischen Episode,
- **reaktiv:** kein Einteilungskriterium mehr, keine Erwähnung in der ICD-10 und im DSM-IV-TR; inhaltlich vorhanden im Zusammenhang mit der Anpassungsstörung der ICD-10 und als Möglichkeit der Kennzeichnung mittels der sog. Z-Kodierung (s. o.),
- **endogen:** als Begriff nicht mehr vorhanden, jedoch inhaltlich in der ICD-10 unter den sog. somatischen Symptomen bzw. den melancholischen Symptomen des DSM-IV-TR noch enthalten
- **psychogen:** in der ICD-10 kein Einteilungskriterium mehr, da mit bestimmter Ätiologie verbunden; wenn genannt, dann nur hinweisenden Charakter auf psychologische Einflüsse,
- **primär/sekundär:** keine Erwähnung in beiden Systemen,
- **unipolar/bipolar:** unipolar als Begriff nicht enthalten, aber inhaltlich bei den affektiven Störungen durch singuläre Episode.

Tab. 4.43: Struktur der ICD-10 (Zentralinstitut für die kassenärztliche Versorgung in der Bundesrepublik Deutschland 1997)

ICD-10	Beispiel
Kapitel	FV Psychische und Verhaltensstörungen (F00–F99)
Gruppen	F3 Affektive Störungen
Kategorien	F32 depressive Episode
Subkategorien	F32.0 leichte depressive Episode

Eine wesentliche Neuerung gegenüber der ICD-10 stellt das sog. **offene alphanumerische System** dar. Die psychischen Störungen sind durch den Buchstaben F gekennzeichnet. Die einzelnen Hauptstörungsgruppen finden sich in hierarchischer Reihenfolge in arabischen Ziffern. Zur Kodierung von Störungen werden unterschiedliche Ebenen vorgegeben. Wesentlich für die gesamte ICD-10 (nicht nur für die psychischen Störungen) ist zunächst die vereinheitlichte Begrifflichkeit zur Kennzeichnung der verschiedenen Ebenen, wie sie in Tabelle 4.43 enthalten sind. Die höchste Ebene ist das sog. Kapitel, die niedrigste Ebene die Subkategorie. Bezogen auf das Kapitel der psychischen Störungen finden sich jedoch z.T. noch weitere Subdifferenzierungen, wie man aus Tabelle 4.44 ersehen kann. Es wird von sog. **Kodierungsebenen** von ein- bis maximal sechsstellig ausgegangen. In Tabelle 4.45 ist dies in Bezug auf die schizophrenen Störungen dargestellt. Bezogen auf die fünfstellige Ebene zeigen sich dann zwischen den einzelnen Störungen große Unterschiede. Die Kennzeichnung kann sich auf psychopathologische Aspekte beziehen, auf den Schweregrad oder den Verlauf (s. Tabelle 4.46).

Der theoretisch mögliche Bereich zur Unterscheidung von Störungen liegt zwischen F00.00 und F99.99, d.h. ermöglicht etwa 1.000 Unterscheidungen. Zum gegenwärtigen Zeitpunkt sind etwa 40 % der Stellen für Störungen bereits vergeben. Entsprechend dem Grundkonzept, das System nicht alle zehn Jahre völlig neu zu überarbeiten, sind

Tab. 4.44: Kodierungsebenen psychischer Störungen in der ICD-10 (modifiziert nach Baumann und Stieglitz 2005)

Kodierungsebene	Kodierung	Bedeutung
1-stellig	F	Hinweis auf das Vorliegen einer psychischen Störung (hier F: Psychische und Verhaltensstörungen)
2-stellig	Fa	Gruppe, Hinweis auf als zusammengehörig anzusehende Störungen (Beispiel: F3 Affektive Störungen)
3-stellig	Fab	Kategorie, Kennzeichen der einzelnen Störungsgruppe (Beispiel: F32 depressive Episode)
4-stellig	Fab.c	Spezifizierung der Subgruppe hinsichtlich unterschiedlicher Kriterien wie z. B. – Erscheinungsbild (Beispiel: F40.1 Soziale Phobie) – Schweregrad (Beispiel: F32.1 mittelgradig depressive Episode)
5-stellig	Fab.cd	Zusatzspezifikation hinsichtlich unterschiedlicher Kriterien (vgl. Tabelle 4.48)
6-stellig	Fab.cde	Zusatzspezifikation hinsichtlich unterschiedlicher Kriterien (nur bei einigen Störungen)

Tab. 4.45: Kodierungsebenen in der ICD-10 am Beispiel der Schizophrenie

Ebene	Kodierung	Bezeichnung
2-stellig	**F2**	**Schizophrenie, schizotype und wahnhafte Störungen**
3-stellig	F2**0**	**Schizophrenie**
4-stellig	F20.**0**	**paranoide** Schizophrenie
5-stellig	F20.0**0**	paranoide Schizophrenie, **kontinuierlicher Verlauf**

Tab. 4.46: Beispiele für Spezifizierungen an der 5. Stelle in der ICD-10

Spezifizierung	Kodierung	Beispiele
Psychopathologie		
– allgemein	F06.**30**	organische **manische** Störung
– Spezifizierung Wahn	F31.**51**	gegenwärtig schwere depressive Episode mit **parathymer** psychotischer Symptomatik
– Spezifizierung des psychotischen Zustandbildes	F10.**50**	Störung durch Alkohol, psychotische Störung, **schizophreniform**
– somatische Begleitsymptomatik	F32.**00**	leichte depressive Episode **mit somatischen Symptomen**
Komplikation	F10.**01**	Störung durch Alkohol, akute Intoxikation, **pathologischer Rausch**
Schweregrad	F41.**00**	Panikstörung, **mittelgradig**
Verlauf	F20.**01**	paranoide Schiziphrenie, **episodisch mit zunehmenden Residuum**
Belastung	F23.**21**	akute schizophreniforme psychotische Störung **mit akuter Belastung**

diese Stellen frei für Störungen, die sich im Laufe der nächsten Zeit als empirisch begründbar und bedeutsam erweisen werden.
Grundprinzip der ICD-10 ist eine möglichst **differenzierte Kennzeichnung von Störungen**. Diese Beschreibung und Differenzierung erfolgt im Wesentlichen im Hinblick auf das Erscheinungsbild einer Erkrankung, den Schweregrad oder den Verlauf. In Tabelle 4.47 ist dies nochmals am **Beispiel der depressiven Episode** demonstriert. Bei der einzelnen depressiven Episode (F32.x) wird auf der untersten Ebene zunächst geprüft, ob die Kriterien einer depressiven Episode erfüllt sind und gleichzeitig über die Anzahl erfüllter Kriterien der Schweregrad festgelegt. Auf der nächsten Ebene wird für die leichte und mittelgradige depressive Episode geprüft, ob die Kriterien für das somatische Syndrom erfüllt sind, für die schwere depressive Episode, ob psychotische Symptome vorliegen oder nicht. Handelt es sich um eine Erstmanifestation ohne manische Symptomatik in der Vergangenheit, wird eine einzelne Episode kodiert (F32.x), bei wiederholten Episoden eine rezidivierende Störung (F33.x). Je mehrstelliger die Kodierung erfolgt, umso präziser ist also die Charakterisierung eines einzelnen Patienten. Die Wahl einer bestimmten Differenzierung ist abhängig von der jeweiligen Störungsgruppe. So erfolgt die Differenzierung im Bereich der schizophrenen Störungen anhand des Verlaufs, im Bereich der affektiven Störungen anhand des Schweregrades. Die ICD-10 ist somit im Vergleich zum DSM-System durch die gewählte Systematik stringenter aufgebaut, besser verständlich und damit auch leichter lernbar.
Auf einen weiteren wichtigen Aspekt sei an dieser Stelle hingewiesen. Wie man aus Tabelle 4.48 erkennen kann, sind die Störungen nicht nach einheitlichen Vorgaben operationalisiert. So gilt es bei einigen Störungen, zunächst bestimmte Eingangskriterien zu erfüllen (z. B. Persönlichkeitsstörungen), bei anderen gilt es, aus einer Symptomliste Kriterien mit gleicher Gewichtung auszuwählen (z. B. Manische Episode).
Eine weitere wichtige Neuerung gegenüber ihrem Vorgänger sind die **verschiedenen Versionen der ICD-10** (vgl. Tabelle 4.49). Dies ergibt sich zum einen aus dem Grundkonzept der ICD-10 als einem internationalen Klassifikationssystem, das von der Weltge-

sundheitsorganisation (WHO) herausgegeben wird. Die Entwicklung der verschiedenen Versionen der ICD-10 lässt sich daher aus verschiedenen Blickwinkeln begründen:

- Internationale Kommunikation über Morbiditäts- und Mortalitätsstatistiken,
- Referenzklassifikation für nationale und andere psychiatrische Klassifikationen,
- Anwendung in der Forschung,
- Anwendung in der klinischen Routine sowie
- Anwendung in der psychiatrischen Ausbildung.

Zudem wird die Akzeptanz des Systems durch die Anwender verschiedener Nationalitäten wie Kulturen gefordert, eine leichte Verständlichkeit sowie ein leichter Gebrauch und damit verbunden auch eine leichte Übersetzbarkeit in verschiedene Sprachen. Zudem wird eine Anwendbarkeit in verschiedenen Bereichen durch unterschiedliche Berufsgruppen angestrebt. Entsprechend dieser Überlegungen wurde eine sog. **„Family of Instruments“** entwickelt (vgl. Tabelle 4.49), deren Kernstück die klinisch-diagnostischen Leitlinien und die Forschungskriterien bilden.

Die **klinisch-diagnostischen Leitlinien** (Dilling et al. 1991) lassen sich u.a. wie folgt charakterisieren:

- Sie sind gedacht für den allgemeinen Gebrauch in der Klinik und in den Gesundheitsdiensten, für Ausbildungszwecke und den klinischen Unterricht,
- Trotz Operationalisierung der Störung besteht eine gewisse Flexibilität. Bei den diagnostischen Entscheidungen (= klinisch), insbesondere bei den Zeitkriterien („Der

Tab. 4.47: Kodierungsebenen am Beispiel depressiver Störungen in der ICD-10 und dem DSM-IV: mittelgradige depressive Episode

Ebene	ICD-10		DSM-IV	
2-stellig	F3	Affektive Störungen	Affektive Störungen	
3-stellig	F3**2**	depressive Episode	**296**	Major Depression
4-stellig	F32.**1**	mittelgradige depressive Episode	296.**2**	Major Depression, einzelne Episode
5-stellig	F32.1**1**	mit somatischen Symptomen	296.2**2**	mittelschwer

Tab. 4.48: Unterschiede in der Operationalisierung der Störungen

	Beispiele
Bestimmte Anzahl von Symptomen	
• aus Gesamtmenge	F30.1 Manie ohne psychotische Symptome: mindestens 3 von 9 Symptomen
• aus Teilmenge	F45.0 Somatisierungsstörung: mindestens 6 Symptome aus mindestens 2 verschiedenen Gruppen (z.B. gastro-intestinal, kardio-vaskulär)
Erfüllen von Eingangskriterien	F44.x dissoziative Störungen, F60.x Persönlichkeitsstörungen
unterschiedlich gewichtete Symptomgruppen	F20 Schizophrenie: 2 Gruppen von Symptomen, unterschiedlich relevant
gleich gewichtete Symptomgruppen	F90.0 einfache Aktivitäts- und Aufmerksamkeitsstörung: 3 Bereiche Unaufmerksamkeit, Überaktivität, Impulsivität

Kliniker soll sich sein eigenes klinisches Urteil über die Angemessenheit einer Diagnose bilden, auch wenn die Dauer eines Symptoms etwas kürzer oder länger ist als angegeben"; 1. Auflage, S. 156).

Die **Forschungskriterien (heute: Diagnostische Kriterien für Forschung und Praxis)** lassen sich u. a. wie folgt kennzeichnen:

- primär für die Forschung konzipiert,
- kompatibel mit Leitlinien hinsichtlich Kodierung, aber restriktiver und präziser, weniger Spielraum für klinische Entscheidungen.

Nicht als eigenständige Version kann der sog. **Taschenführer** angesehen werden. Er dient der weiteren Vereinfachung der klinischen Anwendung der ICD-10 und enthält als Kernstück die diagnostischen Forschungskriterien (grau hinterlegt), sowie die Anhänge der Leitlinien und der Forschungskriterien sowie weiterhin Anmerkungen und Kommentare zu besonderen Diagnosen und eine Gegenüberstellung von ICD-9 und ICD-10 (zum Vergleich der Anhänge der verschiedenen ICD-10 Versionen s. a. Tabelle 4.50). Zur **ICD-10 Familie** im weiteren Sinne gehört auch die sog. **International Classification of Functioning, Disability and Health** (ICF), die wie die ICD-10 selbst auch in einem langjährigen Prozess entwickelt wurden (deKleijn-deVrankrijker 2003). Die ICF bieten ein Rahmenmodell und eine gemeinsame Sprache zur Beschreibung von Gesundheit und damit verbundenen Aspekten aus unterschiedlichen Perspektiven: Körper, Individuum und Gesellschaft. Der Begriff **„functioning"** umfasst Körperfunktionen, -strukturen, Aktivitäten und Teilnahme an Aktivitäten, **„disability"** Beeinträchtigungen, Aktivitätseinschränkungen und Begrenzung von Teilnahme an Ereignissen. In Tabelle 4.51 sind die zentralen Aspekte dieser Klassifikation, die nicht nur für die psychischen Störungen gilt, enthalten.

(2) DSM-IV

Das DSM-IV wurde in enger Kooperation der ADAMHA (Alcohol, Drug, Abuse and Mental Health Administration) der USA mit den entsprechenden Gremien in der WHO entwickelt. Von daher ist die Übereinstimmung mit der ICD-10 in den Grundkonzeptionen relativ deutlich. Dies betrifft, wie bereits oben ausgeführt, die Orientierung an einem deskriptiven, theoriefreien Ansatz und dem Ziel einer möglichst differenzierten Beschreibung einzelner Störungsgruppen, die im DSM-IV entweder unter Schweregradsge-

Tab. 4.49: Versionen und Begleittexte zur ICD-10

ICD-10 Versionen	
Kurzfassung	DIMDI (2001)
Klinisch-diagnostische Leitlinien	Dilling et al. (2004)
Forschungskriterien	Dilling et al. (2000)
Taschenführer	Dilling und Freyberger (2006)
Primärversorgung	Müssigbrodt et al. (2000)
Multiaxiales System	Siebel et al. (1997)
Tutorial	Malchow und Dilling (1995)
Crosswalks	Freyberger et al. (1993a, b) Schulte-Markwort et al. (2002)
Lexikon	Dilling (2002)
Fallbücher	Freyberger und Dilling (1999) Dilling (2000) Zaudig et al. (2000)

sichtspunkten oder Verlaufsaspekten erfolgt. Ebenfalls bleibt das DSM-IV wie der Vorgänger DSM-III-R einem multiaxialen Ansatz verpflichtet. Wie bereits oben ausgeführt, blieb die generelle Tendenz für Veränderungen eher konservativ, d. h. die Schwelle wurde gering gehalten, und durch die Veränderung von Begriffen oder lediglich bestimmter Kriterien war eher die elementare Ebene betroffen. So taucht z. B. im Bereich der organischen Störungen dieser Begriff jetzt nicht mehr auf und wird jetzt als „Delir, Demenz und andere kognitive Störungen" bezeichnet. Die Bezeichnung von Abschnitten wurde vereinfacht, z. B. „Angststörungen" statt „Angststörungen (oder Angst- und phobische Neurose)". Von daher gesehen sind die Änderungen insgesamt eher als gering einzustufen. Als neu und wichtig herauszustellen ist dagegen die Einführung sog. **Kriterien für die klinische Relevanz von Symptomen** resp. Störungen. In den meisten Kriteriensets finden sich Hinweise darauf, ab wann ein Symptom als klinisch bedeutsam anzusehen ist, was im

Tab. 4.50: Anhänge der verschiedenen Versionen der ICD-10

<table>
<tr><th></th><th>Leitlinien</th><th>Forschungs-kriterien</th><th>Taschen-führer</th></tr>
<tr><td>Liste von Erkrankungen und Bedingungen aus anderen Kapiteln der ICD-10</td><td bgcolor="#aaaaaa"></td><td></td><td bgcolor="#aaaaaa"></td></tr>
<tr><td>Z-Kodierungen</td><td bgcolor="#aaaaaa"></td><td></td><td bgcolor="#aaaaaa"></td></tr>
<tr><td>Vorläufige Kriterien für ausgewählte Störungen</td><td></td><td bgcolor="#aaaaaa"></td><td bgcolor="#aaaaaa"></td></tr>
<tr><td>Kulturspezifische Störungen</td><td></td><td bgcolor="#aaaaaa"></td><td bgcolor="#aaaaaa"></td></tr>
<tr><td>Bemerkungen zu ungeklärten Problemen</td><td></td><td></td><td bgcolor="#aaaaaa"></td></tr>
<tr><td>Referenztabellen ICD-9 vs. ICD-10</td><td></td><td></td><td bgcolor="#aaaaaa"></td></tr>
</table>

Tab. 4.51: Struktur der Internationalen Klassifikation der Funktionsfähigkeit, Behinderung und Gesundheit (ICF)

Teile	Komponenten	Konstrukte/Beurteilungsmerkmale
Teil 1: Funktionsfähigkeit und Behinderung	Komponente 1: Körperfunktionen und -strukturen	Veränderung der Körperfunktionen Veränderung der Körperstrukturen Leistungsfähigkeit Leistung
	Komponente 2: Aktivitäten und Partizipation	
Teil 2: Kontextfaktoren	Komponente 1: Umweltfaktoren	Förderfaktoren und Barrieren
	Komponente 2: Personenbezogene Faktoren	

Hinblick auf die Schwellendefinition von Störungen von großer Hilfe sein kann. So lautet z. B. das C-Kriterium der Major Depression „Die Symptome verursachen in klinisch bedeutsamer Weise Leiden oder Beeinträchtigungen in sozialen, beruflichen oder anderen wichtigen Funktionsbereichen“ (Saß et al. 1996, S. 388). Leider bleibt hinsichtlich der Interpretation dieser Begriffe ein relativ großer Interpretationsspielraum, da keine weiteren Definitionen und Operationalisierungen vorgenommen wurden.

Wie auch im Vorgänger DSM-III-R zeichnet sich das DSM-IV bezogen auf die einzelnen Störungen durch eine **klare Strukturierung der Darstellung innerhalb der einzelnen Störungsgruppen** aus. Bei den jeweiligen Störungsgruppen finden sich Aussagen zu diagnostischen Merkmalen, Subtypen und/oder Spezifizierung, zum Diagnoseprozess, zu Nebenmerkmalen und Störungen, spezifischen kulturellen, Alters- und Geschlechtsmerkmalen, Prävalenz, Verlauf (Ersterkrankungsalter, Art des Beginns, Episode versus kontinuierlicher Verlauf, einzelne oder wiederkehrende Episode), familiärer Häufung und zu Differentialdiagnosen. Wie auch beim DSM-III-R ist der diesmal sogar noch erweiterte, aus zehn verschiedenen Sektionen bestehende Anhang hervorzuheben, beginnend wiederum bei den Entscheidungsbäumen für Differentialdiagnosen, dem Glossar und insbesondere Veränderungen gegenüber dem Vorgänger und die Konvergenz zur ICD-10. Ebenfalls wurden im Anhang sog. **provisorische Diagnosen** resp. provisorische Achsen vorgeschlagen, für die es noch nicht genügend empirische Belege für die Aufnahme in das System gab, die jedoch als Vorschläge für Forschungsaktivitäten aufgenommen worden sind, um eventuell bei einer erneuten Revision hierfür genügend Daten zu haben und damit Entscheidungskriterien für die Beurteilung ihrer Relevanz zu liefern. Darunter sind eine Reihe unter konzeptuellen Überlegungen interessanter Störungsgruppen wie z. B. „Postpsychotische Depressive Störung bei Schizophrenie“ oder „Leichte Depressive Störung“. Letztere ist vor allen im nicht-stationären Bereich von Wichtigkeit, da verschiedene epidemiologische Studien haben zeigen können, dass gerade diese Patienten im ambulanten, vor allem auch hausärztlichen Bereich behandelt werden. Die depressive Störung im Anschluss an eine schizophrene Störung ist ebenfalls eine klinisch interessante Kategorie, die bereits in der ICD-10 eingeführt wurde.

Entsprechend dem Versuch einer weitgehenden Abstimmung in den Entwicklungsgremien von ICD-10 und DSM-IV sind die **Unterschiede** zwischen beiden Systemen grundsätzlich eher gering. Auf folgende **wesentliche Punkte** ist jedoch hinzuweisen:

- ICD-10 verfügt im Gegensatz zum DSM-IV über eine Vielzahl von unterschiedlichen Versionen entsprechend der unterschiedlichen Aufgabenstellung. Die größte Korrespondenz zum DSM-IV haben die sog. Forschungskriterien.
- Im Unterschied zum DSM-IV wird bei der ICD-10 nur ein drei Achsen umfassendes multiaxiales System gewählt. Die Achsen II und III des DSM-IV werden bei ICD-10 mit auf der Achse I kodiert, auf der alle Diagnosen aufgeführt sind.
- Im DSM-IV findet eine stärkere Operationalisierung der meisten Störungen im Hinblick auf die klinische Relevanz der Symptomatik statt (z. B. Funktionsbeeinträchtigungen).
- Das Ziel einer möglichst differenzierten Kodierung wird in der ICD-10 stärker umgesetzt. So gibt es z. B. für die Kodierung des Verlaufs schizophrener Störungen eine 5. Stelle, die bei DSM-IV fehlt, wo nur eine verbale Beschreibung des Verlaufs an die Diagnose angehängt werden kann.

Nach First und Pincus (1999) lassen sich beim Vergleich von ICD-10 und DSM-IV vier Kategorien unterscheiden:

(1) Störungen, die in einem System enthalten sind, nicht jedoch im anderen (z. B. Narzisstische Persönlichkeitsstörungen im DSM-IV, Neurasthenie in der ICD-10),
(2) Störungen, die im Wesentlichen in beiden Systemen identisch sind (z. B. undifferenzierte somatoforme Störung),
(3) Störungen, die in beiden Systemen enthalten sind mit eher willkürlichen Unterschieden (z. B. Posttraumatische Belastungsstörung),
(4) Störungen, die in beiden Systemen unterschiedlich sind aufgrund konzeptueller oder traditioneller Unterschiede (z. B. Schizophrenien).

Darüber hinaus gibt es eine Reihe von **Unterschieden auf der Ebene einzelner Störungsgruppen** resp. Subgruppen, auf die an dieser Stelle nicht im Detail eingegangen werden soll (vgl. hierzu van Drimmelen-Krabbe et al. 1999). Exemplarisch sei auf einige Unterschiede hingewiesen:

- Im DSM-IV gibt es keinen Subtyp „Schizophrenia simplex“ und keine postschizophrene Depression (dort im Anhang), das Zeitkriterium beträgt 6 Monate (ICD-10 4 Wochen).
- Im DSM-IV befindet sich bei den affektiven Störungen die kurze depressive Störung nur im Anhang, es gibt keine Hypomanie (sondern: bipolar II), es existiert eine umfangreiche Liste sog. „Specifiers“ (z. B. für Verlauf).
- Im DSM-IV wird bei den Angststörungen weiter von einer Panikstörung mit Agoraphobie ausgegangen und nicht umgekehrt wie in der ICD-10.
- Im DSM-IV wird unter den Persönlichkeitsstörungen die narzisstische Persönlichkeitsstörung operationalisiert (ICD-10: Anhang) und die BPS anders definiert.
- Die schizotype Störung findet sich in der ICD-10 bei den Störungen im Abschnitt F2, im DSM-IV unter den Persönlichkeitsstörungen.

Tab. 4.52: Häufigkeit ausgewählter psychischer Störungen in ICD-10 und DSM-IV (Andrews et al. 1999)

Störungen	Häufigkeit (%) ICD-10	Häufigkeit (%) DSM-IV	Übereinstimmung (%)
Dysthymie	3.4	3.1	87
Depressive Episode	16.6	15.6	83
Substanzabhängigkeit	7.6	8.5	77
Generalisierte Angststörung	9.9	10.1	77
Soziale Phobie	12.9	10.5	66
Agoraphobie mit Panikstörung	3.9	4.3	66
Zwangsstörung	1.9	2.7	64
Panikstörung	6.1	4.1	56
Agoraphobie ohne Panikstörung	3.1	3.9	45
Posttraumatische Belastungsstörung	6.9	3.0	35
Schädlicher Gebrauch oder Missbrauch von Substanzen	8.4	8.6	33
Irgendeine psychische Störung	37.0	31.9	68

In Anbetracht einer **relativ großen Konvergenz beider Systeme** stellt sich für die Anwender die Frage nach der Notwendigkeit zweier konkurrierender Systeme. Dies ergibt sich aus unterschiedlichen Blickwinkeln. Auf Seiten der WHO besteht die kontinuierliche Verpflichtung gegenüber ihren Mitgliedsländern, in bestimmten Zeitabständen Revisionen vorzunehmen, wobei diese Revisionen nicht nur den Bereich der psychischen Störungen betreffen, sondern den Gesamtbereich aller Erkrankungen. Aus Sicht der APA besteht weiterhin der Bedarf eines eigenen Systems mit dem Hinweis auf nationale diagnostische Gewohnheiten, die nicht aufgegeben werden sollen. Darüber hinaus geht es natürlich mittlerweile auch um die Fortsetzung der Tradition beginnend mit DSM-III. Wie weiter unten ausgeführt, besteht heutzutage die Möglichkeit, beide Systeme parallel im Sinne eines polydiagnostischen Ansatzes einzusetzen (s. Abschnitt 4.3.3.4).
Auch wenn immer (zu Recht) auf die zunehmende Konvergenz beider Klassifikationssysteme hingewiesen wird, gibt es bisher wenige Studien zum direkten Vergleich beider. Eine Ausnahme stellt die Arbeit von Andrews et al. (1999) dar, deren Ergebnisse in Tabelle 4.52 zusammengefasst sind (Untersuchungsinstrument CIDI; s.a. Abschnitt 4.3/4.6). Daraus ist zu entnehmen, dass die oft postulierten, nur noch minimalen Unterschiede nicht allgemein gelten. Es gibt Störungen, wo dies sicherlich weitestgehend zutrifft (Depression, Dysthymie, Substanzabhängigkeit, Generalisierte Angststörung). Bei anderen trifft dies schon weniger gut zu (z.B. soziale Phobie) bzw. ist als eher gering zu bezeichnen (z.B. PTBS). So ist z.B. bei der PTBS die Häufigkeit der Störung in der ICD-10 mehr als doppelt so hoch (6.9 versus 3.0), bei nur insgesamt 35 % Übereinstimmung. Die Gesamtübereinstimmung für das Vorliegen einer psychischen Störung lag bei 68 %, wobei die Schwelle für eine Störung bei der ICD-10 niedriger liegt. Derartige Untersuchungen erscheinen insofern wichtig, um für anstehende Revisionen in Zukunft möglichst eine weitere Angleichung zu erreichen.

4.3.4.5 Probleme in der praktischen Anwendung von Klassifikationssystemen

Die Einführung der aktuellen Klassifikationssysteme hat nicht nur Vorteile, sondern ist auch mit einer Reihe von Problemen verbunden. Dies soll nachfolgend mit **Schwergewicht auf der ICD-10** dargestellt werden, da diese für die klinische Arbeit verbindlich ist. Unterschieden werden soll zwischen allgemeinen Problemen, anwendungsbezogenen Problemen und ICD-10 bezogenen Problemen.

(1) Allgemeine Probleme
Bei der Anwendung der ICD-10, was jedoch auch für das DSM-IV gilt, sind zwei Aspekte von besonderer Bedeutung:

- Kenntnis der „Logik“ des Systems,
- Psychopathologische Kenntnisse.

Hinsichtlich der **Logik eines Systems** gilt es vor allem, den Aufbau sowie den Prozess der Diagnosenstellung kennen zu lernen (vgl. auch Abschnitt 5.2). Dies ist z.B. für die ICD-10 einfacher als für das DSM-IV. Wie in Abschnitt 4.3.4.2 bereits dargestellt, ist die Struktur durch das alphanumerische System leichter vermittelbar. Schwieriger stellt sich das Problem der **psychopathologischen Kenntnisse** dar. Weder ICD-10 noch DSM-IV liefern hier die notwendigen Grundlagen (s.a. Abschnitt 4.1). Bei den mehreren hundert diagnostischen Kriterien stellt dies ein ernsthaftes Problem dar. Die Kenntnisse werden somit implizit als vorhanden vorausgesetzt, was jedoch oft nicht der Fall ist (vgl. Voderholzer 2006).

(2) ICD-10 bezogene Probleme
Die praktische Anwendung der ICD-10 ist durch eine Reihe von Problemen gekenn-

zeichnet, von denen einige kurz skizziert werden sollen:

- Unzureichende Handlungsanweisungen für die Durchführung (z. B. Umgang mit Problem bereits behandelter Patienten und Zeitkriterien),
- unterschiedliche Versionen (vor allem Unterscheidung zwischen Klinisch-diagnostischen Leitlinien und Forschungskriterien; s. o.),
- nicht alle Störungen hinreichend operationalisiert (z. B. Anpassungsstörungen),
- Reihe problematischer Störungen (z. B. schizotype Störungen, Schizophrenia simplex),
- keine einheitliche Systematik der Operationalisierung der Störungen, worauf bereits weiter oben hingewiesen wurde (z. B. mit oder ohne Eingangskriterien),
- unbefriedigende Definitionen der sog. Restkategorien.

(3) **Anwenderbezogene Probleme**
In der praktischen Anwendung der ICD-10 (gilt auch für DSM-IV) zeigen sich immer wieder eine Reihe von Problemen, die man dem System selbst nicht zuschreiben kann. Sie stellen leider den Hauptproblembereich dar, einige davon sollen nachfolgend kurz skizziert werden:

- **mangelnde Kenntnisse des Systems.** Die unzureichende Kenntnis das System selbst betreffend ist zunächst zu nennen (u. a. Aufbau, Struktur, Anwendungshinweise; Abhilfe: sog. Tutorials; Malchow et al. 1995 für ICD-10, APA 1994 für DSM-IV)
- **Nichtbeachtung diagnostischer Kriterien.** Der Vorteil der Operationalisierung psychischer Störungen wird oft nicht genutzt, weil zu wenig auf die Symptom- und Zeitkriterien geachtet wird. Zu oft erfolgt die Diagnosestellung immer noch anhand ins Auge springender einzelner Symptome bzw. man orientiert sich alleine an der Störungsbezeichnung (z. B. Patient erhält Diagnose schwere depressive Störung, ohne explizit zu prüfen, ob auch hinreichend viele Kriterien erfüllt sind).
- **Nichtberücksichtigung von Ausschlusskriterien.** Auch wenn ICD-10 und DSM-IV das Komorbiditätsprinzip (s. o) favorisieren, gilt für alle Störungen, dass Ausschlusskriterien zu prüfen sind bzw. bestimmte Störungen nicht als komorbide Störungen diagnostiziert werden dürfen.
- **Nichtberücksichtigung des Komorbiditätsprinzips.** Auch wenn ICD-10 und DSM-IV bereits seit langer Zeit in der praktischen Anwendung sind, treten immer noch Probleme in der Art auf, dass zu wenig komorbide Störungen diagnostiziert werden. Wie weiter oben ausgeführt, ist dies aus klinischen Gründen sehr wichtig, jedoch auch gegenüber den Kostenträgern stellt dies einen wichtigen Faktor dar. Komorbide Patienten sind in der Regel die kränkeren Patienten, die Behandlung ist komplizierter und meist auch von längerer Dauer.
- **Nichtberücksichtigung des multiaxialen Systems.** Auch wenn das multiaxiale System der ICD-10 nicht verpflichtend und auch durchaus kritisierbar ist (vor allem Achse II), sollten jedoch die auf Achse III (s. o) möglichen Kodierungen zu mit der Krankheit oder der Behandlung im Zusammenhang stehenden Faktoren genutzt werden (sog. Z-Kodierungen; s. o.).
- **Unzureichende Nutzung möglicher Kodierungen.** Neben der im Vordergrund stehenden Kodierung der aktuellen Störung und der Z-Kodierungen gibt es weitere, die oft den Anwendern gar nicht bekannt sind. Zu nennen sind hier vor allem Kodierungen, die einen Hinweis darauf geben sollen, dass eine Störung vorhanden war, jetzt aber nicht mehr die Kriterien der Störung erfüllt sind. Hier gibt es in einigen Abschnitten einige spezifische Möglichkeiten der Kennzeichnung (z. B. ICD-10 F31.7: bipolare affektive Störung, gegenwärtig remittiert). Dies ist jedoch bei den wenigsten Störungen der Fall, sodass hier

auf eine allgemeine Regel zurückzugreifen ist. Der Diagnosekodierung nachgestellt würde man einen „Zustand nach" kennzeichnen (z.B. F43.1Z; Zustand nach Posttraumatischer Belastungsstörung; Zentralinstitut 1997).

- **Beeinflussung im diagnostischen Prozess durch andere Konzepte.** Wie weiter oben ausgeführt ist ein Kennzeichen der aktuellen Klassifikationssysteme der Versuch, bei der Definition von Störungen möglichst deskriptiv zu bleiben („atheoretisch"). Dies gilt auch für den Anwender, d.h. er muss seine eigenen oder konkurrierenden Konzepte zu den in den Klassifikationssystemen vorhandenen ausblenden. So gibt es z.B. in der Literatur zu den Borderline-Persönlichkeitsstörungen eine Reihe rivalisierender Konzepte (vgl. Bohus et al. 2004). Diese können im Kontext bestimmter therapeutischer Überlegungen ihren Stellenwert haben, müssen aber bei der Diagnosenstellung nach ICD-10 oder DSM-IV außer Acht gelassen werden.
- **Unsicherheit bei der Diagnosestellung.** Die Unsicherheit bei diagnostischen Entscheidungen darf sich nicht in der Wahl bestimmter Diagnosen abbilden. So sind bis heute bestimmte Diagnosen immer noch „Kandidaten" für derartige Unsicherheiten (z.B. schizoaffektive Störung, Borderline-Persönlichkeitsstörung).
- **Berücksichtigung irrelevanter Symptome.** Ein Problem, das durch die Einführung der Operationalisierung eigentlich nicht mehr auftreten sollte, betrifft die fälschliche Zuordnung eines Symptoms zu einer Störungsgruppe. Als Beispiel zu nennen sind hier die Symptome „Depersonalisation" und „Derealisation", die oft als Hinweis auf die Schizophrenie interpretiert werden, obwohl beide keine Kriterien der Störung sind.
- **Rückschluss vom Einzelsymptom auf eine Diagnose.** Wie zwischenzeitlich allgemein akzeptiert ist, erlaubt i.d.R. kein einzelnes Symptom oder keine einzelne Verhaltensweise alleine eine Störung zu diagnostizieren. Zu schließen, dass ein sich „hysterisch" darstellender Patient auch eine histrionische Persönlichkeitsstörung hat, ist falsch. Zunächst gilt es zu prüfen, ob der Patient überhaupt die Kriterien einer Persönlichkeitsstörung erfüllt und dann im nächsten Schritt auch noch die einzelnen diagnostischen Kriterien dieses Subtyps zu prüfen.
- **Falsche Schlussfolgerungen.** Als allgemeines Problem zu nennen sind falsche Schlussfolgerungen aufgrund von Urteilsfehlern, worauf bereits im Abschnitt 4.3.1 hingewiesen wurde.

4.3.4.6 Instrumente auf Störungsebene

(1) Übersicht

In traditioneller Weise wird die Diagnosestellung im Anschluss an ein klinisches Interview oder Gespräch vorgenommen. In diesem Gespräch versucht der Interviewer im Hinblick auf ein bestimmtes Klassifikationssystem (z.B. ICD-10) Fragen in eigenen Worten zu formulieren, um Informationen für seine Diagnosestellung zu bekommen. Zahlreiche Studien haben zeigen können, dass die Interrater-Reliabilität solcher klinischen Interviews erfahrungsgemäß eher gering ist. Mit der Einführung neuer kriterienorientierter Klassifikationssysteme wie der ICD-10 und dem DSM-IV konnten hier deutliche Verbesserungen erreicht werden. Am Beispiel der beiden ICD-10 Studien zu den Klinisch-diagnostischen Leitlinien und den Forschungskriterien lässt sich dies gut belegen, wie man aus Tabelle 4.53 sehen kann. Auf zwei Punkte sei explizit hingewiesen:

- Im Vergleich zu den in Kapitel 3 bei den Vorläufern der ICD-10 ermittelten Interrater-Reliabilitäten zeigen sich deutliche Verbesserungen,
- Bei Vergleich zwischen den Leitlinien und den Forschungskriterien zeigen sich wiederum Vorteile der Forschungskriterien, die präziser sind.

Tab. 4.53: Interrater-Reliabilität (Kappa) der ICD-10: Leitlinien vs. Forschungskriterien

	Leitlinien (Sartorius et al. 1993)	**Forschungskriterien** (Sartorius et al. 1995)
F0	.78	.83
F1	.80	.89
F2	.82	.88
F3	.77	.83
F4	.74	.83
F5	.91	.87
F6	.51	.65
F7	.77	.97
	39 Länder 112 Zentren 711 Rater	32 Länder 151 Zentren 942 Rater

Durch die Einführung einer operationalisierten Diagnostik und der Einführung des Komorbiditätsprinzips in den neuen Klassifikationssystemen haben sich jedoch auch die Anforderungen an den Diagnostiker deutlich erhöht, sodass bereits frühzeitig Bestrebungen unternommen wurden, geeignete Untersuchungsinstrumente als Hilfsmittel zur Diagnosenstellung zu entwickeln. Insbesondere von Seiten der WHO wurde diese Strategie mit Beginn der Entwicklung der ICD-10 konsequent verfolgt, sodass heute eine **Reihe Instrumente zu unterschiedlichen Bereichen** vorliegt (vgl. im Überblick Sartorius und Janca 1996).

Bei der Analyse älterer Arbeiten zur Interrater-Reliabilität wurden in der Literatur sog. **Fehler- oder Varianzquellen des diagnostischen Prozesses** identifiziert: Subjektvarianz, Situationsvarianz, Informationsvarianz, Beobachtungsvarianz und Kriterienvarianz. Diese Fehlerquellen werden als mögliche Ursachen für die mangelnde Übereinstimmung verschiedener Diagnostiker betrachtet. Während **Subjekt- und Situationsvarianz** als Abbild realer Veränderungen auf Seiten des Patienten anzusehen sind (z.B. Symptomatik verändert sich, Patient befindet sich in unterschiedlichen Stadien einer Erkrankung), lassen sich **Beobachtungs-, Informations- und Kriterienvarianz** als „wahre Fehlerquellen" beschreiben. In Bezug auf die Diagnosenstellung kommt insbesondere der Informations- und Kriterienvarianz eine hohe Bedeutung zu. Dies konnte in einer Reihe empirischer Studien belegt werden (vgl. auch Abschnitt 2.5.3). So fand zum Beispiel die Arbeitsgruppe um Beck (Beck 1962; Ward et al. 1962) bereits Anfang der 60er Jahre, dass in 32.5 % Unterschiede in der Befragungstechnik (= Informationsvarianz) und Bewertung der Symptome (= Beobachtungsvarianz) für mangelnde diagnostische Übereinstimmungen zu identifizieren waren, in 62.5 % Unstimmigkeiten in der Nomenklatur. Demgegenüber scheinen Inkonsistenzen, die durch die Patienten bedingt werden, vernachlässigbar (!). Auch neuere Arbeiten (z.B. Wittchen 1993) kommen zu ähnlichen Ergebnissen, wobei auch hier insbesondere Inkonsistenzen in der Auswahl und Formulierung von Symptomfragen für mangelnde Interrater-Reliabilität verantwortlich sind, weniger Inkonsistenz in dem Antwortverhalten der Patienten. Dies unterstreicht die große Bedeutung der richtigen und einheitlichen Formulierung der Symptomfragen. Darüber hinaus sind jedoch weitere Faktoren zu bedenken, die für mangelnde Übereinstimmung verantwortlich zu machen sind, die bisher jedoch kaum untersucht wurden, wie z.B. einfach nur mangelnde Kenntnis des verwendeten diagnostischen Systems oder allgemeine Faktoren. Zu nennen sind hier u.a. das Vergessen, bestimmte Symptome zu prüfen oder Aufmerksamkeitsschwankungen auf Seiten des Diagnostikers. Weiterhin lässt sich jedoch auch eine Reihe von eher in der klinischen Anwendung zu beobachtenden Fehlerquellen identifizieren, wie sie bereits in Abschnitt 4.3.4.5 ausführlich dargestellt wurden.

Um die genannten Fehlerquellen zu beseitigen, wurden verschiedene **diagnostische Hilfsmittel** entwickelt: Checklisten, strukturierte und standardisierte Interviews. Diese sollen nachfolgend kurz vorgestellt und dann miteinander verglichen werden. Dabei soll nur auf Instrumente eingegangen werden, die das Gesamtspektrum psychischer Störungen und die Persönlichkeitsstörungen umfassen. Die Berücksichtigung von Interviews zu bestimmten Teilgruppen würde den Rahmen sprengen. Umfassende Zusammenstellungen von Checklisten und diagnostischen Interviews zu einzelnen Störungen finden sich zu den ICD-10 Hauptgruppen bei Stieglitz et al. (2001) und allgemein bei Strauss und Schumacher (2005).

(2) **Checklisten**

Die sog. Check- oder Merkmalslisten stellen die **einfachste Form an Hilfsmitteln** zur Unterstützung der Diagnosestellung dar. Sie beinhalten in der Regel nur die für die einzelnen diagnostischen Kategorien enthaltenen Kriterien. Dem Diagnostiker bleibt es bei den Checklisten selbst überlassen, wie er Fragen stellt, um an die notwendigen Informationen zu kommen und wie er die Antworten des Patienten kodiert. Der Gesamtablauf der Informationserhebung liegt dabei

IDCL WHO *Internationale Diagnosen Checkliste für ICD-10*

Depressive Episode

Name: ____________

Alter: ____ *Datum:* ____________

		Nein	Verdacht	Ja
(1)	*Depressive Stimmung* in einem für den Betroffenen deutlich *abnormen* Ausmaß, die meiste Zeit des Tages, fast jeden Tag, weitgehend unbeeinflußt durch äußere Umstände und mindestens *2 Wochen* anhaltend.	☐	☐	☐

- Ermitteln Sie die Art der Symptomatik
- Beziehen Sie *alle Symptome* auf den in (1) kodierten Zeitraum

		Nein	Verdacht	Ja
(2)	Verlust von *Interesse* oder *Freude* an Aktivitäten, die normalerweise angenehm sind	☐	☐	☐
(3)	Verminderter *Antrieb* oder erhöhte *Ermüdbarkeit*	☐	☐	☐
(4)	Verlust von *Selbstvertrauen* oder *Selbstwertgefühl*	☐	☐	☐
(5)	Unbegründete *Selbstvorwürfe* oder ausgeprägte und unangemessene *Schuldgefühle*	☐	☐	☐
(6)	Wiederkehrende *Gedanken* an den Tod oder an Suizid oder *suizidales Verhalten*	☐	☐	☐
(7)	Klagen über oder Anzeichen für vermindertes *Denk-* oder *Konzentrationsvermögen* wie *Unentschlossenheit* oder *Unschlüssigkeit*	☐	☐	☐
(8)	Änderung der *psychomotorischen Aktivität* mit Agitiertheit oder Hemmung (subjektiv oder objektiv)	☐	☐	☐
(9)	*Schlafstörungen* jeder Art	☐	☐	☐
(10)	*Appetitverlust* oder *gesteigerter Appetit* mit entsprechender *Gewichtsveränderung*	☐	☐	☐

Ordnen Sie die angekreuzten Symptomatik zeitlich ein:

☐ Ja ☐ Verdacht	☐ Ja ☐ Verdacht	☐ Ja ☐ Verdacht
Derzeit: Symptomatik besteht zu derzeit erstmalig	**Derzeit und früher:** Symptomatik besteht derzeit und lag auch zu einem früheren Zeitraum vor.	**Früher:** Symptomatik bestand einem früheren Zeitpunkt: (angeben:__________)

 82201-4

Abb. 4.22: Auszug ICD-10 Checkliste für die Depressive Episode (Hiller et al. 1995)

in den Händen des Untersuchers selbst und wird nicht durch irgendwelche Anweisungen gesteuert. In Tabelle 4.54 sind die gegenwärtig verfügbaren deutschsprachigen Instrumente aufgeführt. Die einzelnen Kriterien werden in den Checklisten entweder störungsgruppenbezogen aufgeführt oder nach Themenbereichen gegliedert zusammengestellt. Die Listen liegen entweder für einzelne Störungsgruppen selbst (Internationale Diagnosen Checklisten für ICD-10 und DSM-IV; IDCL) oder für den Gesamtbereich aller Störungen (ICD-10 Merkmalsliste; ICDML) vor. Bis auf die ICDML lassen sich Diagnosen nach DSM-IV und ICD-10 stellen. Die ICDML ist jedoch die umfangreichste Liste, die die Möglichkeit beinhaltet, Diagnosen für alle ICD-10 Störungsgruppen zu stellen (inkl. Persönlichkeitsstörungen), wobei die Symptomkriterien in Merkmalsbereichen gruppiert sind (z.B. Störungen der Affektivität, Denkstörungen, Wahrnehmungsstörungen). Die ICDML ist an über 800 Patienten erprobt worden (Dittmann et al. 1992) und diente dabei auch zur Validierung der ICD-10, wurde dann jedoch nicht weiterentwickelt.

Am weitesten verbreitet sind die IDCL für ICD-10 und DSM-IV. In Abbildung 4.22 ist ein Beispiel enthalten. Die Checkliste für die depressive Episode beinhaltet auf der ersten Seite die diagnostischen Kriterien und auf der zweiten den diagnostischen Algorithmus. An dieser Stelle muss auf ein gewichtiges **Problem**, welches nicht nur die Checklisten betrifft, sondern gleichermaßen die anderen Instrumente und die Klassifikationssysteme selbst, hingewiesen werden: das **Fehlen eines umfassenden Glossars** zu den Symptomen. Die aktuellen Klassifikationssysteme umfassen, wie bereits erwähnt, mehrere hundert allein psychopathologische Begriffe, von den anderen Kriterien ganz abgesehen. Blashfield und Fuller (1996) schätzen die Anzahl dia-

Tab. 4.54: Untersuchungsinstrumente zur Diagnostik von ICD-10 und DSM-III-R/DSM-IV Störungen: Gesamtbereich

Gruppe	Bezeichnung/Abkürzung	System	Autor(en)
CL	Internationale Diagnosen Checklisten (IDCL)	ICD-10 DSM-IV	Hiller et al. (1995, 1997)
CL	ICD-10 Merkmalsliste (ICDML)	ICD-10	Dittmann et al. (1992)
CL	ICD-10 Symptom Checklisten für psychische Störungen (SCL)	ICD-10	WHO (1995)
Strl	Strukturiertes Klinisches Interview für DSM-IV (SKID)	DSM-IV	Wittchen et al. (1997)
Strl	Diagnostisches Interview für psychische Störungen (DIPS)	DSM-IV	Schneider et al. (2006)
Strl	Diagnostisches Kurz-Interview bei psychischen Störungen (Mini-DIPS)	DSM-IV	Margraf (1994)
Strl	Schedules for Clinical Assessment in Neuropsychiatry (SCAN)	DSM-III-R/ICD-10	van Gülick-Bailer et al. (1995)
Strl	Mini Internationales Neuropsychiatrische Interview (M.I.N.I.)	DSM-IV/ICD-10	Sheehan et al. (1998)
Stal	Composite International Diagnostic Interview (CIDI)	DSM-III-R/ICD-10	Wittchen & Semler (1990)
Stal	Expertensystem zur Diagnostik Psychischer Störungen (DIA-X)	DSM-IV/ ICD-10	Wittchen und Pfister (1997)

gnostischer Kriterien in DSM-IV auf ca. 1500 (Vollmoeller 2004: 1000), wobei die Mehrzahl Symptomkriterien sind. Das vom DSM-IV angebotene Glossar deckt nur einen Bruchteil ab. Zwar sprechen einige psychopathologische Begriffe für sich, ein Großteil lässt jedoch viel Interpretationsspielraum zu, was einen Einfluss auf die Beurteilung hat. Das Hauptproblem bezüglich der Checklisten stellt jedoch die Beobachtungsvarianz dar, d.h. die unterschiedliche Art, Informationen zu erheben. Die Probleme sind somit ähnliche, wie in einem klinischen Interview. Es setzt klinische Erfahrungen und umfangreiche Kenntnisse in der Gesprächsführung voraus.

(3) **Interviews**

(a) **Strukturierte Interviews**

Unter einem **Interview** versteht man zielgerichtete menschliche Interaktionen zwischen zwei Personen (Befrager und Befragtem) mit dem Ziel der Informationssammlung über die verschiedenen Aspekte des Erlebens und Verhaltens des Befragten. Im Hinblick auf die Klassifikationssysteme bedeutet dies die Bereitstellung von Befragungsstrategien zur Informationssammlung zu den in Diagnosensystemen enthaltenen Kriterien (Symptom-, Zeit- und Verlaufskriterien; Ein- und Ausschlusskriterien). Hinsichtlich des Grades der Strukturierung des Prozesses der Informationserhebung unterscheidet man zwischen strukturierten und standardisierten Interviews. **Strukturierte Interviews** geben eine systematische Gliederung des Prozesses der Informationssammlung vor. Die Exploration durch die Diagnostiker wird erleichtert durch die Vorgabe von vorformulierten Fragen (Einstiegs- und Zusatzfragen). Die Bewertung und Gewichtung der Antworten des Patienten bleibt in der Regel dem Untersucher überlassen (klinisches Urteil), wenngleich zum Teil Ratinganweisungen mit angegeben werden, um dieses Urteil zu erleichtern. Demgegenüber sind bei den **standardisierten Interviews** alle Ebenen des diagnostischen Prozesses sowie alle Elemente der Informationserhebung genau festgelegt, d.h. der Ablauf der Untersuchung, die Art der Reihenfolge der Fragen, die Kodierung der Antworten bis hin zu der meist computerisierten Diagnosestellung. Hat der Patient z.B. Verständnisprobleme, darf der Interviewer nur noch die gesamte Frage oder einen Teil davon wiederholen bzw. eventuell vorhandene Zusatzfragen oder -anweisungen vorlesen.

In Tabelle 4.54 und 4.55 finden sich die gegenwärtig in deutschsprachigen Versionen verfügbaren Instrumente. Allen gemeinsam ist, dass vor Durchführung des jeweiligen Interviews die prinzipielle Möglichkeit besteht, einen **Screeningfragebogen** einzusetzen, um ggf. nicht das gesamte Interview durchführen zu müssen (s.a. Abschnitt 5.1). Dies ist vor allem dann von Bedeutung, wenn wenig Zeit zur Verfügung steht.

Tab. 4.55: Untersuchungsinstrumente zur Diagnostik nach ICD-10 und DSM-IV: Persönlichkeitsstörungen

Gruppe	Bezeichnung/Abkürzung	System	Autor(en)
CL	Internationale Diagnosen Checklisten – Persönlichkeitsstörungen (ICDL-P)	DSM-IV/ICD-10	Bronisch et al. (1995)
Strl	International Personality Disorder Examination (IPDE)	ICD-10	Mombour et al. (1996)
Strl	Strukturiertes Klinisches Interview für DSM-IV Achse II. Persönlichkeitsstörungen (SKID-II)	DSM-IV	Fydrich et al. (1997)

Als das weltweit am häufigsten eingesetzte Instrument kann bisher das *Strukturierte Klinische Interview für DSM-IV* (SKID; vgl. zur Übersicht Scholz und Wittchen 2005) angesehen werden. Es besteht aus zwei Hauptteilen:

- SKID-I: Psychische Störungen, die entsprechend dem multiaxialen System des DSM auf Achse I zu kodieren wären,
- SKID-II: Persönlichkeitsstörungen, die entsprechend dem multiaxialen System des DSM auf Achse II zu kodieren wären (s. u.).

Das SKID-I erfasst die wichtigsten Störungen aus den Abschnitten Affektive Störungen, Angststörungen, Psychotische Störungen, Störungen durch psychotrope Substanzen, somatoforme Störungen, Essstörungen und Anpassungsstörungen. Möglich sind Querschnitts- wie Lebenszeitdiagnosen. Als Informationsgrundlage dienen im Wesentlichen die Angaben des Patienten, jedoch Angaben Dritter können in die Bewertung einfließen. SKID besteht aus einem Manual und einem Interviewheft. In diesem sind neben den diagnostischen Kriterien des DSM-IV zu jedem jeweils Fragen vorgegeben, die in einer vorgegebenen Reihenfolge zu stellen sind. Sprungregeln ermöglichen das Überspringen irrelevanter Fragen. Die Antworten des Patienten werden nach klinischen Einschätzungen bewertet, inwieweit sie kriteriengemäß erfüllt sind. Verschiedene Reliabilitätsstudien weisen auf eine gute Interrater-Reliabilität der meisten Störungen hin.

Beim *Diagnostischen Interview für Psychische Störungen* (DIPS; vgl. zur Übersicht Suppiger und Schneider 2005) handelt es sich um die erweiterte amerikanische Version der *Anxiety Disorder Interview Schedules for DSM-IV* (ADIS-IV von di Nardo et al.). Die aktuelle Version des DIPS bezieht sich auf DSM-IV-TR. Eine Transformationstabelle erlaubt eine Übertragung der DSM- in ICD-10 Diagnosen. Wie jedoch bereits im vorausgegangenen Abschnitt dargestellt, sollte dies nur mit Vorsicht erfolgen, da eine Entsprechung der Diagnosen nur selten vollständig ist. Das DIPS besteht aus einem instruktiven Handbuch, dem Interview selbst und einem Protokollbogen. Erfasst werden insgesamt 28 Störungen, wobei der Fokus vor allem auf den Angststörungen liegt. Es sind jedoch auch einige affektive und somatoforme Störungen, Essstörungen, Schlafstörungen sowie Störungen im Kontext psychotroper Störungen enthalten. Nicht erfasst werden psychotische Störungen. Im Unterschied zu allen anderen Interviews lässt sich auch die Borderline-Persönlichkeitsstörung erfassen. Ein weiterer Unterschied zu anderen Interviews besteht darin, dass z.T. auch Informationen erhoben werden, die über die eigentlichen diagnostischen Kriterien hinausgehen und auch therapeutisch nutzbar sind. So wird z.B. bei den Angststörungen nach möglichen relevanten Einflussfaktoren gefragt, wie Konsum von Alkohol oder Belastungen. Besonders hervorzuheben ist, dass das DIPS differenzierte Informationen für ein durchzuführendes Training gibt sowie allgemeine praktische Hinweise zur Anwendung des DIPS. Test-Retest- wie Interrater-Reliabilitäten sind insgesamt als günstig zu bewerten.

Zu den Instrumenten, die ein weites Spektrum von Störungen abzubilden erlauben, zählen auch die *Schedules for Clinical Assessment in Neuropsychiatry* (SCAN). Beim SCAN handelt es sich um eines der offiziellen Instrumente der WHO, das über viele Jahre hinweg entwickelt worden ist, und basiert auf dem klassischen *Present State Examination* (PSE-9) von Wing, Cooper und Sartorius (1982), aus dessen Arbeitsgruppe dieses Instrument auch heraus entwickelt wurde. Das SCAN besteht aus einer Standarderhebung (PSE-10; Teil I: nicht-psychotische Symptome und Screening für Teil II; Teil II: Psychotische Symptome und Verhaltensbeurteilung) sowie wahlweisen Erhebungen wie z.B. der Clinical History Schedule (CHS), die eine differenzierte Erfassung der klinischen und sozialen Vorgeschichte erlaubt (z. B. soziale Rollenerfüllung, soziale Behinderungen) oder der Item Group Checkliste (IGC), bestehend aus 40 Items, die aufgrund von Akteninformationen oder Informationen Dritter beurteilt werden können. Darüber hinaus gibt es ein computerisiertes Auswertungsprogramm (aktuelle Version ISHELL, Diagnosen nach ICD-10 und DSM-IV; Schützwohl et al. 2007), das die im SCAN erhobenen Daten verarbeitet. Das Gesamt-Interview besteht aus fast 800 Fragen, von denen mindestens 61 gestellt werden müssen. Eine Reduktion der Fragen ergibt sich dadurch, dass sog. Sprungvermerke eingefügt worden sind, bei deren Verneinung keine weiteren Fragen aus bestimmten Bereichen gestellt werden müssen. Die aktuelle Version SCAN 2.1 ermöglicht neben der kategorialen Diagnostik auch eine dimensionale Auswertung (Schützwohl et al. 2007).

Zur Gruppe der Strukturierten Interviews gehören auch noch zwei weitere Verfahren, die jeweils spezifische Teilbereiche abbilden, die Persönlichkeitsstörungen. Die *International Personality Disorder Examination* (IPDE; vgl. zur Übersicht Mombour und Hiller 2005) zählt wie das SCAN mit zu den in direkter Anlehnung an die ICD-10 bereits parallel zu deren Entwicklung konzipierten Instrumenten. Im Gegensatz zum SKID-II sind die diagnostischen Kriterien nach inhaltlich zusammengehörigen Bereichen (sog. ICD-10 Module) gruppiert: I. Arbeit, II. Selbst, Selbstgefühl, Selbsteinschätzung, III. Zwischenmenschliche Beziehungen, IV. Affekte, V. Realitätsbeurteilung (Realitätskontrolle), VI. Impulskontrolle. Dies hat den Vorteil, dass der Gesprächsverlauf harmonischer ist, verbunden mit dem Nachteil, am Ende des Gesprächs die Kriterien den einzelnen diagnostischen Kategorien zuordnen zu müssen (z. B. mittels Auswertungsbögen). Zu den einzelnen diagnostischen Kriterien finden sich jeweils Fragen und ausführliche Kodierungsanweisungen. In Abbildung 4.23 ist ein Aus-

31. 0 1 2 ? 0 1 2 **Streitbarkeit und beharrliches, situationsunangemessenes Bestehen auf eigenen Rechten**
ICD-10 Paranoide Persönlichkeitsstörung: 4

Bestehen Sie hartnäckig auf Ihren Rechten?

Wenn ja: Tun Sie dies, auch wenn Sie dabei eine Konfrontation und ein Streitgespräch wegen einer Angelegenheit riskieren, die die meisten Leute ignorieren?
Wenn ja: Können Sie mir einige Beispiele nennen?

Wenn nein: Hat man Sie beschuldigt, so zu sein?
Wenn ja: Warum hat man das Ihrer Meinung nach gesagt?

Streitsüchtiges oder unangenehmes Verhalten gehört nicht in den Bereich dieses Kriteriums, außer, es tritt dann auf, wenn die Probanden in einer übertriebenen oder unangemessenen Weise das verteidigen, was sie für ihre persönlichen Rechte halten.

2 Zeigt häufig Streitbarkeit und beharrliches, situationsunangemessenes Bestehen auf eigenen Rechten.

1 Zeigt gelegentlich Streitbarkeit und beharrliches, situationsunangemessenes Bestehen auf eigenen Rechten.

0 Kriterium verneint, selten, oder nicht durch überzeugende Beispiele belegt.

Abb. 4.23: Auszug aus dem IPDE ICD-10 Modul (Mombour et al. 1996)

zug enthalten. Ein offizielles DSM-IV Modul auf Deutsch existiert bisher leider nicht.
Ebenfalls nur auf den Bereich der Persönlichkeitsstörungen zielt das *Strukturierte Klinische Interview für DSM-IV Achse II: Persönlichkeitsstörungen* (SKID-II; vgl. zur Übersicht Scholz und Wittchen 2005) ab. Das ebenfalls modular aufgebaute Interview prüft die diagnostischen Kriterien der 12 DSM-IV Störungsgruppen mit insgesamt 131 Fragen ab.
IPDE und SKID-II unterscheiden sich von den anderen Interviews dadurch, dass sie eine **Kombination von kategorialer und dimensionaler Diagnostik** erlauben (vgl. auch Abschnitt 6.3), d.h. es ist auch möglich, für die einzelnen Störungsgruppen Summenwerte über die jeweils erfüllten diagnostischen Kriterien zu bilden. Da keine Normen für die ermittelten Werte existieren, können sie nur deskriptiv verwendet werden und sind somit vermutlich eher in der Forschung verwendbar.
Ähnlich wie bei den Ratingskalen (vgl. Abschnitt 6.7) wurde auch bei den Instrumenten zur klassifikatorischen Diagnostik versucht, **Kurzversionen** zu entwickeln. Auf die im deutschen Sprachbereich häufiger eingesetzten sei kurz verwiesen. Am bekanntesten ist das *sog. MINI-DIPS* von Margraf (1994; vgl. zur Übersicht Suppiger und Schneider 2005). Es handelt sich dabei um die Kurzfassung des *Diagnostischen Interviews bei psychischen Störungen* (DIPS). Es dient zur schnellen Orientierung und umfasst die wichtigsten Störungskategorien des DSM-IV und der ICD-10. Es lassen sich 17 psychische Störungen gruppiert nach Problembereichen erfassen (u.a. Angststörungen, Affektive Störungen) und es enthält zudem ein sog. Psychose-Screening.
Unabhängig von einem bereits existierenden Interview wurde das *Mini-International Neuropsychiatric Interview* (M.I.N.I.) entwickelt (Sheehan et al. 1998). Folgende allgemeine Überlegungen liegen der Entwicklung des Instruments zugrunde:

- kurz und kostengünstig,
- einfach und leicht anwendbar,
- hohe Sensitivität und Spezifität,
- kompatibel mit den diagnostischen Kriterien des DSM-IV und der ICD-10,
- möglich wichtige subsyndromale Störungen zu erfassen (s.a. Abschnitt 6.4),
- Anwendbarkeit in Praxis und Forschung.

In der Standardversion werden 19 Störungen erfasst mit Schwergewicht auf der aktuellen Situation (zu anderen Versionen s. Sheehan et al. 1998). Die Durchführungszeit beträgt ca. 15 Minuten. Bisherige Validierungsstudien sind als positiv zu bewerten (Sheehan et al. 1998; Pinninti et al. 2003). Eine Anwendung scheint vor allem dann indiziert, wenn die z.T. mehrerer Stunden dauernden anderen Interviews nicht einsetzbar sind

(b) Standardisierte Interviews

Auf der Ebene der standardisierten Interviews lag bisher nur das *Composite International Diagnostic Interview* (CIDI) vor. Es handelt sich dabei um ein modular aufgebautes Interview, bestehend aus einer Basisversion und sog. Zusatzmodulen (z.B. antisoziale Persönlichkeitsstörungen). Es ermöglicht in der ursprünglichen Version, 64 Diagnosen nach ICD-10 und 43 Diagnosen nach DSM-III-R zu stellen. Diese Diagnosen lassen sich im Hinblick auf eine Life-Time- und/oder Querschnitt-Diagnose stellen (zwei Wochen, ein Monat, sechs Monate, ein Jahr). Das Interview baut auf dem *Diagnostic Interview Schedule* (DIS) auf und ist das Ergebnis langjähriger Forschungsarbeiten. Auch das CIDI ist eines der offiziellen Instrumente der WHO zur Diagnostik nach ICD-10. Es wurde bisher hauptsächlich in epidemiologischen Studien eingesetzt und in diesem Kontext auch entwickelt, ist jedoch gleichermaßen in Praxis wie Forschung anwendbar. Aufgrund des maximal möglichen Grades der Standardisierung ist es auch von klinisch unerfahrenen Untersuchern benutzbar. Es besteht aus 15 Sektionen zu unterschiedlichen Bereichen (z. B. Sektion A: Demographische Angaben, Sektion F: Manische {F 30} und bipolare Störungen {F 31}, Sektion N: Psychosexuelle Funktionsstörungen {F 42}). Ein wesentliches Kennzeichen des CIDI ist das genau festgelegte diagnostische Vorgehen bei jedem Kriterium. Es muss jeweils festgestellt werden, ob das entsprechende Symptom tatsächlich von psychiatrischer Relevanz ist und nicht z. B. auf Medikamente, Drogen, Alkohol oder körperliche Erkrankungen oder Verletzungen zurückzuführen ist. Erst wenn dies ausgeschlossen werden kann, wozu dem Untersucher ein komplexer Entscheidungsbaum (sog. Prüfblatt) zur Verfügung steht, wird das Kriterium zur Diagnosenstellung herangezogen. Nur durch diese Strategie ist es möglich, auch Nicht-Experten in relativ kurzer Zeit hinreichende Kenntnisse zur adäquaten Anwendung zu vermitteln, was gerade für epidemiologische Studien als notwendig anzusehen ist. Zum CIDI liegen zwischenzeitlich umfassende Studien zur Reliabilität und Validität vor (vgl. im Überblick Wittchen 1994).

Als eine Weiterentwicklung wie auch Erweiterung um modulare Bausteine kann das *Expertensystem zur Diagnostik Psychischer Störungen* (DIA-X) von Wittchen et al. (1997) für DSM-IV/ICD-10 angesehen werden. Es besteht aus drei Hauptkomponenten (vgl. auch Abbildung 4.24): drei Screeningfragebögen zu psychischen Störungen allgemein (DIA-SSQ), zu Angst (DIA-ASQ) und zu Depression (DIA-DSQ), dem standardisierten Interview (DIA-X Interview), das als Paper-Pencil-Version sowie in computerisierter Form vorliegt (Querschnitts- und Längsschnittsymptomatik), sowie ein computergestütztes klinisches differentialdiagnostisches Expertensystem (DIA-CDE), welches u. a. den Diagnoseprozess unterstützt. Vor allem die computergestützte In-

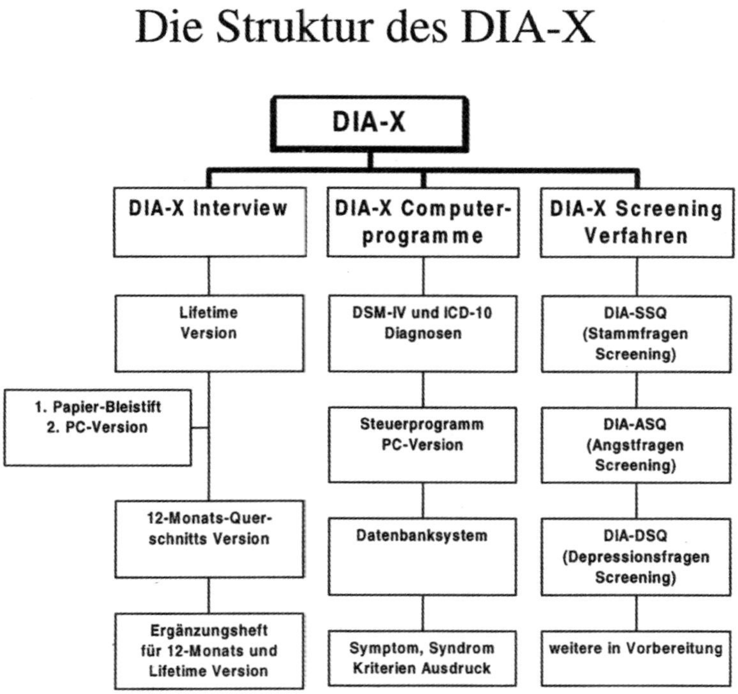

Abb. 4.24: Struktur des DIA-X (Wittchen und Pfister 1997)

terviewführung kann als eigentliche Innovation des Systems angesehen werden (Vorteile: geringer Trainingsaufwand, Reduktion der Fehlerquote auf Seiten des Untersuchers). In Abbildung 4.25 findet sich die Einstiegsseite auf dem PC für die Auswahl der jeweiligen Module, in Abbildung 4.26 ein Ergebnisausdruck. Die Ergebnisse der bisher vorliegenden Reliabilitäts- und Validitätsstudien sind als viel versprechend anzusehen.

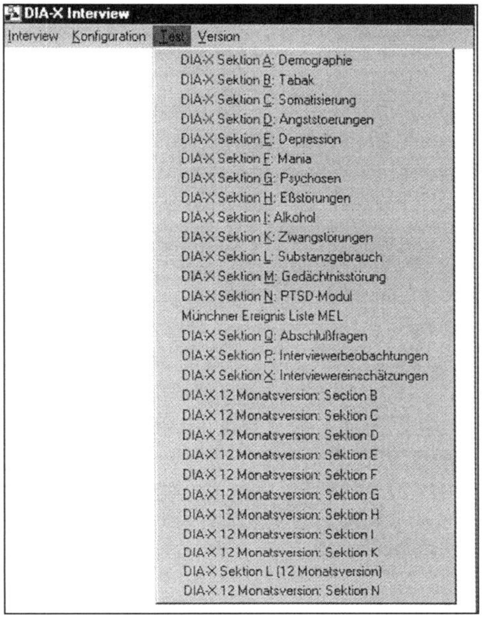

Abb. 4.25: DIA-X Sektionen (Wittchen und Pfister 1997)

(4) **Vergleich der Instrumente**

Neben prinzipiellen Unterschieden in der Erfassung psychischer Störungen sind die die einzelnen Instrumente betreffenden speziellen Besonderheiten zu beachten.

- **allgemein**

Zu den **Vorteilen** der Erfassung psychischer Störungen mittels **Checklisten** zählt insbesondere, dass die in ihnen enthaltenen Kriterien die größte Ähnlichkeit zu denen der diagnostischen Kategorien aufweisen (oft wörtlich übernommen), sowie die prinzipielle Möglichkeit, fast alle Störungsgruppen abzubilden. Als problematisch anzusehen ist, dass die Kenntnis des jeweiligen Diagnosensystems vorausgesetzt werden muss, ebenso klinische Erfahrung. Darüber hinaus besteht weiterhin das Problem der Informationserhebung, die gleichfalls Erfahrung erfordert (Fehlerquelle: Informationsvarianz, bedingt durch Gesprächsführung, d.h. unterschiedliche Arten und Strategien, Symptome zu erfragen), sowie die Fähigkeit, die psychopathologischen Phänomene adäquat zu bewerten (Beobachtungsvarianz). Weiterhin besteht das Problem eines hypothesengesteuerten Vorgehens, da aus Zeitgründen nicht alle Checklisten resp. alle Kriterien überprüft werden können.

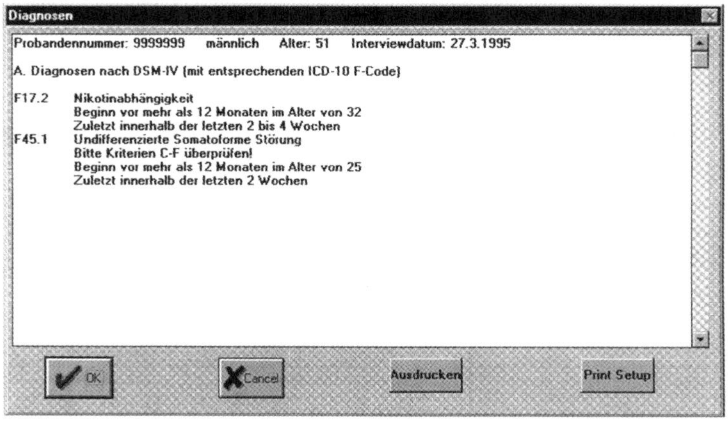

Abb. 4.26: DIA-X Ergebnisausdruck (Wittchen und Pfister 1997)

Zu den **Vorteilen** der **Interviews** zählt insbesondere die Reduktion der Informationsvarianz und damit verbunden eine Erhöhung der Reliabilität, bei den standardisierten Interviews zudem die Reduktion der Beobachtungsvarianz durch die Vorgabe von Beurteilungskriterien für die Aussagen der Patienten. Ein weiterer Vorteil besteht darin, komorbide Störungen nicht zu übersehen. Als **Nachteil** anzusehen ist der oft hohe Zeitaufwand, das Training wie die Durchführung betreffend, sowie z.T. die Notwendigkeit einer computerisierten Auswertung. Unter inhaltlichen Aspekten ist das Problem der **Umsetzung der diagnostischen Kriterien in entsprechende Fragen** zu erwähnen. Hier gibt es oft große Unterschiede zwischen Instrumenten (vgl. z.B. Blashfield und Livesley 1991 zu Persönlichkeitsstörungen), d.h. dieselben Kriterien werden oft durch sehr unterschiedliche Fragen erfasst (Informationsvarianz zwischen Instrumenten). Hier stellt sich dann natürlich die Frage der Validität der erhaltenen Diagnosen.

Hinsichtlich der **Anwendungsvoraussetzungen** kann man zusammenfassen:

- Die **Checklisten** setzten Kenntnisse des Klassifikationssystems, klinische Erfahrungen und Erfahrungen in der Gesprächsführung voraus sowie ein umfassendes Training.
- Die **strukturierten Interviews** setzen vor allem klinische Erfahrung und ein umfassendes Training voraus (meist 3–5 Tage).
- Die **standardisierten Interviews** setzen nur ein umfassendes Training voraus (meist 3–5 Tage) und sind daher z.B. in epidemiologischen Studien, in denen große Fallzahlen erfasst werden, Methode der ersten Wahl.

• **speziell**

In **Forschungsprojekten** lassen sich prinzipiell sowohl die Checklisten als auch die strukturierten und standardisierten Interviews verwenden. Je nach Ausbildungsgrad der einzelnen Anwender würde man standardisierte Verfahren bevorzugen, weil hier die notwendige Qualifikation im Hinblick auf psychiatrische Kenntnisse am geringsten ist und dennoch eine hohe Reliabilität erreicht werden kann.

In der **Praxis** im Rahmen einer Routinediagnostik werden die Instrumente vermutlich weniger Anwendung finden, maximal denkbar wäre der Einsatz von Checklisten. Im Einzelfall (z.B. bei differentialdiagnostisch schwierigen Patienten oder im Rahmen von Begutachtungen) bieten sich jedoch insbesondere auch strukturierte und standardisierte Interviews an (vor allem zur Erfassung von Persönlichkeitsstörungen).

Im Hinblick auf die **praktische Anwendung** gibt es große Unterschiede zwischen den Instrumenten; so ergeben sich z.B. bezüglich der Durchführungszeit große Differenzen. Während diese bei den Checklisten vermutlich am geringsten ist, kann sie bei strukturierten und standardisierten Interviews bis zu mehreren Stunden dauern. Während die Checklisten in der Regel per Hand auszuwerten sind, wird bei den umfangreichen strukturierten und standardisierten Interviews wie SCAN, CIDI und IPDE oft eine computerisierte Ausführung empfohlen.

In der Forschung wird diesen Instrumenten in Zukunft eine zunehmend größere Bedeutung zukommen. Dies betrifft sowohl die klinische Forschung als insbesondere auch epidemiologische Studien. Erst durch eine Vereinheitlichung der Informationserhebung sowie die Reduktion von Fehlerquellen im diagnostischen Prozess ist es gewährleistet, dass hinreichend zuverlässige Daten erhoben werden können, die als Basis für eine Diagnosenstellung verwendet werden können. Reliable Diagnosen müssen als notwendige Voraussetzung dafür angesehen werden, Daten überhaupt interpretieren zu können und die Ergebnisse zu generalisieren (externe Validität).

Hinzuweisen ist jedoch auf einen Punkt, der oft vergessen wird. Will man entsprechend dem multiaxialen Gedanken (vgl. Abschnitt

4.3.4.1) sog. **Achse-I und Achse-II Störungen** erfassen, muss man **immer 2 Instrumente** einsetzen (z. B. DSM-IV: SKID-I und SKID-II). Es gibt kein Instrument, dass sowohl die allgemeinen psychischen Störungen und die Persönlichkeitsstörungen zu erfassen erlaubt, wodurch sich der Zeitaufwand natürlich nochmals erhöht.

Obwohl die aktuellen Diagnosensysteme DSM-IV und ICD-10 erst vor einigen Jahren publiziert worden sind, liegen bereits jetzt eine Anzahl gut elaborierter Instrumente mit zum Teil beachtlichen **psychometrischen Qualitäten** vor. Sie erlauben in der Regel ein breites Spektrum von Diagnosen zu erfassen. Der Einsatz von Instrumenten ermöglicht eine zuverlässigere Diagnosestellung, was in einer Reihe von Reliabilitätsstudien belegt werden konnte (vgl. im Überblick Stieglitz et al. 2001). Aufgrund des hohen Zeitaufwands werden Instrumente jedoch vermutlich auch in Zukunft primär für Forschungszwecke eingesetzt werden. In der klinischen Routine werden am ehesten die Checklisten Anwendung finden.

4.3.5 Evaluationskriterien auf Störungsebene

Nach Kendler (1990) lässt sich die psychiatrische Nosologie durch zwei unterschiedliche Paradigmen kennzeichnen, die er als „the great professor principle" und „the consensus of experts" bezeichnet. Zur ersten Gruppe zählen die klassischen Ansätze der Konzipierung von Störungsgruppen und Klassifikationen verbunden mit Namen wie E. Kraepelin, E. Bleuler oder K. Schneider, zur zweiten die Strategie der Festlegung von Störungsgruppen basierend auf Gruppen- und Konsensentscheidungen (vgl. auch Abschnitt 4.3.4.2). Zwischenzeitlich hat ein Paradigmenwechsel in Richtung der zweiten Vorgehensweise stattgefunden. Basis von Konsensentscheidungen sollten i. d. R. empirische Ergebnisse zu Störungsgruppen sein (Kendler 1990: scientific nosology; APA 1994b). So basiert z. B. die Entwicklung von DSM-III-R und DSM-IV u. a. explizit auf dem Review empirischer Studien (vgl. auch Abschnitt 4.3.4.3). Die Bewertung dieser Studien setzt jedoch entsprechende Kriterien voraus. Wie bereits in Abschnitt 4.1 und 4.2 diskutiert, gibt es bezogen auf die Symptom- und Syndromebene zum Teil elaborierte Systematiken zu deren Evaluation. Im Bereich psychiatrischer Klassifikationsforschung liegen derartige explizite Systematiken nur ansatzweise vor (z. B. Sprock 1985 für Diagnosensysteme zu depressiven Störungen).

Ziel der nachfolgenden Ausführungen ist es, derartige Kriterien auch im Hinblick auf die Störungsebene zusammenzustellen und zu systematisieren. Als Ausgangspunkt wurden hierzu herangezogen:

- bisherige Systematisierungsversuche (Sprock 1985; Blashfield und Livesley 1991),
- Kriterienkataloge (Baumann und Stieglitz 2005),
- Studien und Überblicksarbeiten zur Klassifikation (z. B. Spitzer und Williams 1985; Akiskal 1989) sowie
- Evaluationskriterien psychologischer Tests (Testkuratorium 1986a; Lienert und Raatz 1994; Häcker et al. 1998).

Eine direkte Übertragung der allgemeinen Testkriterien (vgl. Lienert 1969) auf die Klassifikationssysteme ist nur bedingt möglich, da diese keine Tests im engeren Sinne darstellen, wenngleich es eine Reihe von Gemeinsamkeiten gibt (z. B. Items versus Kriterien). So haben Klassifikationssysteme oft auch die Funktion diagnostischer Instrumente sowohl in Forschung als auch in der klinischen Praxis resp. dienen als Grundlage für die Entwicklung von Instrumenten (vgl. auch Abschnitt 4.3.4.6). Von daher bedarf es der **Entwicklung und Zusammenstellung von Evaluationskriterien** auch für Diagnosensysteme, wobei hinsichtlich einzelner Kriterien Überschneidungen zu psychologischen Testverfahren bestehen, aber auch weitere zu ergänzen sind. Im **Unterschied zur Evaluation von Symptomen oder Syndromen** ist das Spektrum von Evaluationsansätzen von Diagnosen im Rahmen von Klassifikationssystemen ungleich größer und der Evaluationsprozess aufwendiger. Die Evaluation kann sich auf das Gesamtsystem beziehen, auf die einzelne Diagnose (Störungsgruppen), auf die einzelnen Kriterien resp. deren Relation zueinander. Vor allem die Evaluation der einzelnen Kategorien wie der sie konstituierenden Kriterien ist von zentraler Bedeutung.

In Bezug auf das **Gesamtsystem** ist insbesondere von Relevanz, welche Störungsgruppen in ein Klassifikationssystem aufgenommen werden sollen. Hier zeigt sich, wie bereits an verschiedenen Stellen ausgeführt, eine deutliche Tendenz zur Zunahme von Diagnosen. Um hier der Willkür einen Riegel vorzuschieben, wurden von Blashfield et al. (1990) **Vorschläge zur Aufnahme und zum Ausschluss von Diagnosen in Klassifikationssysteme** gemacht:

- **Kriterien für den Einschluss von Diagnosen:** u. a. hinreichende Anzahl publizierter Studien zu der entsprechenden Kategorie (50, davon mindestens 25 empirische); Liste diagnostischer Kriterien mit hinreichenden Reliabilitäts- und Validitätsbelegen; Beleg einer hinreichenden Interrater-Reliabilität der Kategorie in mindestens 2 Studien (Kappa ≥ .70).
- **Kriterien für den Ausschluss von Diagnosen:** weniger als 20 publizierte Arbeiten, die sich in den letzten 10 Jahren mit der Kategorie beschäftigt haben; Störungen, die in 5 Studien in weniger als 5 % der Patienten vorkamen; Nachweis diagnostischer Fehlerquellen in mindestens 5 Studien.

Diese relativ globalen Vorschläge bedürfen einer weiteren Präzisierung und Systematisierung. Die zu beachtenden Evaluationskriterien lassen sich in Erweiterung der Überlegungen von Sprock (1985) nach folgenden Gesichtspunkten unterteilen: psychometrische Kriterien, anwendungsbezogene Kriterien sowie strukturelle Kriterien.

Während die **psychometrischen und anwendungsbezogenen Kriterien** auch in Bezug auf die Symptom- und Syndromebene von Bedeutung sind (vgl. Abschnitt 4.1 und 4.2), sind die **strukturellen Kriterien** für Klassifikationssysteme als wichtig zu ergänzen, da sie generelle Bewertungen eines Klassifikationssystems ermöglichen.

4.3.5.1 Psychometrische Evaluationskriterien

Die für psychologische Testverfahren wie auf der Symptom- und Syndromebene wesentlichen Reliabilitäts- und Validitätsaspekte lassen sich auch auf den Bereich der psychiatrischen Klassifikationssysteme und einzelne diagnostische Kategorien übertragen (vgl. z. B. Blashfield und Livesley 1991), sodass an dieser Stelle nicht explizit näher darauf eingegangen werden muss (vgl. hierzu Abschnitte 4.1.5 und 4.2.5), sondern nur auf einige Besonderheiten und Erweiterungen hingewiesen werden soll.

(1) Reliabilität

Die **Interrater-Reliabilität** und deren Verbesserung war das Hauptanliegen bei der Entwicklung der aktuellen Klassifikationssysteme. Von daher lagen Forschungsaktivitäten zunächst auch eher in diesem Bereich mit dem Ziel, belegen zu können, dass durch die operationalisierte Diagnostik und anderer damit zusammenhängender Veränderungen Verbesserungen zu erzielen sind. Dies kann zwischenzeitlich durch eine Vielzahl empirischer Studien als erfüllt gelten (vgl. im Überblick z. B. Dilling et al. 1994b sowie Tabelle 4.53 in Abschnitt 4.3.4.6). Dennoch gilt es auch bei diesen neuen Systemen eine Reihe von realen oder potentiellen Fehlerquellen zu kontrollieren resp. durch weitere Forschungsanstrengungen zu eliminieren. Zu nennen sind hier z. B. das Antwortverhalten des Patienten, das Urteilsverhalten des Raters oder der Ausbildungsstand der Rater (vgl. auch Nelson-Gray 1991). Bezüglich der letzten beiden Punkte muss das sog. **Schwellenproblem** in der Beurteilung von Symptomen als bedeutsam herausgestellt werden. Allein die Vorgabe von Kriterien, die es zu beurteilen gilt, führt noch nicht automatisch zu einer Verbesserung der Reliabilität. Die Bewertung der Angaben eines Patienten wie der eigenen Beobachtungen (= Beobachtungsvarianz) im Sinne des Vorliegens eines Symptoms (Kriteriums) stellt weiterhin ein schwieriges Problem im diagnostischen Prozess dar und bedürfen daher einer besonderen Aufmerksamkeit (z. B. Ausbildung, vor allem in Psychopathologie; s. Abschnitt 4.1), wenn nicht spezielle, insbesondere standardisierte, Interviews Anwendung finden.

Das Problem der **zeitlichen Stabilität** ist nach Blashfield und Livesley (1991) sowohl unter Reliabilitäts- wie Validitätsaspekten zu betrachten, insbesondere bei Störungen, bei denen den Zeitkriterien für die Diagnosenstellung eine wichtige Rolle zukommt (vgl. auch Abschnitt 4.3.4.1). So wird z. B. in der ICD-10 die Dysthymie als eine über zwei Jahre andauernde depressive Verstimmung angesehen, d. h. eine zeitliche Stabilität wird erwartet. Wenn dies nicht der Fall ist, wäre zu klären, ob dies zu Lasten der Reliabilität geht oder eine Frage der Validität ist (Konzeptualisierung der Dysthymie = Konstruktvalidität). Bei anderen Störungsgruppen wie z. B. den depressiven Episoden wäre die Stabilitätsfrage nur bei kurzen Zeitabständen (z. B. wenige Tage) von Relevanz.

Nach Nelson-Gray (1991) gilt es auch auf der Diagnosenebene die **innere Konsistenz** (Beziehung zwischen Kriterien und Diagnose, in diesem Kontext auch Teilaspekt der Validität) zu überprüfen. Entsprechend dem polythetischen Ansatz/Prototypenansatz der meisten Störungen ist zumeist kein einzelnes Kriterium notwendig oder hinreichend für die Zuordnung zu einer bestimmten Diagnose, d. h. verschiedene Patienten ähneln dem Prototyp in unterschiedlichem Ausmaß. Dadurch weisen sie, wie bereits in Abschnitt 4.3.4.1 diskutiert, u. U. eine große Heterogenität auf, was eine geringe innere Konsistenz erwarten lässt. Das Konzept und die Bestimmung der inneren Konsistenz muss daher im Vergleich zu psychologischen Tests in diesem Bereich modifiziert werden. Nelson-Gray (1991) schlägt folgende **Strategie** vor:

Da einige Kriterien diagnostischer Kategorien relevanter, zentraler und prototypischer sind,

- sollten diese höher untereinander korrelieren und geringer mit peripheren Kriterien,
- während periphere Kriterien nicht notwendigerweise hoch miteinander korrelieren müssen.

Voraussetzung für eine derartige Überprüfung wären entweder Prototypenratings der Kriterien durch Experten resp. in den Diagnosen bereits enthaltene unterschiedliche Gewichtungen einzelner Kriterien. So lassen sich einige Störungen durch Kernsymptome und weniger relevante Symptome charakterisieren (s. o.). Zu nennen ist die depressive Episode der ICD-10. Diese ist dadurch gekennzeichnet, dass zwischen 3 Hauptkriterien und 7 Zusatzkriterien zu unterscheiden ist (s. a. in Abschnitt 4.3.4.1 Tabelle 4.39) und weiterhin zwischen drei Schweregraden der Episode differenziert wird (leicht, mittel oder schwer). In Bezug auf diese drei Annahmen konnte Stieglitz (2000) in zwei unabhängigen Stichproben mittels eines facettenanalytischen Ansatzes zeigen, dass die Unterscheidung zwischen Haupt- und Nebenkriterien sinnvoll ist und mittels einer Latenten Klassenanalyse nachweisen, dass die Schweregraddifferenzierung sich auch mittels einer Fremdbeurteilungsskala (*Inpatient Multidimensional Psychiatric Scale*) belegen lässt. Langenbucher et al. (2004) wendete die Item-Response-Theorie zur Evaluation der DSM-IV Kriterien bei Alkohol, Cannabis und Kokain an. Dabei ergab sich u. a., dass die diagnostischen Kriterien nicht alle gleich relevant zu sein scheinen.

(2) **Validität**
Ähnlich wie bei der Entwicklung psychologischer Tests oder psychiatrischer Syndromskalen bedarf es auch auf der Diagnosenebene des Nachweises des **praktischen und wissenschaftlichen Nutzens**, der durch Validierungsuntersuchungen zu belegen ist. Auch im Kontext psychiatrischer Klassifikationssysteme lassen sich verschiedene Aspekte der Validität unterscheiden. Folgende Grobunterscheidungen scheinen auch hier sinnvoll zu sein: Inhaltsvalidität, kriterienbezogene Validität und Konstruktvalidität (Lienert 1969; Baumann 1987).
Bei der **Inhaltsvalidität** (engl. content validity) geht es um die Beurteilung der Adäquatheit der Abbildung des Gegenstandsbereichs, d.h. die Repräsentativität des Inhaltsbereichs (Corcoran und Fischer 1987). Wie bei den Syndromskalen wird dieser Bereich oft vernachlässigt (vgl. auch Blashfield und Lives-ley 1991). Er ist jedoch von zentraler Bedeutung, da es zu prüfen gilt, ob alle Facetten des Konstrukts (hier: Störung) abgebildet sowie irrelevante Inhalte vermieden worden sind (z.B. Kriterien, die hoch mit anderen Kategorien korrelieren). Ausgangspunkt zur Gewährleistung der Inhaltsvalidität stellen unterschiedliche Strategien der Kriteriengenerierung dar: klinische Beobachtungen, Forschungsergebnisse, Expertenmeinungen oder eine Kombination aus allen dreien (Streiner und Norman 1989). Dies kann jedoch nur der erste Schritt zur Identifizierung diagnostischer Kategorien sein. Sich anschließende Validierungsuntersuchungen müssen Hinweise auf den Nutzen der so konstituierten Kategorien bringen (incl. ihrer reliablen Erfassung). So sind z.B. die im Anhang der ICD-10 Forschungskriterien aufgeführten provisorischen Störungen (z.B. saisonale affektive Störung, narzisstische Persönlichkeitsstörung) unter dem Blickwinkel der Inhaltsvalidität vertretbar sowie klinisch plausibel, bedürfen jedoch umfassender Validierungsstudien hinsichtlich ihrer Relevanz (z.B. Ansprechen auf spezifische therapeutische Interventionen).
Die **kriterienbezogene Validität** als weiterer wichtiger Bereich der Evaluierung psychiatrischer Diagnosen lässt sich in zahlreiche Teilkomponenten zerlegen (vgl. auch Lienert 1969). In Abhängigkeit von den jeweils zu evaluierenden Störungsgruppen können unterschiedliche Validitätsaspekte von Bedeutung sein (z.B. prädiktive Validität in Hinblick auf den weiteren Verlauf oder Therapieresponse), d.h. bei der Auswahl von Validitätskriterien bedarf es der theoretischen Begründung in Bezug auf die jeweilige Störungsgruppe. Im Hinblick auf die psychiatrische Klassifikationsforschung dient die klassische Arbeit von Robins und Guze (1970), „The validity of psychiatric diagnosis“, bis zum heutigen Tag als wesentliche Grundlage und Anregung für die Durchführung von Evaluationsstudien: Identifikation und Beschreibung der Störung, Laboruntersuchungen, Abgrenzung zu anderen Störungen, Follow-Up-Untersuchungen zur Identifizierung unterschiedlicher Verlaufs- und Outcomemuster, Familienstudien. Die von Robins und Guze gemachten Vorschläge zur **Validierung psychiatrischer Diagnosen** bedürfen heute einer **Erweiterung** (vgl. auch Saß 1987; Saß und Houben 1998; First et al. 2004). Bezogen auf depressive Störungen fordern z.B. Rush et al. (1994) die Überprüfung folgender Bereiche: interne Validität (u.a. Prüfung der Relevanz der diagnostischen Kategorien), Labortests, Stabilität der Diagnose über Episoden hinweg, Beziehung zur Familiengeschichte sowie Untersuchung des Krankheitsverlaufs. Andreasen (1995) schlägt auf dem Hintergrund der Weiterentwicklung labortechnischer Möglichkeiten als Ziel von Evaluationsstrategien die Identifikation desjenigen Hirnsystems vor, das bei einer bestimmten Erkrankung gestört ist. Dieses Vorgehen bedarf jedoch der **Einziehung von Nachbardisziplinen** wie der Molekulargenetik, -biologie, Neurochemie, Neuroanatomie, Neurophysiologie oder kognitiven Neurowissenschaften.

Tab. 4.56: Beispiele für Evaluierungsansätze bei Subgruppen depressiver Störungen (Philipp und Maier 1987; Maier und Philipp 1993)

Validierungskriterium	Prüfung (Beispiel)
Inhaltsvalidität	Assoziation zwischen Einschlusskriterien und klinischer ICD-9 Diagnose und sog. OPD-Skala (konkurrierende Operationalisierungen depressiver Störungen)
Übereinstimmungsvalidität	Assoziation zwischen klinischer Diagnose nach ICD-9 und operationalen Diagnosen
Kriteriumsvalidität	
– Außenkriterien	Laborparameter, familiäre Belastung
– Therapieansprechen	prädiktives Therapieansprechen
– Langzeitverlauf	Dauer der Indexperiode
Konstruktvalidität	Latent-Trait-Analysen (Homogenität)

Als **Beispiele** für die Umsetzung eines derartigen Forschungsansatzes seien die Arbeiten von Philipp und Maier (1987; Maier und Philipp 1993) genannt, die versucht haben, verschiedene Subgruppen depressiver Störungen gegeneinander abzugrenzen (vgl. Tabelle 4.56). Reich (2000) analysierte in einer Übersicht empirische Arbeiten (u.a. Psychopharmakastudien, Psychotherapiestudien, Verlaufsstudien) zur Relation von sozialer Phobie und vermeidender/selbstunsicherer Persönlichkeitsstörung. Danach scheint es nicht gerechtfertigt, beide als separate Störungen zu betrachten. Derartige Studien sind hilfreich, um den Stellenwert diagnostischer Kategorien abschätzen zu können und somit Hinweise für die Revision von Klassifikationssystemen zu geben.

Als weiterer wichtiger Validitätsbereich muss auch hier die **Konstruktvalidität** angesehen werden (Nelson-Gray 1991; vgl. im Detail Abschnitt 4.3). Sie sollte, wie bei psychologischen Tests auch, als Oberbegriff der anderen Validitätsaspekte gelten und nicht nur enge Teilaspekte umfassen (z.B. die Anwendung verschiedener multivariater statistischer Verfahren wie Faktorenanalysen, Diskriminanzanalysen, Clusteranalysen; vgl. z.B. Maier und Philipp 1993). Vielmehr sollten unter der Konstruktvalidität die verschiedenen Validitätsaspekte subsumiert werden. Nach Carson (1991) wird der Konstruktvalidität psychiatrischer Diagnosen bisher wenig Aufmerksamkeit geschenkt. Es sollte jedoch ein Hauptanliegen der Forschung sein, ein Netzwerk empirischer Daten und deren Aggregation zu erreichen. Diese sollten darauf abzielen, die theoretischen Annahmen über Störungen zu stützen, auf notwendige Modifikationen hinzuweisen oder u.U. sogar erst Annahmen zu entwickeln (z.B. hinsichtlich der Ätiologie). Letztlich kann man auch, unter der Konstruktvalidität wie auf der Syndromebene, die Integration aller zur Verfügung stehenden Validitätsaspekte verstehen.

Validierungsstrategien sollten auch **Grundprobleme** psychiatrischer Klassifikationssysteme umfassen. Dazu zählt, wie bereits mehrfach erwähnt, die Frage, ob **Störungen dimensional oder kategorial** (s.a. Abschnitt 4.3.3.2) zu betrachten sind. Für derartige taxometrische Analysen stehen nach Slade und Andrews (2005) unterschiedliche Strategien zur Verfügung wie z.B. Clusteranalysen, Diskrimanzanalysen, Bi- oder Multimodalitätsanalysen, Latente Klassenanalysen oder Item-Reponse-Theorie. So konnten z.B. verschiedene, unabhängige Studien Hinweise darauf gaben, depressive Störungen dimensional zu betrachten, was auch Slade und Andrews (2005) zeigen konnten.

Im Hinblick auf psychiatrische Klassifikationssysteme sind noch einige Begrifflichkeiten neu einzuführen, die im Kontext psychologischer Verfahren nicht diskutiert werden. Zu nennen sind hier insbesondere die Begriffe der deskriptiven und der prozeduralen Validität. In der psychiatrischen Klassifikationsforschung wird der Begriff der **deskriptiven Validität** (englisch: descriptive validity) häufig genannt. Nach Spitzer und Williams (1985) beinhaltet er zwei Aspekte:

- das Ausmaß, in dem die charakteristischen Merkmale einer bestimmten Störung einzigartig sind für diese Störung im Vergleich zu anderen sowie
- das über den Zufall hinausgehende gemeinsame Auftreten dieser Merkmale.

Die deskriptive Validität kann als Grundlage zum Nachweis der Eigenständigkeit einer Kategorie angesehen werden. Methodisch wird dieser Aspekt i. d. R. durch Häufigkeitsvergleiche überprüft. Blashfield und Draguns (1976) bringen im Zusammenhang mit der deskriptiven Validität zusätzlich den Begriff der **Homogenität** (eigentlich ein Aspekt der Reliabilität) ins Spiel. Die deskriptive Validität bezieht sich danach auch auf die Homogenität der Kategorie bezüglich der Verhaltensmerkmale, der Symptome, der Persönlichkeitsvariablen usw. Die Autoren sehen dabei zwei wesentliche Probleme:

- Die Festlegung der Merkmale, für die die Homogenität gezeigt werden soll (Überprüfung: intentionale Definition versus alle Charakteristika),
- die Definition des Begriffs der Homogenität selbst.

Bei der **prozeduralen Validität** (englisch: procedural validity) geht es nach Spitzer und Williams (1985) um das Ausmaß, mit dem eine neue diagnostische Prozedur ähnliche Ergebnisse bringt wie eine etablierte diagnostische Prozedur, die als Kriterium dient (z. B. standardisiertes Interview bei Laien versus Experten). Es gilt dabei jedoch zu berücksichtigen, dass sich dieser Validitätsaspekt nur auf die Evaluierungsprozedur bezieht, nicht jedoch auf die zu beurteilenden Merkmale oder Kategorien. Dieser Validitätsaspekt ist insofern bedeutsam, da es oft ein Problem darstellt, bestimmte diagnostische Kriterien in z. B. entsprechende Symptomfragen in einem Interview umzusetzen. Nach Zwick (1983) beinhaltet dieser Validitätsaspekt eine Form der Generalisierbarkeit und nimmt eine Zwischenstellung zwischen Reliabilität und Validität ein. Formal betrachtet hat er Ähnlichkeit mit der Bestimmung der konvergenten Validität bei psychologischen Tests.

Anforderungen an die Validität und deren verschiedene Teilkomponenten in Bezug auf einzelne diagnostische Gruppen können nicht generell formuliert werden, sondern müssen die spezifischen Charakteristika der postulierten diagnostischen Einheit berücksichtigen. Von daher gibt es keine generelle Empfehlung, in welche Richtung Validierungen von Störungen vorzunehmen sind. Wie auf der Syndromebene muss auch hier festgehalten werden, dass es nicht die Validität einer diagnostischen Kategorie gibt resp. unterschiedliche Operationalisierungen können in Hinblick auf unterschiedliche Validitätskriterien unterschiedlich bedeutsam sein. So verweist z. B. Kendler (1990) darauf, dass z. B. die Definition der Schizophrenie in der ICD-9 eine hohe Verlaufsstabilität aufweist, die Operationalisierung in den Tsuang-Winokur-Kriterien dagegen besser mit dem Outcome korreliert. Jedoch auch innerhalb desselben Diagnosensystems gilt es in Abhängigkeit von den einzelnen Störungsgruppen die jeweils relevanten Validitätsaspekte festzulegen und zu überprüfen. Insofern steht die Forschung in Bezug auf die aktuellen Klassifikationssysteme ICD-10 und DSM-IV noch an den Anfängen. Es ist zudem Baumann (1987) zuzustimmen, dass die Forderung nach einer gesamten Validierung eines Klassifikationssystems ebenso wenig sinnvoll ist wie die Forderung, man solle die Persönlichkeitstheorie Cattells als Ganzes validieren. Validieren lassen sich nur Operationalisierungen von Teilaspekten.

Tab. 4.57: Anwendungsbezogene und strukturelle Evaluationskriterien in Bezug auf Klassifikationssysteme

Anwendungsbezogene Kriterien
- Manual
- Glossar
- Indikationsbereich
- Passgenauigkeit der Kategorien für Zielpopulation
- Differenzierungsfähigkeit zwischen Störungen
- Umfang diagnostizierbarer Störungen (engl. Coverage)
- klinische Relevanz
- Einfachheit in der Anwendung/Akzeptanz durch Anwender
- diagnostische Hilfsmittel (z.B. strukturierte Interviews)
- interkulturelle Anwendbarkeit/verschiedensprachige Versionen

Strukturelle Kriterien
- Krankheits- oder Störungsdefinition
- Übereinstimmung der Begrifflichkeit mit bekannter Terminologie
- einheitliche/s Kriterien/Kriterium der Definition der Störungsgruppen
- Operationale Definitionen
- explizite diagnostische Regeln
- Zeitkriterien
- Aussagen zu sich ausschließenden Kategorien/multiplen Diagnosen
- logisch konsistent
- Übereinstimmung mit Forschungsergebnissen

4.3.5.2 Anwendungsbezogene Evaluationskriterien

Wie auf der Symptom- und Syndromebene auch, sind verschiedene, die praktische Anwendung eines Klassifikationssystems betreffende Aspekte zu prüfen, wie sie in Tabelle 4.57 aufgeführt sind. Zu nennen ist hier das Vorliegen eines Manuals, wenn möglich eines Glossars mit Definitionen der Symptome, aber auch diagnostischer Hilfsmittel (Instrumente) zur Informationserhebung. Als spezielle Aspekte der Anwendung und damit auch des Nutzens oder der Nützlichkeit (vgl. Nelson-Gray 1991) sind z.B. die Angemessenheit der Kategorien für den anvisierten Indikationsbereich, das Spektrum abbildbarer Patienten in Form von spezifischen Diagnosen (Coverage) wie Anwendbarkeit in unterschiedlichen kulturellen Kontexten, aber auch die Akzeptanz durch die Anwender zu nennen (vgl. hierzu z.B. auch Freyberger, Dilling und Stieglitz 1996). Wendet man z.B. diese Evaluationskriterien auf die ICD-10 an, so kann man feststellen, dass fast alle Kriterien zur Zufriedenheit erfüllt sind. So liegen umfangreiche Manuale vor. Der Indikationsbereich ist klar festgelegt. Die Passgenauigkeit der Kategorien für die Zielpopulation wie die Akzeptanz durch die Anwender wurde in verschiedenen Studien nachgewiesen (vgl. z.B. Dittmann et al. 1990, 1992). Für die ICD-10 liegt eine Vielzahl von diagnostischen Hilfsmitteln vor (s.o.). Die ICD-10 ermöglicht zudem, Patienten einem weiten Spektrum zuzuordnen (Kriterium „coverage"). Darüber hinaus ist durch die internationale Kooperation bei der Entwicklung gewährleistet, dass das System auch interkulturell anwendbar ist, da zahlreiche Übersetzungen vorliegen. Es ist als ein Kompromiss der unterschiedlichen Bedürfnisse der Mitgliedsländer der Weltgesundheitsorganisation anzusehen. Als noch nicht optimal gelöst muss das Problem des Glossars angesehen werden.

Als zunehmend als relevant angesehenes Kriterium der Bewertung eines Klassifikationssystems, was auch bereits bei der Entwicklung berücksichtigt werden sollte, ist die sog. **klinische Nützlichkeit** (engl. clinical utility, First et al. 2004, s.a. Kapitel 7). Eine Verbesserung der Nützlichkeit könnte z.B. geprüft werden durch den Einfluss auf den Gebrauch des Systems, die Verbesserung klinischer Entscheidungen und die Verbesserung von Behandlungsergebnissen. So wurde dieser Aspekt z.B. ansatzweise bei der Entwicklung der ICD-10 berücksichtigt, indem in den Feldstudien nicht nur die Interrater-Reliabilität geprüft wurde (s.a. Tabelle 4.53), sondern auch umfassend die Akzeptanz des Systems mit erfasst wurde (u.a. Passgenauigkeit der Diagnosen; vgl. z.B. Freyberger et al. 1996 zu den Forschungskriterien).

4.3.5.3 Strukturelle Evaluationskriterien

Zur Evaluation von Klassifikationssystemen sind weiterhin sog. strukturelle Kriterien heranzuziehen. Sie beziehen sich im Wesentlichen auf die konzeptuellen Grundlagen, auf denen das jeweilige System aufgebaut worden ist. Diese lassen sich meist nicht in Zahlenwerten darstellen, sind jedoch als Einzelkriterien bedeutsam für die Bewertung eines Klassifikationssystems (vgl. Tabelle 4.56). Zu nennen sind hier vor allem Aspekte, die zur Vereinheitlichung wie Präzisierung des diagnostischen Prozesses beitragen, wie operationale Definitionen, Verknüpfungsregeln von Kriterien wie die Festlegung von Zeitkriterien. Als Basis muss jedoch die explizite Störungsdefinition angesehen werden, wobei einzelne Störungen durch allgemein akzeptierte psychopathologische Begriffe zu definieren sind. Das gesamte System muss darüber hinaus in sich logisch konsistent sein, d.h. nach einer einheitlichen, durchgängig eingehaltenen Struktur aufgebaut sein. Zudem sollte das System mit Ergebnissen aus Studien übereinstimmen.

Auch in Bezug auf diese Kriterien kann man im Hinblick auf die ICD-10 wie das DSM-IV feststellen, dass die meisten Kriterien zumindest befriedigend erfüllt sind. Es wird von einer allgemeinen Störungsdefinition ausgegangen. Die einzelnen Störungen werden mittels Symptom- und Zeitkriterien definiert, die durch diagnostische Regeln miteinander verbunden sind. Ein durchgängig einheitliches Kriterium der Definition der Störungsgruppen ist jedoch beim gegenwärtigen, z.T. sehr unterschiedlichen Wissensstand über die einzelnen Erkrankungen kaum zu realisieren. Zur Kennzeichnung der Störungsgruppen werden in der Literatur akzeptierte Begriffe verwendet. Multiple Diagnosen (Komorbidität) werden, von Ausnahmen abgesehen, prinzipiell zugelassen. Als problematisch anzusehen ist der schon häufig angesprochene Punkt der relativ geringen resp. nicht explizit dargelegten Übereinstimmung mit Forschungsergebnissen.

Eine Systematisierung von Kriterien zur Evaluation psychiatrischer Störungsgruppen aus psychiatrischer Sicht liegt bisher, wie bereits einleitend erwähnt, nicht vor. Ein Versuch

Tab. 4.58: Kennzeichen der ICD-10 nach Baumann und Stieglitz (2005)

Kriterium	Kennzeichen
Ziel der Klassifikation	u.a. Gesundheitsstatistik, Forschung, Kommunikation, Therapiegrundlage, klinische Anwendung
Geltungsbereich	alle Krankheiten, nicht nur psychische Störungen
Klassenlogik	Typen (Diagnosen)
Klasseneigenschaft	i.d.R. nicht ausschließend, Komorbidität zugelassen
Klassifikationsbasis	atheoretisch, deskriptiv, uneinheitlich (u.a. Ätiologie, Verlauf, Syndromatik, Schweregrad)
Gewinnung der diagnostischen Einheiten	klinisch-kombinatorisch, basierend auf Konventionen in Abstimmung mit den Mitgliedsländern der WHO
Definitionen	operationalisierte Diagnostik (Kriterienkatalog), Glossar
Zuordnungsregeln	z.T. implizit, z.T. explizite Regeln
formale Genauigkeit	mehrfach in nationalen und internationalen Studien überprüft

der Kennzeichnung der ICD-10 aufgrund einiger der oben diskutierten psychometrischen, anwendungsbezogenen und strukturellen Kriterien wurde von Baumann und Stieglitz (2005) vorgenommen (vgl. Tabelle 4.58). Auch wenn sich hierdurch bereits eine differenzierte Beschreibung der ICD-10 erkennen lässt, bedarf es weiterer Anstrengungen der Überprüfung, vor allem im Hinblick auf das Klassifikationsziel.
Zusammenfassend sind mit Hoff (2005) folgende **Vorteile der neuen diagnostischen Konzepte in der ICD-10 und dem DSM-V** (operationale Diagnostik) zu nennen:

- grundsätzliche Möglichkeit einer Verbesserung der Interrater-Reliabilität,
- gute Möglichkeiten für Aus- und Weiterbildungszwecke,
- keine Favorisierung einer bestimmten ätiologischen Theorie,
- gute Eignung zur Dokumentation und Datenverarbeitung
- Kriterienliste verpflichtet zur vollständigen Informationserhebung und verhindert voreilige Schlüsse,
- in der Forensik Verbesserung der Transparenz diagnostischer Entscheidungen und Vergleichbarkeit psychiatrischer Gutachten.

4.3.6 Anwendungsbeispiele

Zur Illustration der in den vorangegangenen Abschnitten dargestellten Aspekte der Diagnostik auf Störungsebene sollen nachfolgend einige Beispiele aus der Praxis genannt werden: multiaxiale Diagnostik, Möglichkeit der Z-Kodierung und Komorbidität.
Die **multiaxiale Klassifikation** (s.a. Abschnitt 4.3.4.1) wurde erstmals mit DSM-III als neue diagnostische Sichtweise offiziell in ein Klassifikationssystem übernommen, wenngleich es implizit für viele Kliniker in der praktischen Arbeit eingesetzt wurde und

Tab. 4.59: Multiaxiale Diagnostik nach ICD-10: Fallbeispiel

Achse	Bezeichnungen	Beispiel
I	**Klinische Diagnosen:**	
	I a psychische Störungen	
	Hauptdiagnose :	F40.01 Agoraphobie mit Panikstörung
	Zusatzdiagnosen:	F10.1 Alkohol, schädlicher Gebrauch
	I b somatische Störungen	K29 Gastritis und Duodenitis
II	**Psychosoziale Funktionseinschränkungen** WHO Disability Diagnostic Scale (WHO-DDS)	– Globaleinschätzung der sozialen Funktionseinschränkung = 4 (schwere Funktionseinschränkung) – Selbstfürsorge und Alltagsbew. = 4 (schwere Funktionseinschränkung) – berufliche Funktionsfähigkeit = 4 (schwere Funktionseinschränkung) – familiäre Funktionsfähigkeit = 2 (mäßige Funktionseinschränkung) – Funktionsfähigkeit in anderen sozialen Rollen und Aktivitäten = 2 (mäßige Funktionseinschränkung)
III	**Psychosoziale Belastungsfaktoren**	Z61.0 Verlust eines nahen Angehörigen Z73.1 akzentuierte Persönlichkeitszüge (abhängige Züge)

auch sonst das psychiatrische Denken prägt. Da die formale Anwendung des Gedankens jedoch in der Praxis wie auch in der Forschung selten stattfindet, sollen die Möglichkeiten und Vorgehensweisen an einem Beispiel gezeigt werden. In Tabelle 4.59 ist ein Fallbeispiel enthalten. Es wurden hier die ICD-10 Achsen gewählt, da diese den meisten im Unterschied zu den DSM-IV-Achsen nicht bekannt sind.
Auf der Achse I werden (anders als im DSM-IV) alle Störungen kodiert, also auch die Persönlichkeitsstörung (hier als Ib bezeichnet) und die körperlichen Störungen. Es handelt sich bei dem 42-jährigen Mann um einen komorbiden (multimorbiden) Patienten. Die Störungen gehen mit deutlichen Beeinträchtigungen in verschiedenen Funktionsbereichen einher. Mit der Symptomatik als zusammenhängende Faktoren wird der Verlust eines Angehörigen gesehen und akzentuierte Persönlichkeitszüge. Aus einer derartigen kurzen Beschreibung des Patienten auf verschiedenen Achsen lässt sich bereits ein anschauliches Bild der relevanten Facetten vermitteln.
Auch wenn sich der multiaxiale Gedanke in der Praxis bisher nicht durchgesetzt hat, soll hier zumindest nochmals explizit auf einen Teilaspekt hingewiesen werden, auf die Möglichkeit der Nutzung der sog. **Z-Kodierungen** (ICD-10: Achse III). Wie bereits in Abschnitt 4.3.4.2 ausführlich dargestellt, sollten diese verwendet werden, wenn sie den Zustand verursacht oder ausgelöst haben und

- einen Einfluss auf das Erscheinungsbild der Störung,
- deren Verlauf,
- die Prognose und
- die Behandlung haben.

Nachfolgend sei dies an zwei Beispielen kurz skizziert.

Fallbeispiel 1: Eine 35-jährige, berufstätige und verheiratete Patientin kommt nach massiven Partnerschaftsproblemen seit einigen Wochen und dem seit einem Jahr drohenden Verlust des Arbeitplatzes mit einem depressiven Bild zur ambulanten Behandlung. Nach Abschluss der Behandlung werden folgende ICD-10 Kodierungen vergeben:

- F43.20.20 Anpassungsstörung, kurze depressive Episode (Begründung: Ausmaß der Symptomatik nicht schwer genug, um eine depressive Episode zu diagnostizieren, Symptomatik nach 3 Wochen wieder verschwunden),
- Z63.0 Probleme in der Beziehung zum (Ehe-)Partner und
- Z56.2 drohender Arbeitsplatzverlust zum Hinweis darauf, dass die akute Symptomatik im Zusammenhang mit belastenden Lebensereignissen zu sehen ist.

Fallbeispiel 2: Eine 55-jährige verheiratete Frau wird zum 6. Mal mit einer depressiven Episode stationär aufgenommen. Während des stationären Aufenthaltes zeigt sich in den Gesprächen, dass das Auftreten der depressiven Symptomatik bei den meisten Episoden im Zusammenhang mit der problematischen Paarbeziehung zu sehen war. Im Hinblick auf die Nachbehandlung scheint es sinnvoll, auf diesen Aspekt auch explizit hinzuweisen. Den Problemen in der Paarbeziehung kommt neben der auslösenden Funktion auch im Hinblick auf aufrechterhaltende Faktoren bzw. als rückfallrelevanter Faktor eine Bedeutung zu. Nach Abschluss der Behandlung werden folgende ICD-10 Kodierungen vergeben:

- F32.2 schwere depressive Episode ohne psychotische Symptome zur Kennzeichnung der Stärke der Symptomatik und dass es sich um die wiederholte Manifestation der Symptomatik handelt,
- Z63.0 Probleme in der Beziehung zum (Ehe-)Partner, um auf den Zusammenhang mit der Paarbeziehung hinzuweisen.

Das **Komorbiditätsprinzip** ist, wie in Abschnitt 4.3.4.1 gezeigt, ebenfalls ein relativ neues diagnostisches Konzept und hat vielfältigen Nutzen. In Abbildung 4.27 soll der klinische Nutzen zum Verständnis der Entwicklung komorbider Störungen gezeigt werden. Aus der Darstellung lässt sich gut erkennen, dass der Ausgangspunkt der Entwicklung eine Panikstörung war, in deren Folge sich agoraphobisches Verhalten entwickelte. Die unbehandelte Angstsymptomatik führte zur allmählichen Entwicklung einer depressiven Störung und dann zum Substanzmissbrauch bzw. -abhängigkeit. Nach Abschluss der diagnostischen Gespräche unter Einbeziehung von Interviews (s. a. Abschnitt 4.3.4.6) werden folgende ICD-10 Kodierungen vergeben:

- F32.1 mittelgradige depressive Episode: die Diagnose steht an erster Stelle, da sie der aktuelle Behandlungsanlass war,
- F40.01 Agoraphobie mit Panikstörung als komorbide Störung,
- F10.2 Alkohol, Abhängigkeitssyndrom als weitere komorbide Störung.

Durch die differenzierte Beschreibung des Patienten mittels drei Diagnosen wird ein anschauliches Bild der Symptomatik bereits auf Störungsebene gegeben.

Vorausgehende Bedingungen: Biologische/Kognitive Vulnerabilität
Andere Angstsymptome oder -störungen
Belastungen/Stress im Leben, situative Risikofaktoren

Phase 1: → Auftreten spontaner Panikattacken
Phase 2: → Sensibilisierung/Überempfindlichkeit (biologische und/oder kognitive Reaktion)
Phase 3: → Panik-Störung
Phase 4: Vermeidungsverhalten → Agoraphobie
Phase 5: Demoralisation → Depressive Episode
Phase 6: inadäquates hilfesuchendes Verhalten → Substanzmissbrauch oder Abhängigkeit

ICD-10 Diagnosen
F32.1 mittelgradige depressive Episode
F40.01 Agoraphobie mit Panikstörung
F10.2 Alkohol, Abhängigkeitssyndrom

Abb. 4.27: Komorbidität am Beispiel der Entwicklung einer Panik-Störung mit Agoraphobie (modifiziert nach Wittchen 1996)

5 Diagnostischer Prozess und multimodale Diagnostik

Nachdem in den bisherigen Ausführungen die verschiedenen Untersuchungsebenen nacheinander dargestellt wurden, sollen nachfolgend einige integrative Überlegungen folgen. Zum einen soll es um den diagnostischen Prozess gehen, zum anderen um Fragen der Kombinationen verschiedener Informationsquellen im Rahmen einer multimodalen Diagnostik.

5.1 Diagnostischer Prozess

5.1.1 Kennzeichen

Die Zuordnung eines Patienten zu einer diagnostischen Kategorie basiert nach Wittchen (1993), von wenigen Ausnahmen abgesehen, auf subjektiv-verbalen Methoden (Befragung) sowie z.T. auf beobachtbaren oder erschließbaren Aspekten des Patientenverhaltens (vgl. Abbildung 5.1). Anderen Zugangsweisen, wie z.B. labortechnische Untersuchungen oder auch psychologischen Tests i. e. S. (z.B. Leistungs- oder neuropsychologische Tests), kommt eher für die Ausschlussdiagnostik eine Bedeutung zu. Der sorgfältigen Erhebung des **Psychopathologischen Befundes** kommt somit eine herausragende Rolle zu (s.a. Abschnitt 4.1). Bei der Diagnostik psychiatrischer Erkrankungen kommt weiterhin der **körperlichen Untersuchung** eine zentrale Bedeutung zu. Alle Hinweise auf körperliche Erkrankungen bzw. körperlich bedingte psychische Störungen haben hohe Relevanz, da sie wichtige Implikationen für die Behandlung haben (u.a. Behandlung der Grunderkrankung). Von großer Bedeutung ist jedoch auch die **Anamneseerhebung**. In der Regel werden drei wichtige Hauptbereiche unterschieden

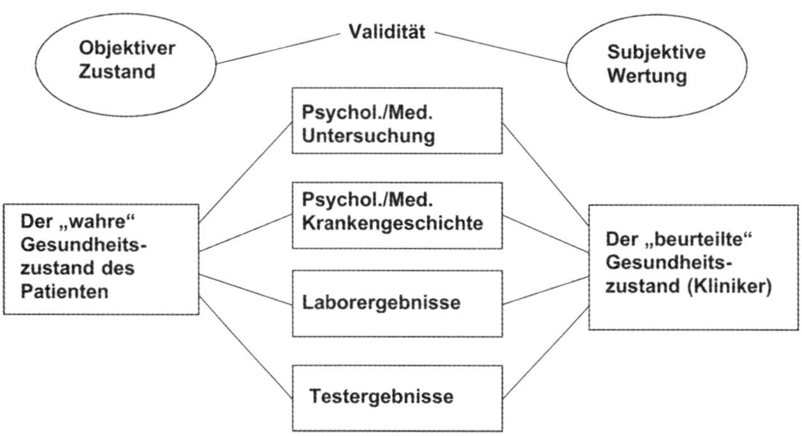

Abb. 5.1: Diagnostischer Prozess am Beispiel des Linsenmodells von Brunswik (modifiziert nach Wittchen et al. 1988)

(vgl. im Detail Freyberger et al. 2002): Familienanamnese, Biographie des Patienten und Krankheitsanamnese. Zur **Familienanamnese** zählt u. a. die psychosoziale Situation z. B. der Eltern, die Geschwister, die Familienatmosphäre und familiäre Belastungen mit psychiatrischen und somatischen Störungen. Die **Biographie des Patienten** umfasst die Aspekte Schwangerschafts- und Geburtsumstände, frühkindliche Entwicklung, schulische Entwicklung, Pubertät und junges Erwachsenenalter, berufliche Entwicklung, Partnerschaften und Ehen (incl. Kinder) und sozioökonomische Situation. Gerade für den diagnostischen Prozess von besonderer Bedeutung ist auch die **Krankheitsanamnese**. Zu erfassen sind frühere psychiatrische und somatische Erkrankungen und auch die aktuelle Erkrankung (u. a. Entwicklung der Symptome, auslösende Ereignisse).

Bereits in einem frühen Stadium des diagnostischen Prozesses mit dem Ziel einer Diagnosenstellung findet nicht nur eine reine Informationssammlung statt, sondern oft bereits eine Prüfung diagnostischer Hypothesen. Verschiedene Untersuchungen haben zeigen können, dass endgültige Diagnosen schon frühzeitig formuliert werden, ebenfalls oft bereits in den ersten Minuten. Dass dabei eine Vielzahl an Fehlerquellen zum Tragen kommen können, ist offensichtlich (s. a. Abschnitt 4.1). Die ersten Eindrücke und Informationen sollten daher lediglich der Hypothesenbildung dienen (Freyberger et al. 2002). In Abbildung 5.2 ist ein mögliches Vorgehen dargestellt. Auf zwei Aspekte sei an dieser Stelle nochmals explizit hingewiesen:

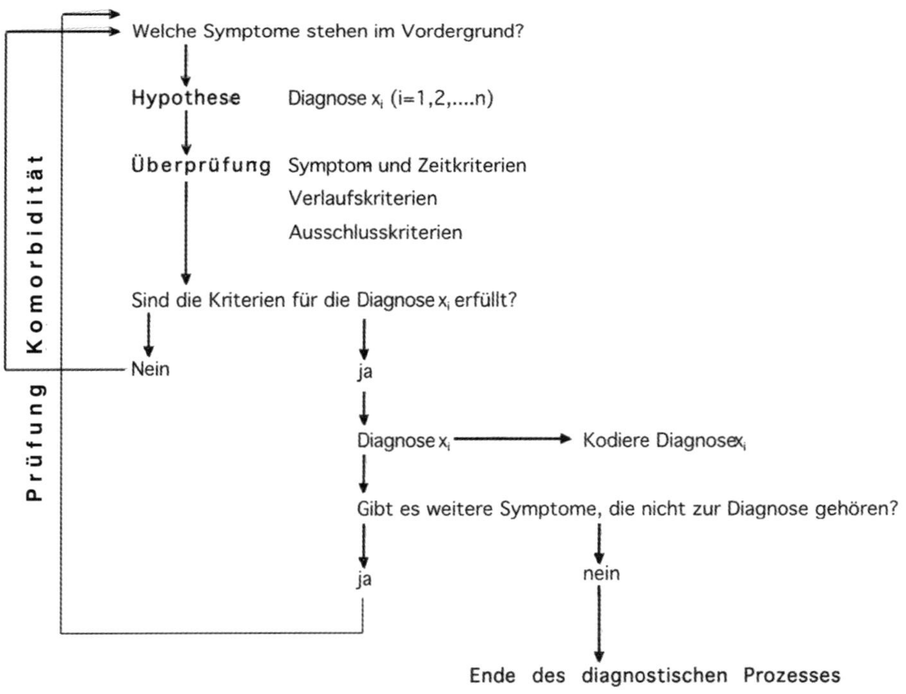

Schritte im diagnostischen Prozess (modifiziert nach Stieglitz, Freyberger & Mombour, 2002)

Abb. 5.2: Diagnostischer Prozess am Beispiel operationalisierter Klassifikationssysteme wie ICD-10 und DSM-IV

- Es ist immer das Manual des Systems zu verwenden, d.h. genau zu prüfen, ob tatsächlich die Kriterien der vermuteten Störung erfüllt sind,
- Es ist unbedingt auf das Komorbiditätsprinzip zu achten (s. Abschnitt 4.3.4.1).

Der skizzierte diagnostische Prozess ist vor allem dann hilfreich, wenn keine diagnostischen Instrumente Anwendung finden, was in der Praxis meist der Fall ist. Eine Verwendung strukturierter und standardisierter Interviews (vgl. Abschnitt 4.3.4.6), die eine zuverlässige Diagnosenstellung erlauben, wird aufgrund des hohen Zeitaufwands und der notwendigen Ausbildung vor Anwendung vermutlich immer eher Forschungsprojekten vorbehalten bleiben. Eine Erhöhung der diagnostischen Sicherheit auch in der klinischen Routine bietet jedoch der von Spitzer (1983) zunächst zur Evaluation diagnostischer Instrumente vorgeschlagene sog. **LEAD-Ansatz** (Abk. für Longitudinal evaluation, done by Experts, employing All Data). Er formulierte in seiner oft zitierten Arbeit „Psychiatric diagnosis: Are clinicians still necessary?" erstmalig Grundüberlegungen zum sog. LEAD-Standard, der für die klinische Urteilsbildung von Bedeutung ist. Die Abkürzung weist darauf hin, dass multiple Datenquellen (s.a. Abschnitt 5.2) im Zeitverlauf für eine Diagnosenstellung herangezogen werden sollen. **Longitudinal** soll darauf hinweisen, dass die Diagnose nicht auf einer einzigen Untersuchung basiert, **Expert**, dass die Diagnose durch erfahrene Kliniker gemacht wird, **All Data**, dass alle verfügbaren Informationen einbezogen werden. Die Diagnose stellt somit eine Konsensusdiagnose verschiedener Experten unter Nutzung aller in der Langzeitbeobachtung verfügbaren Informationen dar. Bei Pilkonis et al. (1991) findet sich ein illustratives Beispiel für die Anwendung bei Persönlichkeitsstörungen, bei denen oft die größten Probleme im diagnostischen Prozess bestehen. Der Ansatz dient nach Ansicht der Autoren auch dazu, generell die Diagnostik im Bereich der Persönlichkeitsstörungen zu analysieren und zu verbessern und ist auch dazu geeignet, als Außenkriterium zur Validierung von Instrumenten eingesetzt zu werden. Kranzler et al. (1994) konnten für den Bereich Störungen durch psychotrope Substanzen zeigen, das die Interrater-Reliabilität für LEAD-Diagnosen in gleicher Höhe lagen wie für strukturierte Interviews. Ein aktuelles Beispiel für die Nutzung im Rahmen einer Studie zu Persönlichkeitsstörungen findet sich bei Miller und Pilkonis (2006). Ähnliche Überlegungen wurden von Leckman et al. (1982) formuliert und als **„best estimated diagnosis"** bezeichnet. Auch hier ist der Grundgedanke, alle zur Verfügung stehenden Informationsquellen in Bezug auf eine Lebenszeitdiagnose einzubeziehen.

Oft beginnt der diagnostische Prozess jedoch nicht bereits mit dem konkreten Hypothesentesten einer bestimmten Diagnose, sondern es stehen verschiedene konkurrierende Hypothesen nebeneinander bzw. es existieren nur vage Verdachtsmomente. Ein Begriff, der in diesem Zusammenhang von Bedeutung ist, ist das sog. **Screening**. Unter Screening versteht man den Prozess, durch den bisher nicht erkannte Erkrankungen (z.B. Angst, Depression) schnell und sicher identifiziert werden, um dann dem Patienten eine weitere spezifische Diagnostik und/oder Therapie zukommen zu lassen (vgl. auch Härter 2001). Screening spielt immer dann eine Rolle, wenn es

- um die Identifizierung von Patienten mit Verdacht auf eine bestimmte Störung geht oder
- um die Identifizierung von Risikopatienten für die Entwicklung einer Störung.

In diesem Prozess können diagnostische Instrumente hilfreich sein (vgl. Stieglitz 2007). Als Screeninginstrumente können einige der in Abschnitt 4.3.4.6 aufgeführten Verfahren Anwendung finden oder speziell entwickelte Screeninginstrumente. Wenn ein Instrument die Funktion eines **Screeninginstrumentes** haben soll, muss eine Reihe von Kriterien erfüllt sein:

- **formale Kriterien:** kurz, leicht anwendbar,
- **inhaltliche Kriterien:** ökonomisch (Kosten, Zeit), Selbstbeurteilung, relevante Aspekte der Störung abdecken,
- **methodische Kriterien:** zuverlässig (reliabel), gültig (valide); vor allem hohe Sensitivität und Spezifität aufweisen.

Als Beispiel für eines der kürzesten Instrumente in diesem Bereich kann z.B. der *WHO-5* angesehen werden, ein aus nur 5 Items bestehendes Selbstbeurteilungsverfahren zur Erfassung von Depressionen in der Allgemeinbevölkerung (zu weiteren Instrumente s. Härter 2001; Stieglitz 2007). Für diese Population konzipiert wurde auch der *Gesundheitsfragebogen für Patienten* (PHQ-D; Patient Health Questionnaire; Löwe et al. 2002), eines der ersten Selbstbeurteilungsverfahren für spezifische psychiatrische Störungen orientiert am DSM-System (u.a. Depression, Panik). Als weiteres Beispiel zu nennen ist die sog. *SCL-90-R Diagnostic Scale* (Hunter et al. 2005). Ausgehend von der bereits mehrfach erwähnten SCL-90-R (s.a. Abschnitt 4.2) wurden für acht psychiatrische Störungen nach DSM-IV (u.a. Major Depression, Manie, Schizophrenie) diejenigen Items ausgewählt, die zur Identifizierung der Störung am besten geeignet waren. Angaben zur Sensitivität der Skalen liegen zwischen 75 % (Manie, Schizophrenie, Phobie) und 80 % (Antisoziale Persönlichkeitsstörung).
Jedoch auch bei den gängigen strukturierten und standardisierten Interviews (s. Abschnitt 4.3.4.6) werden, wie bereits erwähnt, oft vor Anwendung des Interviews Screeningverfahren eingesetzt, um z.B. weniger Zeit für die Durchführung zu benötigen. So gibt es z.B. für das *DIA-X* System Screeningfragen für alle im DIA-X erfassbaren Störungen (DIA-SSQ) und noch jeweils differenzierte Screeningbögen zur Depression (DIA-DSQ) und zur Angst (DIA-ASQ).

Man kann davon ausgehen, dass heute für die meisten Störungsgruppen auch entsprechende Screeningverfahren verfügbar sind (s.a. Stieglitz et al. 2001). Wurden diese in enger Anlehnung an die Operationalisierung der Störung in den verwendeten Klassifikationssystemen entwickelt, scheinen sie besonders im Hinblick auf die Kriterien der Sensitivität und Spezifität günstige Werte aufzuweisen (vgl. auch Abschnitt 6.3). Exemplarisch sei an dieser Stelle die *Panic Disorder Self-Report* (PDSR) genannt. Sie wurde in Anlehnung an das Panikstörungsmodul der ADIS-IV entwickelt, was wiederum das DSM-IV zur Basis hat. Newman et al. (2006) berichten über Werte zur Sensitivität von 89 % und Spezifität von 100 %, was als sehr günstig zu werten ist. Zudem zeigte sich eine hohe Übereinstimmung mit einem strukturierten Interview (Kappa = .93). Störungen, für die sich aufgrund des Screenings der Verdacht ergibt bzw. erhärtet, sollten dann einer gezielten Untersuchung unterzogen werden (z.B. mittels strukturiertem Interview).
Das Ergebnis des eigentlichen diagnostischen Prozesses stellt in der Regel die Diagnose dar. Zur Kennzeichnung dieser Diagnose finden sich oft unterschiedliche Begrifflichkeiten. Zum einen wird zwischen einer Haupt- und Neben- (oder Zusatz-) Diagnose unterschieden. Die **Hauptdiagnose** ist meist diejenige Diagnose, die zur aktuellen Behandlung geführt hat. **Neben- oder Zusatzdiagnosen** sind zwar klinisch von Relevanz, haben jedoch für die aktuelle Behandlung eher eine sekundäre Bedeutung.
Unter **Lebenszeitdiagnosen** werden Diagnosen verstanden, bei denen die gesamte Vorgeschichte des Patienten mit berücksichtigt wird. Die aktuelle Diagnose wird in Abgrenzung dazu oft auch als **Querschnittsdiagnose** bezeichnet.
Als **Differential- oder Ausschlussdiagnosen** werden diejenigen Diagnosen bezeichnet, zu denen eine Abgrenzung zu erfolgen hat bzw. zu denen leicht eine fälschliche Zuordnung

getroffen werden kann (z. B. Schizophrenie versus Depersonalisations-/Derealisationssyndrom).

Unter **komorbiden oder multiplen Diagnosen** (vgl. im Detail auch Abschnitt 4.3.4.1) werden Diagnosen verstanden, die gleichzeitig bei einem Patienten vorliegen (z. B. eine Angststörung und eine Persönlichkeitsstörung).

Eine weitere Unterscheidung wird bei stationärer Behandlung zwischen **Aufnahme- und Entlassungsdiagnosen** getroffen. Hier ergeben sich oft notwendigerweise Abweichungen. Gründe hierfür liegen darin, dass zu Beginn z. B. einer stationären Behandlung noch nicht alle Informationen vorliegen können (z. B. anamnestische Informationen) oder sich das psychopathologische Bild noch weiter entwickelt. Aufnahmediagnosen sind daher oft nur vorläufig und haben eher den Status von Syndromdiagnosen. Insbesondere bei bestimmten Störungen lassen sich bei stationärer Aufnahme nur schwer zuverlässige Diagnosen stellen. Dies trifft z. B. auf die Diagnose von Persönlichkeitsstörungen zu, bei denen insbesondere anamnestische Daten berücksichtigt werden müssen und bestimmte Probleme erst in der Interaktion mit anderen Menschen deutlich werden. Bei schizoaffektiven Störungen ist u. a. der bisherige Verlauf zu berücksichtigen, der sich oft erst im Laufe einer Behandlung klar darstellt (z. B. nachdem Arztberichte aus anderen Kliniken eingeholt wurden).

5.1.2 Problembereiche

Auf Fehlerquellen im diagnostischen Prozess wurde bereits an verschiedenen Stellen dieses Buches hingewiesen (vgl. vor allem Abschnitt 4.3.4.5), sodass sie an dieser Stelle nur noch einmal kurz zusammengefasst werden brauchen.

(1) auf Seiten des Untersuchers

Im diagnostischen Prozess mit dem Ziel der Diagnosenstellung ist eine Reihe von Problemen zu beachten, von denen die wichtigsten nochmals in Tabelle 5.1 enthalten sind. Diese gelten im Wesentlichen, wenn keine diagnostischen Hilfsmittel wie Interviews (vgl. Abschnitt 4.3.4.6) zur Anwendung kommen, was in der klinischen Praxis die Regel ist.

(2) auf Seiten des Patienten

Auf Seiten des Patienten sind weitere Fehlerquellen zu berücksichtigen. Auf einige spezielle, vor allem auch im Kontext der Begutachtung relevante, sei explizit hingewiesen:

- **kognitive Aspekte** wie niedrige Intelligenz, mangelndes Sprachverständnis, mangelnde Introspektionsfähigkeit, fehlerhafte Erinnerungen,
- **Motivationsprobleme** wie mangelnde Bereitschaft, Auskunft zu geben,
- **unwissentliche Fehler**, d.h. Fehler, die nicht der direkten Kontrolle unterliegen, wie Erinnerungsfehler,
- **wissentliche Fehler** wie Simulation/Dissimulation, Aggravation/Bagatellisierung,

Tab. 5.1: Mögliche Fehlerquellen im diagnostischen Prozess bei der Diagnosestellung nach ICD-10 und DSM-IV

- Nichtbeachtung der Symptom- und Zeitkriterien
- Nichtberücksichtigung der Ausschlusskriterien
- Nichtberücksichtigung des Komorbiditätsprinzips
- Beeinflussung durch theoretische Konzepte, die nichts mit der Diagnose zu tun haben (z. B. verschiedene Borderline-Konzepte)
- Einfluss eigener diagnostischer Unsicherheit bei der Entscheidung für eine Diagnose (z. B. Borderline-Störung, schizo-affektive Störung)
- Rückschluss auf eine Diagnose aufgrund eines singulären Phänomens (z. B. hysterisch = histrionische Persönlichkeitsstörung)

- **von der aktuellen Psychopathologie abhängende Fehler** wie Einfluss von z.B. Denkstörungen oder auch Insuffizienzerleben auf die Beantwortung von Fragen.

5.1.3 Anwendungsbeispiel

In Abbildung 5.3 ist der diagnostische Prozess am Beispiel eines **Patienten mit Verdacht auf eine soziale Phobie** zusammengefasst.
Zur Veranschaulichung wurde der diagnostische Prozess in Anlehnung an Leichner (1979) dargestellt und auch einige in anderen Kapiteln vorgestellte Instrumente einbezogen. Ausgangspunkt ist ein 36-jähriger Patient, der sich mit einer zunächst eher diffus geäußerten Angstsymptomatik vorstellt. Im **Screening** mit der *SCL-90-R* (vgl. Abschnitt 4.2) zeigt sich ein fast unauffälliges Profil. Fast alle Skalen liegen im Normbereich, lediglich die Subskalen „Ängstlichkeit" und „Psychotizismus" liegen bei einem T-Wert von 63 knapp darüber (Grenzbereich T = 60). Bei Inspektion des Antwortverhaltens fallen einige Zustimmungen auf zu Items wie „Nervosität", „Zittern", „Minderwertigkeitsgefühle gegenüber anderen", „Gefühl Klumpen im Hals", „Befangenheit im Umgang mit anderen", „Einsamkeitsgefühle auch in Gegenwart anderer". In den **spezifischeren angstbezogenen Verfahren** wie dem *Fragebogen zu körperbezogenen Ängsten, Kognitionen und Vermeidung* (AKV, s. Abschnitt 4.2) liegen die drei Subskalen im Grenzbereich von durchschnittlich nach überdurchschnittlich (Prozentränge 70–75). In der Subskala ACQ (Angst-Kognitionen) wird Items zugestimmt wie „werde mich lächerlich benehmen", „werde mich nicht kontrollieren können", „werde Unsinn reden und stammeln" sowie selbst ergänzt wurde „werde rot werden". In der Subskala BSQ (körperliche Symptome) wird zugestimmt „Schwindel", „Schwitzen" und ergänzt wurde „spüren, rot zu werden". In der Subskala MI (Mobilitätsinventar) fällt vor allem auf, dass es dem Patienten mehr Probleme macht, etwas in Begleitung als alleine zu unternehmen. Diese Hinweise aus den Testverfahren weisen in Richtung einer sozialen Phobie. Die Durchführung der spezifischen Skala *Liebowitz Social Anxiety Scale* (vgl. auch Abschnitt 6.2) weist auf eine mittelgradige

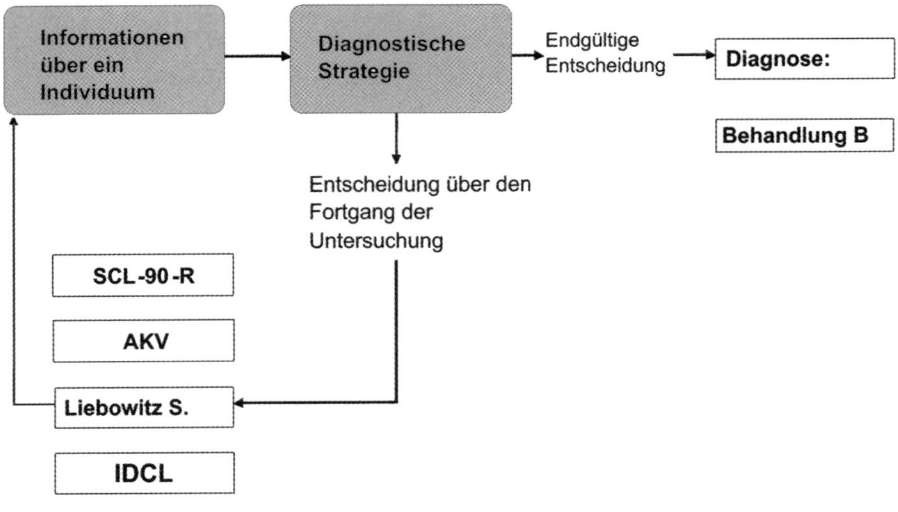

Abb. 5.3: Beispiel diagnostischer Prozess: Patient mit einer sozialen Phobie (ICD-10 F40.1; Abk. Verfahren s. Text)

Symptomatik in diesem Bereich hin (Summenwert aus Angst/Furcht und Vermeidung = 70), wobei das Vermeidungsverhalten relativ weniger stark ausgeprägt war als die Angst/Furcht. Zur Überprüfung dieser Hypothese wurde die *Internationale Checkliste für ICD-10* (IDCL; vgl. auch Abschnitt 4.3.4.6) für die soziale Phobie eingesetzt, die den Verdacht bestätigte. Um eine komorbide depressive Störung auszuschließen (Patient gab u.a. depressive Verstimmungen an), wurde die entsprechende Checkliste „Depressive Episode" eingesetzt, die jedoch keine Diagnose erbrachte.

5.2 Multimodale Diagnostik

5.2.1 Grundgedanke einer multimodalen Diagnostik

Die Forderung, psychische Störungen im Querschnitt wie im Verlauf nicht nur mittels eines einzigen diagnostischen Verfahrens zu beschreiben, sondern möglichst alle für die Störung relevanten Facetten zu berücksichtigen, ist heute in der Psychiatrie und Psychotherapie weitgehend akzeptiert. Dies betrifft vor allem die Bestimmung der Ausgangssituation zu Beginn einer Therapie. Zu berücksichtigen sind dabei unterschiedliche Perspektiven der Beurteilung, verschiede-

Tab. 5.2: Multimodale Diagnostik am Beispiel schizophrener Störungen

	Beispiele
Datenebenen Grundkategorien organismischer Merkmale	• biologische • psychologische • soziale
Datenquellen Informationsgeber	• Patient • Arzt/Psychologe • Dritte: z.B. Angehörige, Freunde. Bekannte • Krankengeschichte • Andere (z.B. Zeugnisse)
Konstrukte/Funktionsbereiche Elemente einzelner Datenebenen	• biologische Datenebene: z.B. Blickfolgebewegung • psychologische Datenebene mit den Konstrukten Erleben, Verhalten, Leistung: Störungen in verschiedenen Funktionsbereichen wie Wahrnehmung, Affekte, Antrieb, Leistung, Denken • soziale Datenebene: z.B. Soziales Netzwerk
Verfahrensgruppen Methoden der Datengewinnung	• Ratingskalen zur Psychopathologie • Diagnostische Interviews • Leistungsverfahren – allgemeine – neuropsychologische • apparative Verfahren – elektrophysiologische – psychophysiologisch – bildgebende

ne Merkmale des Individuums in Bezug auf unterschiedliche Funktionsbereiche sowie unterschiedliche Methoden. Derartige Grundgedanken werden heute unter dem Begriff der **multimodalen Diagnostik** (auch als multimethodale oder Mehrebenendiagnostik bezeichnet) zusammengefasst (vgl. Seidenstücker und Baumann 1987; Baumann und Stieglitz 2001). Innerhalb eines derartigen Ansatzes wird zwischen folgenden Bereichen unterschieden (s.a. Tabelle 5.2):

- **Datenebenen** (Grundkategorien organismischer Merkmale): z.B. biologische, psychologische, soziale und ökologische Ebene,
- **Datenquellen** (Informationsgeber): z.B. Selbst- und Fremdbeurteilung,
- **Konstrukte/Funktionsbereiche** (Einheiten innerhalb einzelner Datenebenen bzw. über einzelne Datenebenen hinweg): z.B. psychologische Datenebene mit den Konstrukten Erleben und Verhalten,
- **Untersuchungsverfahren**: z.B. psychologische Verfahrensgruppen, apparative Verfahren.

Multimodalität ist als ein **allgemeines Rahmenkonzept** zu verstehen, das für die konkreten Untersuchungen des Einzelfalls die spezifische Auswahl von Untersuchungsverfahren notwendig macht. Die Auswahl der Verfahren sollte entsprechend bestimmter Kriterien erfolgen (vgl. auch Abschnitt 4.2.5). Der Genauigkeits- und Auflösungsgrad in den einzelnen Datenebenen und -quellen sowie Funktionsbereichen ist sehr unterschiedlich (Baumann und Stieglitz 2001). Eine multimethodale Diagnostik gewinnt insbesondere aufgrund einer Vielzahl konkurrierender psychopharmakologischer Substanzen und psychotherapeutischer Verfahren, der Entwicklung störungsspezifischer, z.T. standardisierter Therapieansätze sowie einer behandlungsorientierten Diagnostik zunehmend an Bedeutung.

5.2.2 Relation von Selbst- und Fremdbeurteilungsverfahren im Rahmen einer multimodalen Diagnostik

Von zentraler Bedeutung im Kontext der multimodalen Diagnostik ist die Relation von Selbst- und Fremdbeurteilungsverfahren. Auf in der Literatur diskutierte Unterschiede bzw. Vor- und Nachteile beider Verfahrensgruppen wurde bereits in Abschnitt 4.2 ausführlich hingewiesen. Auch wenn eine multimodale Diagnostik (vor allem in der Forschung) angestrebt werden sollte, stellt sich in der Praxis vor allem die Frage der Anwendung von Selbst- und Fremdbeurteilungsverfahren und deren Relation zueinander. Dies ist jedoch auch in der Forschung von besonderem Interesse, da in Studien ja meist nur ein Hauptoutcome erlaubt ist, d.h. Selbst- oder Fremdbeurteilungsverfahren. Da zwischenzeitlich eine große Anzahl von empirischen Arbeiten zur Relation beider zueinander vorliegt, soll nachfolgend kurz etwas näher darauf eingegangen werden und am **Beispiel depressiver Störungen** zu beachtende Aspekte herausgearbeitet werden: Korrelation zwischen Selbst- und Fremdbeurteilungsverfahren im Querschnitt, unterschiedliche Differenzierungsfähigkeit, unterschiedliche Änderungssensitivität, Korrelation im Zeitverlauf und Diskrepanzen auf Einzelfallebene.

(1) Korrelation zwischen Selbst- und Fremdbeurteilungsverfahren im Querschnitt

Zwischenzeitlich liegt gerade für den Depressionsbereich eine Vielzahl empirischer Studien zur Relation beider Verfahrensgruppen vor, wobei oft die *Hamilton-Depressions-Skala* (HAMD) als Vergleich herangezogen wurde (Stieglitz 2000). Die meisten Korrelationen liegen zum *Beck-Depressions-Inventar* (BDI) vor und zur *Self-rating Depression Scale* (SDS). Die Korrelationen liegen im Bereich zwischen .33–.84 für das BDI und .38–.62 für die SDS, weisen somit meist eher auf mittlere Zusammenhänge hin. Selbst zur *Caroll Rating Scale for Depression* (CRSD), der korrespondierenden Selbstbeurteilungsversion zur HAMD (s.a. Abschnitt 6.6), liegen die Korrelationen nur unwesentlich höher bei .71–.75, weisen somit auch hier auf einen maximalen gemeinsamen Varianzanteil von ca. 50 % hin. Keller et al. (1997) konnten weiterhin nur geringe Übereinstimmungen zwischen korrespondierenden Items in der Selbst- und Fremdbeurteilung im Depressionsbereich für die HAMD und das BDI aufzeigen. Diese lagen in einem Bereich von .35–.61, weisen somit auf maximal ca. 40 % gemeinsame Varianz hin. Rush et al. (1987) fanden ebenfalls beim Vergleich inhaltlich korrespondierender Items des *Inventory for Depressive Symptomatology* (IDS) der Selbst- und Fremdbeurteilungsversionen Unterschiede. Es zeigte sich dabei, dass folgende Items besonders mit dem Differenzwert der Skalen korrelierten: „irritable mood“, „increased appetite“, „somatic complaints“ und „panic/phobic symptoms“. Bezogen auf dieselben Skalen fanden Corruble et al. (1999), dass vor allem eher psychische/affektive Symptome für die Unterschiede verantwortlich zu machen sind, weniger somatische Symptome.

(2) Unterschiedliche Differenzierungsfähigkeit von Selbst- und Fremdbeurteilungsverfahren

Verschiedene Studien haben immer wieder zeigen können, dass mittels einer Fremdbeurteilungsskala eine bessere Differenzierung psychopathologischer Phänomene erreicht werden kann (vgl. Stieglitz 2000). Smolka und Stieglitz (1999) untersuchten z.B. drei Gruppen depressiver Patienten mittels jeweils zweier Selbst- und Fremdbeurteilungsverfahren (vgl. Tabelle 5.3). Wie man aus Tabelle 5.3 erkennen kann, können Rater mit den beiden Fremdbeurteilungsverfahren auch zwischen den drei Schweregradeinteilungen der depressiven Episode differenzieren, während die Patienten nicht mehr zwischen mittel und schwer unterscheiden können.

(3) Änderungssensitivität von Selbst- und Fremdbeurteilungsverfahren

In Therapiestudien ist vor allem von Bedeutung, inwieweit es gelingt, mit einem Instrument die angestrebten Veränderungen auch abzubilden. Auch hier stellt sich die Frage, welche der beiden Verfahrensgruppen hierfür besser geeignet ist. In Tabelle 5.4 findet sich eine Zusammenstellung von Lambert et al. (1986), die verschiedene Studien bezüglich dieser Frage analysierten. Daraus ist zu erkennen, dass die HAMD gegenüber den beiden Selbstbeurteilungsverfahren signifi-

Tab. 5.3: Differenzierungsfähigkeit von 4 Depressionsskalen zwischen unterschiedlichen Schweregraden einer depressiven Episode nach ICD-10 (Smolka und Stieglitz 1999)

		Depressive Episode nach ICD-10			Varianz-analyse	Paarvergleich (p < .05)
		leicht (l)	mittel (m)	schwer (s)		
Fremdbeurteilung	**BRMS**	9.3	15.3	23.2	p < .001	l < m < s
	DEPRES	9.2	16.0	21.3	p < .001	l < m < s
Selbstbeurteilung	**BDI**	18.2	29.7	36.5	p = .001	l < m = s
	DS	16.8	24.5	26.9	p < .05	l < m = s

BRMS: Bech-Rafaelsen-Melancholie-Skala
DEPRES: Skala „Depressives Syndrom" des AMDP-Systems
BDI: Beck-Depressions-Inventar
DS: Depressivitäts-Skala

kant höhere Effektstärken aufweist. Dies ist nach Martiny et al. (2005) auch insofern interessant, da Studien, in denen nur Selbstbeurteilungsverfahren eingesetzt werden, größere Stichproben benötigen würden, um Unterschiede aufzeigen zu können.

(4) Korrelation zwischen Selbst- und Fremdbeurteilungsverfahren im Verlauf

Ein Phänomen, was weniger häufig untersucht wurde, betrifft die Kovariation von Selbst- und Fremdbeurteilung im Verlauf (z.B. einer Behandlung). Die meisten Ergebnisse gehen in die Richtung, dass die Übereinstimmung zunimmt. Exemplarisch sei dies anhand einer Arbeit von Möller (1991) gezeigt. Verglichen wurde die Übereinstimmung zwischen zwei Selbstbeurteilungsverfahren (KUSTA: *Kurzskala Stimmung/Aktivierung*; Bf-S: *Befindlichkeits-Skala* von von Zerssen) sowie eine Selbst- und Fremdbeurteilungsskala (Bf-S: *Befindlichkeits-Skala*; HAMD: *Hamilton-Depressions-Skala*) im Verlauf einer antidepressiven Behandlung über 28 Tage. Das Ergebnis des Vergleichs ist in Abbildung 5.4 dargestellt. Während die beiden Selbstbeurteilungsverfahren zu allen Messzeitpunkten in der Therapie relativ hoch korrelieren, zeigen sich zu Beginn der Behandlung deutliche Unterschiede zwischen dem Selbst- und dem Fremdbeurteilungsverfahren. Dann ist jedoch eine deutliche Zunahme der Übereinstimmung zwischen beiden Verfahrensgruppen zu erkennen. Dies korrespondiert auch mit klinischen Beobachtungen, wonach gerade zum Behandlungsbeginn und den ersten Fortschritten in der Behandlung diese oft weniger gut vom Patienten bemerkt werden als z.B. vom Behandler. Im Verlauf der Behandlung nimmt die Übereinstimmung dann jedoch zu. So fanden z.B. auch Martiny et al. (2005) bei der Erfassung der Wirksamkeit der Lichttherapie bei depressiven Patienten eine Zeitverzögerung der Übereinstimmung von ca. 2 Wochen beim Nachweis des antidepressiven Effekts der Behandlung.

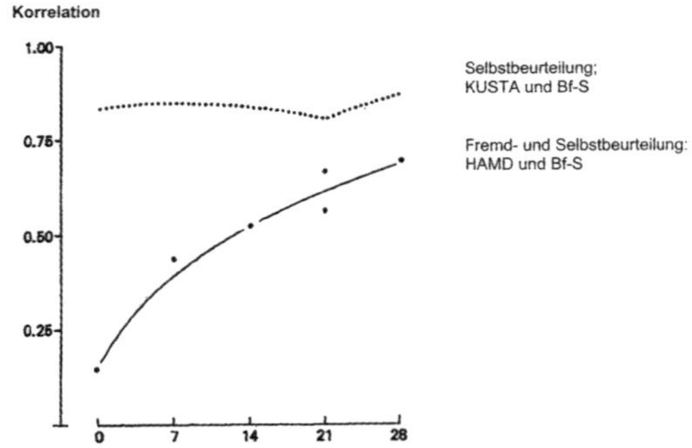

Abb. 5.4: Übereinstimmung von Selbst- und Fremdbeurteilung im Zeitverlauf einer antidepressiven Behandlung (modifiziert nach Möller 1991)

(5) Diskrepanzen zwischen Selbst- und Fremdbeurteilungsverfahren auf Einzelfallebene

Wie bereits in Abschnitt 4.2 dargestellt, unterscheiden sich die mittlerweile mehr als 100 Depressionsskalen vor allem auch hinsichtlich des durch sie jeweils erfassten Inhalts. Dadurch kann es große Diskrepanzen

Tab. 5.4: Effektstärkenvergleich zwischen Selbst- und Fremdbeurteilungsverfahren (nach Lambert et al. 1986)

Skalenpaar	Anzahl Studien	M_{ES}	S_{ES}	t-Test
HAMD vs. SDS	17	.94 vs. .64	.61 vs. .30	1.88 p < .05
HAMD vs. BDI	49	1.57 vs. 1.16	.86 vs. 1.08	2.11 p < .05
SDS vs. BDI	13	.70 vs. 1.03	.46 vs. .52	ns

HAMD: Hamilton-Depressions-Skala
SDS: Zung Self-rating Depression Scale
BDI: Beck-Depressions-Inventar

bezüglich der Einschätzung auf Einzelfallebene geben, wie Stieglitz et al. (1998) zeigen konnten. Aus Tabelle 5.5 ist dies zu erkennen. Von 116 untersuchten stationären Patienten ergab sich bei Entlassung nur bei ca. 60 (52 %) eine relativ gute Übereinstimmung, während bei immerhin 29 (25 %) der Patienten doch deutliche Diskrepanzen zu erkennen sind. So schätzten sich z.B. 15 Patienten (13 %) im BDI mit einer klinisch relevanten Depressivität ein, während diese Patienten im HAMD einen unauffälligen Wert bekamen.

Demyttenaere und Fruyt (2003) kommen beim Vergleich von Selbst- und Fremdbeurteilung bei depressiven Störungen zu folgenden Schlussfolgerungen:

- Skalen sind selektiv indem, was sie messen.
- Selbst- und Fremdbeurteilungsverfahren messen unterschiedliche Aspekte, basieren auf unterschiedlichen Perspektiven desselben Gegenstandes.
- Subskalen können u.U. besser zwischen verschiedenen Behandlungen differenzieren.
- Der Gedanke der Mehrdimensionalität ist zu berücksichtigen, nicht nur die Kernsymptomatik ist zu erfassen (vgl. auch Abschnitt 4.2.6).

Versucht man ein Fazit bezüglich der **Relation von Selbst- und Fremdbeurteilung** zu ziehen, so spricht im Hinblick auf Studien, da aus statistisch-methodischen Gründen meist nur ein Hauptoutcome zu wählen ist, dafür, dass dies ein Fremdbeurteilungsverfahren sein sollte. Aus inhaltlichen Überlegungen kann man jedoch davon ausgehen, dass beiden Verfahrensgruppen eine ergänzende Funktion zukommt. Sie stellen unterschiedliche Sichtweisen desselben Gegenstandsbereiches dar. Beide haben spezifische Stärken und Schwächen (s.a. Abschnitt 4.2). Eine Perspektive kann somit die andere nicht grundsätzlich ersetzen. Beiden kommt somit eine **komplementäre Funktion** zu.

5.2.3 Anwendungsbeispiel

In Tabelle 5.6 ist exemplarisch die multimodale Datenmatrix der multizentrischen **Vergleichsstudie psychotherapeutischer und medikamentöser Depressionsbehandlung** von Hautzinger und de Jong-Meyer (1996) enthalten. Es wurde dabei versucht, die Konstrukte der verschiedenen relevanten Datenebenen mit entsprechenden Verfahren unterschiedlicher Datenquellen abzubilden.

Tab. 5.5: Übereinstimmung von Selbst- und Fremdbeurteilung auf Einzelfallebene (Stieglitz et al. 1998)

		Fremdbeurteilung – Entlassung			
		Hamilton-Depressions-Skala (HAMD)			
Selbstbeurteilung Entlassung		**keine Depr. HAMD < 7**	**leicht HAMD 7–17**	**mittel HAMD 18–24**	**Summe**
Beck-Depressions-Inventar (BDI)	**unauffällig BDI < 11**	49	13	0	62
	mild bis mäßig BDI 11–17	12	10	3	25
	klinisch relevant > 17	15	12	2	29
	Summe	76	35	5	116

Tab. 5.6: Multimodale Datenmatrix: Indikatoren des Ausgangsbefundes der Multizenterstudie zum Vergleich psychotherapeutischer und medikamentöser Depressionsbehandlung von Hautzinger und de Jong-Meyer (aus Baumann und Stieglitz 2001).

Datenebene	Konstruktbereich	Untersuchungs-verfahren	Datenquelle [2]
somatisch	diverse Konstrukte	Labormethoden [1]	AV
somatisch/ psychisch	Diagnose	SKID	FB
	Psychopathologie	AMDP	FB
	Beschwerden	BL	SB
	Depressive Symptomatik	HAMD	FB
		BDI	SB
	Endogenität	Newcastle-Scales	FB
psychisch	Befinden	EWL-K	SB
	Kognitionen/Einstellungen	DAS	SB
	Persönlichkeit: Extraversion, Neurotizismus	EPI	SB
	Selbstkontrolle	SCS	SB
	Therapieerwartung	E-BDI	SB
	Sprache	Sprechzeit	AV
	Intelligenz	MWT-B	AV
sozial	Soziale Anpassung	SIS	FB

Anmerkungen:

(1) Labor-Untersuchungsverfahren zur somatischen Datenebene werden hier nicht angeführt, da dies den Rahmen sprengen würde. Selbst- bzw. fremdbeurteilte somatische Phänomene werden unter „somatisch/ psychisch" dargestellt.

(2) FB Fremdbeurteilung, (SB) Selbstbeurteilung, (AV) Apparative Verfahren, Verfahren der Leistungs- und Intelligendiagnostik.

Ein weiteres illustratives Beispiel wurde von Antony und Rowa (2005) für den Bereich der **Panikstörung und Agoraphobie** gegeben. Die von den Autoren vorgeschlagenen Instrumente sind in Tabelle 5.7 enthalten. Die unterschiedlichen Facetten der Störungen werden durch eine Reihe von Instrumenten abgebildet, die unterschiedlichen Verfahrensgruppen zuzuordnen sind. Neben Selbst- und Fremdbeurteilungsverfahren sind dies Tagebücher, Verhaltensbeobachtungen und Interviews.

Tab. 5.7: Assessmentinstrumente[1] für den Bereich Panikstörung mit Agoraphobie (modifiziert nach Antony und Rowa 2005)

Bereich	Instrument	Verfahrensgruppe
Diagnostik	• Strukturiertes Interview für DSM-IV (SKID) • Diagnostsiches Interview für Psychische Störungen (DIPS) • Panic Attack Diary (von Rapee et al.)	Strukturiertes Interview Strukturiertes Interview Tagebuch
Verhaltensebene	• Mobilitätsinventar (MI) • Tagebücher zur Erfassung situationsbezogener Furcht, Vermeidung und Sicherheitsverhalten • Verhaltenstests	Selbstbeurteilung Tagebuch Verhaltenstest
Interozeptiver Bereich	• Anxiety Sensitivity Index (von Peterson und Reiss) • Symptominduktionsübungen	Selbstbeurteilung Verhaltenstest
Kognitionen	• Agoraphobische Kognitionen (ACQ)	Selbstbeurteilung
Beeinträchtigungen	• Illness Intrusiveness Rating Scale (von Devins) • DIPS und SKID • Seehan Disability Scale	Selbstbeurteilung Strukturiertes Interview Selbstbeurteilung
Komorbidität	• DIPS und SKID • Psychiatric Diagnostic Screening Questionnaire (von Zimmerman und Mattia) • Beck-Depressions-Inventar II	Strukturiertes Interview Selbstbeurteilung Selbstbeurteilung

[1] Falls vorhanden, wurde die deutsche Version des Instruments genannt

6 Neue Entwicklungen in der psychiatrisch-psychotherapeutischen Diagnostik und Klassifikation

6.1 Störungsspezifische Instrumente

Seit einigen Jahren finden sich zunehmend Bemühungen, **Verfahren** zu entwickeln, die für bestimmte **Störungsgruppen spezifisch** sind. Es konnte z. B. wiederholt gezeigt werden, dass sich das depressive Syndrom bei einem depressiven Patienten anders konstituiert als bei einem schizophrenen oder gerontopsychiatrischen Patienten. So konnten z. B. Müller und Wetzel (1998) für die *Bech-Rafaelsen-Melancholie-Skala* (BRMS) nachweisen, dass die bei depressiven Patienten immer wieder replizierte Eindimensionalität für schizophrene Patienten nicht angemessen ist und bei diesen eine dreidimensionale Lösung adäquater ist. Solche Ergebnisse weisen auf notwendige störungsspezifische Auswertungen hin resp. unterstreichen, dass u. U. **störungsspezifische/-bezogene Skalen** zu entwickeln und z. T. auch schon verfügbar sind (z. B. *Calgary Depression Rating Scale for Schizophrenia*, CADRS; vgl. im Überblick Vauth und Stieglitz 2001).

In ähnliche Richtungen gehen auch Überlegungen der Arbeitsgemeinschaft für Methodik und Dokumentation in der Psychiatrie (AMDP), in dem eine Erweiterung des klassischen *AMDP-Systems* (AMDP 2007) durch sog. **AMDP-Module** (Freyberger und Möller 2004) angestrebt wird. Diese bezieht sich auf Störungsgruppen wie Angststörungen, Zwangsstörungen, Dissoziative Störungen, Somatisierungsstörungen oder Störungen durch psychotrope Substanzen. Weiterhin wurde versucht, die im System bereits jetzt gut abbildbaren Syndrome schizophrener und affektiver Störungen noch differenzierter durch eigenständige Module zu erfassen. Bei der Zusammenstellung der Symptome wurde darauf geachtet, dass auch die in der ICD-10 und DSM-IV enthaltenen Kriterien erfasst werden können. Die Operationalisierung der einzelnen Symptome orientiert sich dabei am „klassischen" *AMDP-System* (vgl. Abschnitt 4.1).

Vor allem seit der Publikation von operationalisierten Störungen (vgl. Abschnitt 4.3) war es möglich, Instrumente in enger Anlehnung an ein Klassifikationssystem zu entwickeln. In den letzten Jahren wurde daher eine Reihe von Verfahren, orientiert am DSM-IV und der ICD-10, publiziert (vgl. im Überblick Stieglitz et al. 2001). Dies gilt vor allem für den Angstbereich (vgl. im Überblick Hoyer und Margraf 2003) sowie für die Depression. Am **Beispiel depressiver Störungen** seien einige Entwicklungen kurz skizziert. Exemplarisch erwähnt sei das von Bech et al. (2001) entwickelte *Major (ICD-10) Depression Inventory* (MDI). Dabei wurden die in der ICD-10 aufgeführten Kriterien der depressiven Episode in Items eines Fragebogens übertragen. Die 10 Kriterien wurden in insgesamt 12 Fragen transformiert, die jeweils hinsichtlich der Häufigkeit ihres Auftretens auf einer 6-stufigen Skala bewertet werden („zu keinem Zeitpunkt" – „die ganze Zeit"), bezogen auf die letzten zwei Wochen (Zeitkriterium der ICD-10). In Tabelle 6.1 findet sich die Gegenüberstellung der Kriterien und Items. Bisherige psychometrische Überprüfungen im Hinblick auf Reliabilität und Validität sind als günstig zu bewerten. So zeigte sich u.a. in einer Validierungsstudie von Olson et al. (2003) eine hinreichende interne und externe Validität (vgl. hierzu auch Abschnitt 4.2.5). Hinsichtlich der internen Validität konnte die Eindimensionalität mittels klassischer (u.a. Faktorenanalyse) und moderner psychometrischer Analysen (Mokken Skalenanalyse, Rasch-Analyse) gezeigt werden. Die externe Validität konnte durch eine hohe Korrelation zur *Hamilton-Depressions-Skala* (HAMD) belegt werden (r = .86).

Weiterhin zeigten empirische Studien u.a., dass bestimmte allgemeine Skalen aus dem Depressionsbereich für spezielle Subtypen nur bedingt geeignet sind. So wurde bereits in Abschnitt 4.2.3 darauf hingewiesen, dass z.B. die HAMD gerade bei älteren Patienten mit vermehrten somatischen Beschwerden eher problematisch ist. Von daher finden sich zunehmend Bemühungen, bereits für Subgruppen psychischer Störungen spezifische Instrumente zu entwickeln. Exemplarisch zu nennen sind die dysthymen Störungen und die postpartale Depression. Für die Dysthymie wurde von Mason et al. (1993) die *Cornell Dysthymia (Rating) Scale* (CDRS) entwickelt, für die postpartale Depression von Cox et al. (1987) die *Edinburgh Postnatal Depression Scale* (EPDS). Für die CDRS spricht nach Cohen (1997), dass sie besser als die HAMD geeignet ist, eine geringer ausgeprägte Symptomatik, wie sie für die Dysthymie typisch ist, abzubilden. Hellerstein et al. (2002) weisen ebenfalls auf diesen Aspekt hin. Sie konnten aber auch eine gute Übereinstimmung mit der HAMD nachweisen, betonen jedoch, dass die CDRS mindestens gleich valide wie die HAMD sei, wenn nicht sogar überlegen (u.a. höhere Effektstärken im Therapievergleich).

Tab. 6.1: Gegenüberstellung der ICD-10 Kriterien der depressiven Episode (Forschungskriterien) und den Items des Major (ICD-10) Depression Inventory (MDI von Bech et al. 2001)

ICD-10 (verkürzt)	MDI
B1 depressive Stimmung	1 ... haben Sie sich bedrückt oder traurig gefühlt?
B2 Interessen- oder Freudeverlust an Aktivitäten	2 ... haben Sie kein Interesse an Ihren täglichen Aktivitäten?
B3 verminderter Antrieb oder gesteigerte Ermüdbarkeit	3 ... hatten Sie das Gefühl, dass Ihnen Energie und Kräfte fehlen?
C1 Verlust des Selbstvertrauens oder des Selbstwertgefühles	4 ... hatten Sie weniger Selbstvertrauen?
C2 unbegründete Selbstvorwürfe oder ausgeprägte, unangemessene Schuldgefühle	5 ... hatten Sie ein schlechtes Gewissen oder Schuldgefühle?
C3 wiederkehrende Gedanken an den Tod oder Suizid, suizidales Verhalten	6 ... hatten Sie sich gefühlt, dass das Leben nicht mehr lebenswert ist?
C4 vermindertes Denk- oder Konzentrationsvermögen, Unschlüssigkeit oder Unentschlossenheit	7 ... fiel es Ihnen schwer, sich zu konzentrieren, z.B. beim Zeitungslesen oder Fernsehen?
C5 psychomotorische Agitiertheit oder Hemmung	8a ... fühlten Sie sich außergewöhnlich rastlos? 8b ... fühlten Sie sich passiver als sonst?
C6 Schlafstörungen	9 ... hatten Sie Schwierigkeiten, nachts zu schlafen?
C7 Appetitverlust oder gesteigerter Appetit	10a ... war Ihr Appetit schlechter als sonst? 10b ... war Ihr Appetit größer als sonst?

Für die 10 Items umfassende EPDS liegt zwischenzeitlich eine Reihe von Validierungsstudien vor. Eberhard-Gran et al. (2001) berichten über 18 Studien, die u. a. eine hohe Sensitivität belegen konnten (Bereich 67 %–100 %).

Als prototypische Gruppe von störungsbezogenen Verfahren können diejenigen zu **Posttraumatischen Belastungsstörungen** (PTBS) angesehen werden. Fast alle heute als relevant angesehenen Selbst- und Fremdbeurteilungsverfahren orientieren sich an den diagnostischen Kriterien des DSM-IV (vgl. z. B. Hoyer und Margraf 2003).

Für andere Verfahren mit ähnlicher Fokussierung auf spezielle Störungsgruppen konnte meist gezeigt werden, dass sie gegenüber den klassischen Skalen psychometrische Vorteile aufwiesen, wenn sie in den intendierten Populationen zur Anwendung kamen.

6.2 Therapiebegleitende Diagnostik

Im Kontext der Forderung nach qualitätssichernden Maßnahmen im Bereich der Psychiatrie und Psychotherapie gewinnen unter dem Aspekt der **Prozess- und Ergebnisqualität** diagnostische Vorgehensweisen an Bedeutung, die unter dem Begriff der therapiebegleitenden Diagnostik zu subsumieren sind. Unter einer **therapiebegleitenden Diagnostik** versteht man alle diagnostischen Maßnahmen, die *vor*, bei *Beginn*, im *Verlauf* und am *Ende* einer Therapie durchgeführt werden. Ziel ist jeweils die Beantwortung der für die jeweilige (Therapie-)Phase spezifische(n) Frage(n). Auf einige der im Kontext der therapiebegleitenden Diagnostik relevanten Aspekte soll nachfolgend kurz eingegangen werden: Funktionen, Dimension „Zeit" und erfasste Inhalte.

Allgemein kommen der therapiebegleitenden Diagnostik folgende **Funktionen** zu (Laireiter 2000; vgl. auch Kapitel 2):

- Diagnostik vor und zu Beginn der Therapie: *indikationsorientierte Diagnostik*,
- Diagnostik im Verlauf der Therapie: *Verlaufs- und Prozessdiagnostik*,
- Diagnostik am Ende und nach der Therapie: *evaluative Diagnostik*.

In Tabelle 6.2 ist dies nochmals unter der Fokussierung auf die unterschiedlichen Therapiephasen mit den entsprechenden Assessmentzielen aufgeführt, Abbildung 6.1 zeigt die möglichen Messzeitpunkte in Abhängigkeit von der Zeitachse. Hier lassen sich sehr unterschiedliche Bezüge untereinander herstellen, je nachdem welche Fragestellung interessiert (z. B. Therapiefortschritt versus -erfolg).

Bei der Festlegung von Messzeitpunkten ist die **Dimension „Zeit"** von großer Bedeutung, d. h. innerhalb welcher Zeitspanne ist bei welchem Konstrukt eine Veränderung zu erwarten. So kann man z. B. von folgender Unterscheidung ausgehen, und diese Aspekte gilt es bei der Auswahl spezieller Instrumente unbedingt zu berücksichtigen:

- *Augenblick, Moment*: erfasster Aspekt z. B. Befindlichkeit,

Tab. 6.2: Therapiephasen und Assessmentziele

Therapiephase	Assessmentziel (Beispiel)
Erstgespräch	Indikation, Motivation, ev. Diagnosestellung
Prä-Messung	Status zu Beginn der Therapie, Information für die Behandlung
Prozess-Messung	Beurteilung Therapieerfolg, Information für und über die Behandlung
Post-Messung	Beurteilung Therapieerfolg, -effekt
Katamnese	Beurteilung Stabilität des Therapierfolgs

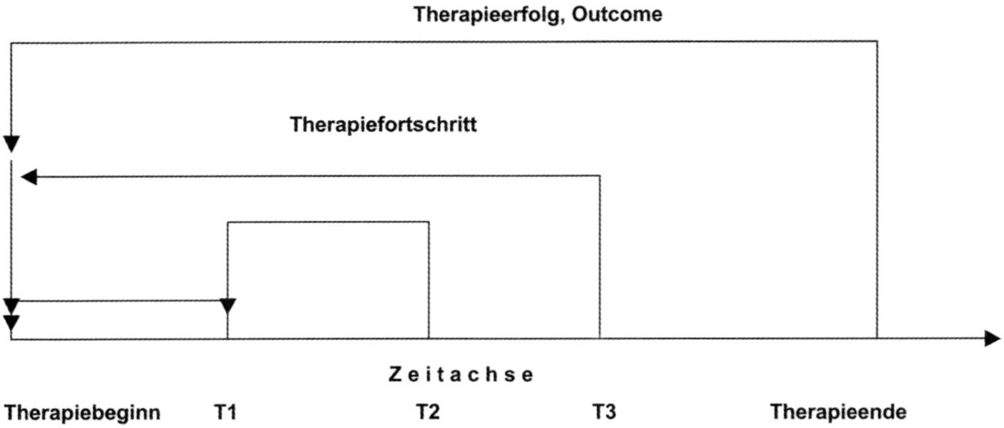

Abb. 6.1: Messzeitpunkte im Therapieverlauf

- *Stunden bis Tag*: erfasster Aspekt z. B. Stimmung,
- *Tage bis Woche*: erfasster Aspekt z. B. Depressivität,
- *Wochen bis Monate*: erfasster Aspekt z. B. Negativsymptomatik,
- *Jahre bis Lebenszeit*: erfasster Aspekt z. B. Persönlichkeit, Persönlichkeitsstörung.

Als weiterer wichtiger Punkt einer therapiebegleitenden Diagnostik sei auf die jeweils erfassten **Inhalte** eingegangen. Hier muss sich der Anwender jeweils fragen, was er mit einem bestimmten Instrument erfassen will. Es lassen sich, wie in Abschnitt 4.2.4 gezeigt, eine Vielzahl von Differenzierungen zwischen Instrumenten treffen; verschiedene Dimensionen lassen sich unterscheiden.

Folgende sind von besonderer Bedeutung:

- Bezug zu einer (Therapie-)Theorie: ja versus nein,
- Bezug zu einer Störung: ja versus nein.

In Tabelle 6.3 ist diese Unterscheidung enthalten. Die meisten Verfahren, die zur therapiebegleitenden Diagnostik zum Einsatz kommen, sind entweder störungsbezogen oder nicht-störungsbezogen, aber ohne auf eine spezifische (Therapie-)Theorie zu fokussieren. Dies ist sicherlich als ein Problem anzusehen, da kaum ein Bezug zur Behandlung besteht. Von besonderer Wichtigkeit sind die **störungs- und therapiebezogenen Verfahren.** Diese Gruppe ist insofern von Bedeutung, da mittels derartiger Verfahren die von einer bestimmten Therapiemethode an-

Tab. 6.3: Systematik Instrumente der therapiebegleitenden Diagnostik (Beispiele)

		therapiebezogen	
		ja	**nein**
störungsbezogen	**ja**	Verfahren von Beck zur kognitiven Therapie: z. B. Dysfunctional Attitude Scale (DAS)	Hamilton-Depressions-Skala (HAMD)
	nein	Gesprächspsychotherapie: z. B. Veränderungsfragebogen des Erlebens und Verhaltens (VEV)	Beschwerden-Liste (BL)

Nähere Angaben zu den Verfahren bei Stieglitz et al. (2001)

gestrebten Veränderungen direkt abgebildet werden. Von daher haben diese Verfahren einen starken Therapiebezug und damit große Relevanz für die Beurteilung der Qualität der durchgeführten spezifischen therapeutischen Interventionen. Solche therapiebezogenen Verfahren wurden insbesondere für die **kognitive Therapie von Beck** entwickelt (vgl. Tabelle 6.4). Danach manifestiert sich dysfunktionales depressives Denken auf drei Ebenen:

- Gedankeninhalt: Selbst, Welt, Zukunft (= negative kognitive Triade),
- Gedankenprozess: z.B. Übergeneralisierungen,
- Gedankenstruktur: Grundannahmen, Einstellungen usw.

Die Untersuchungsverfahren, die aus dieser Theorie abgeleitet worden sind, versuchen, Dysfunktionen auf jedem dieser drei Niveaus abzubilden. Eine solche differenzierte Diagnostik zu Beginn einer Therapie liefert neben der Statusbestimmung unterschiedlicher Komponenten depressiver Störungen auch Anhaltspunkte für eine Therapieplanung. So können z.B. Bögen, die depressive Kognitionen erfassen, Ausgangspunkt für therapeutische Interventionen sein. Im Verlauf lassen sich durch wiederholte Darbietung der Verfahren differenziert Veränderungen abbilden, wobei sich diese in den Teilbereichen zu verschiedenen Zeitpunkten unterschiedlich manifestieren können.

Zwischenzeitlich lässt sich auch in anderen Bereichen eine derartige Entwicklung erkennen, vor allem wenn für bestimmte Störungen auch **Therapiemanuale** vorliegen. In Tabelle 6.5 sind exemplarisch für die **Soziale Phobie** und die **Generalisierte Angststörung** einige Verfahren mit starkem Therapiebezug aufgeführt. Diese können in den jeweiligen Phasen einer Therapie gewinnbringend eingesetzt werden.

Nachfolgende Beispiele sollen den konkreten Anwendungsnutzen kurz zeigen. Durch die regelmäßige Anwendung z.B. des *Beck Depressions-Inventars* (BDI) in bestimmten Abständen (z.B. alle 14 Tage) kann man den Therapieverlauf gut und ökonomisch dokumentieren. In Abbildung 6.2 ist dies am fiktiven **Therapieverlauf** von drei Patienten demonstriert. Durch kontinuierliche Bewertung der Ergebnisse lässt sich der Therapieerfolg gut bewerten und kann bei unzureichender Veränderung dazu dienen, das therapeutische Vorgehen zu reflektieren und ggf. Veränderungen einzuleiten.

Ein praktisches Anwendungsbeispiel aus der Psychopharmakotherapie geben Fäsler et al. (2005; s.a. Abschnitt 4.2.6 sowie Adli et al. 2002). Im Rahmen eines **Stufenplanalgorith-**

Tab. 6.4: Therapiebezogene Verfahren am Beispiel der kognitiven Therapie nach Beck

Ebenen	Verfahren
Gedankeninhalt (content of thought)	Automatic Thoughts Questionnaire (ATQ) Crandell Cognitions Inventory (CCI) Hopelessness Scale (HS) Suicidal Intent Scale (SIS) Cognitive Style Test (CST)
Gedankenprozess (process of thought)	Cognitive Response Test (CRT) Cognitive Bias Questionnaire (CBQ) Thought Sampling (TS)
Gedankenstruktur (structure of thought)	Dysfunctional Attitude Scale (DAS) Sociotropy-Autonomy Scale (SAS)

Zu näheren Angaben zu den Verfahren s. Blackburn (1988), APA (2000)

Tab. 6.5: Therapiebegleitende Instrumente im Rahmen manualisierter Therapieprogramme zur Sozialen Phobie (Stangier et al. 2003) und Generalisierten Angststörung (Becker und Margraf 2002)

	Verfahren	Erläuterungen
Soziale Phobie	Checkliste zur Diagnose Soziale Phobie	Erfassung von Symptomen, Beeinträchtigungen, Abgrenzung selbstunsichere Persönlichkeitsstörung
	Fragebogen zu sozialphobischen Kognitionen (SPK)	22 Kognitionen (z.B. Ich werde Blödsinn reden, Ich werde rot), die auf einer 5-stufigen Skala zu bewerten sind (1 = nie – 5 = immer)
	Fragebogen zu sozialphobischem Verhalten (SPV)	27 Verhaltensmerkmale (z.B. Ich vermeide Blickkontakt, Ich rede weniger), die auf einer 4-stufigen Skala zu bewerten sind (nie – immer)
	Fragebogen zu sozialphobischen Einstellungen (SPE)	50 Einstellungen (z.B. Ich bin nicht liebenswert, Ich bin minderwertig), die auf einer 6-stufigen Skala zu bewerten sind (0 = überhaupt nicht zutreffend – 6 = vollständig zutreffend)
Generalisierte Angststörung	Interview zur Generalisierten Angststörung	differenzierte, schon unterschiedliche Situationen berücksichtigende Erfassung aller mit der Störung im Zusammenhang stehenden Aspekte
	Interview zur Sorgentechnik	differenzierte Erfassung von Sorgen, Grübeln und damit zusammenhängender körperlicher Symptome, Erfassung von Situationen und Dauer
	Worry Domain Questionnaire (WDQ)	25 Items (z.B. Ich mache mir Sorgen … dass mein Geld nicht ausreicht, … dass ich nicht geliebt werde), die auf einer 5-stufigen Skala bewertet werden (gar nicht – äußerst)
	Penn Worry Questionnaire (PSWQ)	16 Items (z.B. Meine Sorgen wachsen mir über den Kopf, Ich mache mir die ganze Zeit über Sorgen), die auf einer 5-stufigen Skala bewertet werden (überhaupt nicht typisch für mich – äußerst typisch für mich)
	Meta-Kognitions-Fragebogen	65 Kognitionen (z.B. Die vielen Sorgen machen mich beinahe krank; ich brauche meine Sorgen, um gut organisiert zu sein), die auf einer 4-stufigen Skala bewertet werden (stimme nicht zu – stimme stark zu)

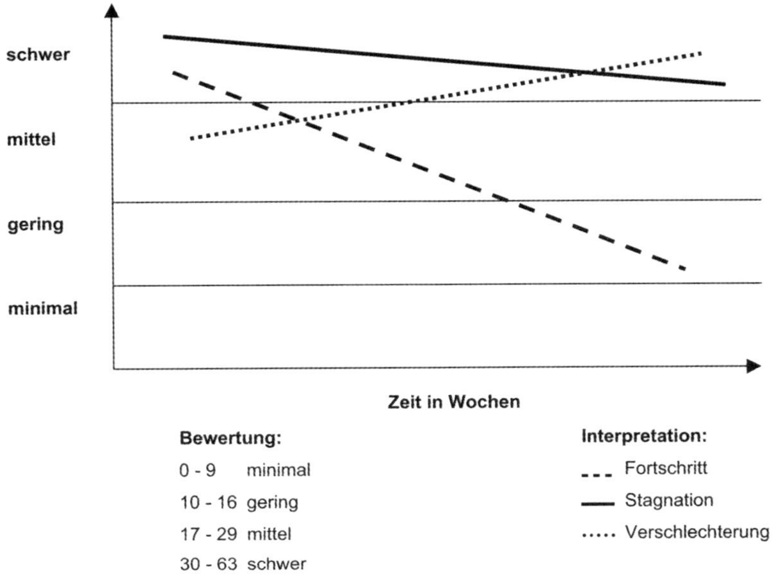

Abb. 6.2: Fiktive Verlaufsdarstellung von Werten im Beck-Depressions-Inventar (BDI) im Therapieverlauf

mus zur Depressionsbehandlung wird der Erfolg oder Nicht-Erfolg der jeweiligen Behandlungsstufen mittels der HAMD (bei 14-tägiger Anwendung) definiert. Ausgehend von Cut-Off-Werten und prozentualen Veränderungen (vgl. auch Abschnitt 4.2.3.7) wurden verschiedene Operationalisierungen vorgenommen: z.B. Remission (HAMD $\leq$ 9), Partialremission (HAMD Reduktion $\geq$ 8 oder 30%, HAMD > 9) oder Nonresponse (HAMD-Reduktion < 8, HAMD > 9). So rückt z.B. bei Nonresponse der Patient in die nächste Therapiestufe auf (z.B. Umstellung auf ein anderes Antidepressivum).

Neben der Erfassung der Symptomatologie und der Quantifizierung ihrer Ausprägung sind unter dem Blickwinkel der therapiebegleitenden Diagnostik weitere inhaltliche Aspekte zu berücksichtigen. Exemplarisch seien einige Bereiche genannt. Im Kontext der Psychopharmakotherapie spielen Fragen der Erfassung der **Nebenwirkungen** oder der **Compliance** eine Rolle. Beides lässt sich mittels Instrumenten erfassen (vgl. Vauth und Stieglitz 2001). Für schwere psychische Störungen mit der Neigung zu Rezidiven oder Chronifizierung spielen Fragen der **Lebensqualität** eine wichtige Rolle (z.B. Bullinger und Ravens-Sieberer 2001)

Die soeben skizzierte therapiebegleitende Diagnostik gewinnt zunehmend an Bedeutung. Dies gilt sowohl für die Pharmako- als auch Psychotherapie bzw. deren Kombination. Verschiedene Faktoren sind hierfür verantwortlich zu machen:

- Erkennen des Nutzens (interne Faktoren), d.h. für den Anwender ist der direkte Nutzen erkennbar (s. Beispiele oben),
- Anforderungen, die Qualität des eigenen therapeutischen Handelns zu belegen (Qualitätssicherung, externe Faktoren),
- exponentielle Zunahme verfügbarer Verfahren (vgl. Übersichten in Anhang).

Im Idealfall sollte zwischen Diagnostik und Therapie eine enge Verzahnung in Form eines Regelprozesses stattfinden: „assess – treat – reassess – adjust treatment" (Hunsley und Mash 2005).

6.3 Verbindung dimensionaler und kategorialer Diagnostik

Eine Trennung zwischen einer dimensionalen und kategorialen Beschreibung von Störungen erscheint oft willkürlich (vgl. auch Abschnitt 4.2 und 4.3). Klinische Erfahrungen zeigen immer wieder, dass sich Patienten mit dem gleichen Label einer diagnostischen Kategorie untereinander nicht nur hinsichtlich einer heterogenen Symptomatik unterscheiden können (nicht alle erfüllen dieselben Kriterien; polythetischer Ansatz), sondern vor allem auch hinsichtlich des Schweregrades. Dies lässt sich jedoch auch in Studien belegen (vgl. im Überblick Stieglitz 2000). Da nur bei wenigen Störungen bereits auf der Ebene der diagnostischen Bezeichnung eine Differenzierung vorgenommen wird (z.B. depressive Episode der ICD-10: leicht, mittel oder schwer; vgl. Abschnitt 4.3), bietet sich bei der Entwicklung diagnostischer Verfahren an, beide Ansätze miteinander zu kombinieren, d.h. den kategorialen mit dem dimensionalen Gedanken zu verbinden. In Abbildung 6.3 ist dies graphisch dargestellt. Man erkennt, dass die drei Patienten A, B und C alle dieselbe Diagnose erhalten, da die diagnostische Schwelle zur Kategorie (z.B. Posttraumatische Belastungsstörung, PTBS) überschritten wurde. Beim ergänzenden Einsatz z.B. einer Ratingskala würde man jedoch Unterschiede zwischen den drei Patienten aufzeigen können (Patient A am geringsten gestört, Patient C am stärksten). Diese Differenzierung geht bei einer rein kategorialen Betrachtung verloren.

Für verschiedene Störungsgruppen liegen derartige Ansätze vor: z.B. depressive Störungen, Somatisierungsstörungen, Dissoziative Störungen oder Persönlichkeitsstörungen. Als protoypischer Bereich sind Verfahren im Kontext der Erfassung der **Posttraumatischen Belastungsstörung** (PTBS) zu erwähnen. So existieren in diesem Bereich mittlerweile etablierte Selbst- und Fremdbeurteilungsverfahren/Interviews wie die *PTSD Symptom Scale* (PSS) bzw. *Postraumatic Stress Diagnostic Scale* (PDS) von Foa et al. (vgl. hierzu Stieglitz 2000) oder die *Clinician Administered Diagnostic Scale* (CAPS) von Blake et al. (vgl. im Überblick Nyberg und Stieglitz 2005). Beide erlauben eine differenzierte Erfassung der diagnostischen Kriterien nach DSM-IV sowie weiterer klinisch relevanter Merkmale (u.a. Merkmale des Traumas, initiale Reaktionen auf das Trauma, Beeinträchtigungen). Mittels dieser

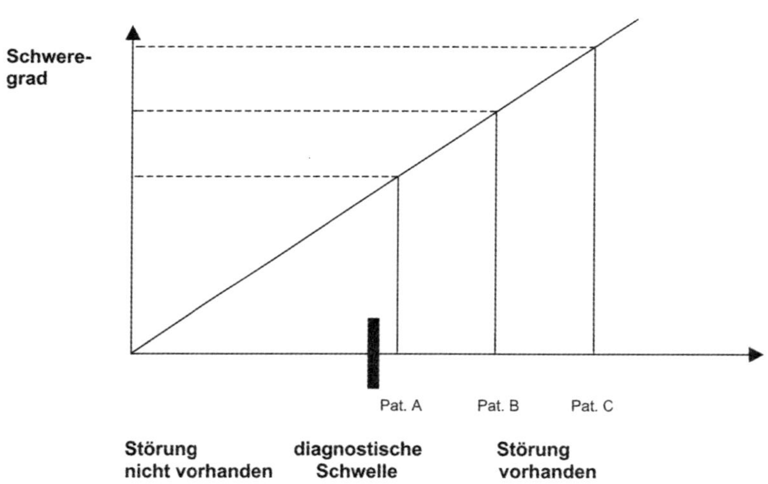

Abb. 6.3: Zusammenhang zwischen kategorialer und dimensionaler Diagnostik

Merkmale lässt sich der Schweregrad und z.T. auch die Diagnose stellen (CAPS). Für die CAPS wurden weiterhin von Weathers et al. (1999) in Abhängigkeit von der Fragestellung (z.B. Screening, Diagnosenbestätigung) unterschiedliche Diagnosenalgorithmen vorgeschlagen.

Als Beispiel aus dem **Depressionsbereich** und als einer der ersten Versuche in dieser Richtung sei das *Inventory to Diagnose Depression (IDD)* von Zimmerman und Coryell (1987) genannt. Es liegt zwischenzeitlich auch in deutscher Adaptation von Kühner vor (1997; *Fragebogen zur Depressionsdiagnostik nach DSM-IV*; FDD-DSM-IV), orientiert sich an der Definition der Major Depression des DSM-IV und ermöglicht die Erfassung der Kriterien auf Selbstbeurteilungsebene. Neben der Quantifizierung des Schweregrades depressiver Symptomatik liefert es durch einen spezifischen Auswertungsalgorithmus unter Einbeziehung von Zeitkriterien Hinweise auf das Vorliegen der Störung. Auch das bereits in Abschnitt 6.1 erwähnte *Major Depression Inventory* (MDI) von Bech et al. (2001) lässt sich hier nennen. In Tabelle 6.6 sind die mit dem Instrument möglichen Auswertungen zusammengefasst. Auf dimensionaler Ebene lässt sich das Ausmaß der Depressivität quantifizieren bzw. ab einem bestimmten Cut-Off-Wert lässt sich bereits mit hoher Sensitivität eine (vorläufige) diagnostische Entscheidung nach ICD-10 treffen. Auf kategorialer Ebene ist der ICD-10 Algorithmus anwendbar.

Wie bereits an verschiedenen Stellen dieses Buches erwähnt, sind die **Persönlichkeitsstörungen** der Bereich, in dem traditionell die Frage dimensional versus kategorial am längsten diskutiert wird (vgl. auch Abschnitt 6.4). So kann z.B. im *Strukturierten Interview für DSM-IV: Persönlichkeitsstörungen* (SKID-II) auf dem Protokollbogen ein sog. „D-Score" berechnet werden (Fydrich et al. 1997; Wittchen et al. 1997). Dieser ergibt sich aus der Aufsummierung der Bewertungen auf Kriterienebene. Im Unterschied zu den bisher genannten Instrumenten zur dimensionalen Diagnostik (z.B. verschiedene Selbstbeurteilungsverfahren) existieren bisher keine Hinweise zur Interpretation, d.h. keine Normen, aber auch keine Referenzwerte bzw. keine Cut-Off-Werte. Dimensionale Auswertungen in diesem Bereich müssen daher im Augenblick eher Forschungsprojekten vorbehalten bleiben.

Abschließend muss auf einen wichtigen Aspekt hingewiesen werden, der die Interpretation von Ergebnissen aus Selbstbeurteilungsverfahren betrifft. Auch wenn bei diesen, wie oben genannte Beispiele gezeigt haben, eine Verbindung dimensional-kategorial prinzipiell möglich ist, sollte die endgültige Diagnosestellung sich nicht alleine darauf stützen, auch wenn das Selbstbeurteilungsverfahren dies nahelegt.

Tab. 6.6: Auswertungsmöglichkeiten des Major Depression Inventory (MDI; Bech et al. 2001)

dimensional/syndromal (= Schweregrad)	• Summenwert (= 0 – 50) • Cut-Off-Wert: 26 (mittel oder schwere depressive Episode ICD-10) – Sensitivität = 1.00 – Spezifität: = .82
kategorial (= Diagnose)	• ICD-10 Algorithmus – Item 1–3: mindestens 2 Items mindestens „die meiste Zeit" markiert – Item 4–10b: mindestens 4 Items mindestens „etwas mehr als die Hälfte der Zeit"

6.4 Subsyndromale Diagnostik

Studien hinsichtlich verschiedener psychischer Störungen haben belegen können, dass deren reine kategoriale Differenzierung (Störung vorhanden/nicht vorhanden) oft nicht angemessen ist (s.a. Abschnitt 6.3). Patienten, die nicht alle diagnostischen Symptom- und/oder Zeitkriterien einer Störung erfüllen, können durchaus deutlich beeinträchtigt sein und therapeutischer Hilfe bedürfen. Begriffe, die in diesem Kontext häufig verwendet werden, sind **subkategoriale, -syndromale, -diagnostische, -klinische oder unterschwellige Störungen** (vgl. Helmchen und Linden 2000, Helmchen 2001, Pincus et al. 1999), mit z.T. unterschiedlichen Definitionen und Inhalten. So kommen z.B. Pincus et al. (1999) in ihrer Übersicht zu über 30 verschiedenen Operationalisierungen einer sog. „subthreshold depression". Exemplarisch sei die Definition von Cuijpers und Smit (2004) genannt. Danach liegt eine **subthreshold depression** (sD) vor, wenn eine Person klinisch relevante Symptome aufweist, ohne die Kriterien des Vollbildes einer Major Depression (MDD) nach DSM-IV zu erfüllen. Die klinisch relevanten Symptome können operationalisiert werden durch einen bestimmten Cut-Off-Wert in einer Selbstbeurteilungsskala, einer depressiven Stimmung und einem oder mehreren zusätzlichen Symptomen der Störung oder das Erfüllen der Kriterien der Minor Depression (mD) im Anhang von DSM-IV.

Am Beispiel der **Depression** wies Helmchen (2001) in einer Übersicht auf wichtige Aspekte unterschwelliger psychischer Störungen hin, wie große Häufigkeit (u.a. 2–4-mal häufiger als spezifizierte Störungen), Komorbidität mit anderen unterschwelligen Störungen (u.a. Angst), Komplikationen durch Kombination mit anderen psychischen oder somatischen Störungen (u.a. im Hinblick auf Verlauf, Chronifizierung, Lebensqualität, Suizidalität) aber auch hohe volkswirtschaftliche Kosten. Jedoch auch ohne Komorbidität erwiesen sich diese unterschwelligen Störungen als relevant (u.a. Reduktion von Lebensqualität, soziale Isolierung, Behinderungen, erhöhte Inanspruchnahme von Dienstleistungen). Cuijpers und Smit (2004) wiesen ebenfalls auf die hohe Prävalenz der sD hin, den starken Einfluss auf die Lebensqualität, verstärkte Nutzung des Gesundheitswesens und große ökonomische Kosten durch Fehltage an der Arbeit.

Im Bereich der **Posttraumatischen Belastungsstörung** (PTBS) hat sich das Konzept der subsyndromalen Störung gleichfalls als sehr hilfreich und wichtig erwiesen, vor allem im Hinblick auf die Vorhersage des weiteren Verlaufs wie die Notwendigkeit therapeutischer Interventionen. So konnten z.B. Marshall et al. (2001) einen positiven Zusammenhang zwischen der Anzahl subkategorial vorhandener Symptome und dem Ausmaß der Beeinträchtigung, Komorbidität und Suizidalität aufzeigen. Zu ähnlichen Ergebnissen kamen auch Zlotnik et al. (2002). Betont wird jedoch allgemein auch, dass es schwierig sei, den Kriterienset zu identifizie-

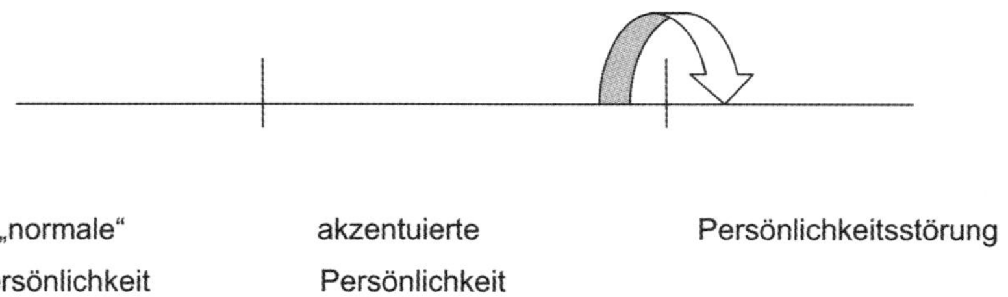

Abb. 6.4: Persönlichkeitsstörung als dimensionales Konstrukt

ren, der zwischen dem Vollbild und dem Bild einer unterschwelligen Störung differenziert. Ein die Aussagekraft von Studien (nicht nur in diesem Bereich) einschränkender Faktor stellt das Problem dar, dass es keine einheitliche Definition der unterschwelligen Störung gibt (s.o.). Gerade für die PTBS existieren verschiedene. So fordern z.B. Breslau et al. (2004), dass jeweils mindestens ein Symptom aus den Bereichen Wiedererinnern, Vermeidung und Arousal des DSM-IV über mindestens 4 Wochen bestehen muss. Weitestgehende Einigkeit besteht jedoch darin, dass alle drei Bereiche betroffen sein müssen.

Abschließend sei noch auf einige **spezielle Aspekte** hingewiesen. Besonders bei einigen Störungen wird seit Jahren generell die Frage der Angemessenheit der kategorialen Betrachtungsweise (vgl. auch Abschnitt 6.3) diskutiert bzw. sogar in Frage gestellt, dies gilt vor allem für die **Persönlichkeitsstörungen** (vgl. Abbildung 6.4). Persönlichkeitsaspekte werden eher auf einem Kontinuum gesehen, auf dem unterschiedliche Bereiche zu unterscheiden sind (von normal bis pathologisch). In der ICD-10 (vgl. auch Abschnitt 4.3) wird der Problematik der rein kategorialen Betrachtung durch die Möglichkeit der sog. **Z-Kodierung** Rechnung getragen. Erfüllt ein Patient nicht das Vollbild einer Persönlichkeitsstörung bzw. haben sich nur einige Aspekte als relevant herauskristallisiert, so könnte man Z73.1 „akzentuierte Persönlichkeitszüge" kodieren.

Eine andere Facette der Problematik kann man im Zusammenhang mit der **sozialen Phobie** und der **selbstunsicheren Persönlichkeitsstörung** erkennen (vgl. Stangier et al. 2003; s. Abbildung 6.5). Stangier et al. (2003) weisen auf die großen Überlappungen zwischen der sozialen Phobie und der vermeidend-selbstunsicheren Persönlichkeitsstörung hin, bedingt durch die ähnlichen diagnostischen Kriterien sowie die Ähnlichkeit hinsichtlich assoziierter Merkmale wie z.B. früher Beginn oder chronischer Verlauf. Reich (2000) postuliert daher auch eine sog. **Kontinuitätshypothese** (vgl. Abbildung 6.5), wonach beide Diagnosen lediglich quantitativ unterschiedliche Ausprägungen auf einer Dimension sozialer Angst sein könnten. Jedoch auch wenn keine der beiden Störungen explizit diagnostiziert werden kann, lassen sich oft sog. subklinische soziale Ängste bei unterschiedlichen Störungen feststellen (z.B. depressive Störungen).

Das Problem subsyndromaler Störungen lässt sich in der ICD-10 (wie auch im DSM-IV) weiter daran erkennen, dass einige **Störungen** zwar den formalen Status einer ei-

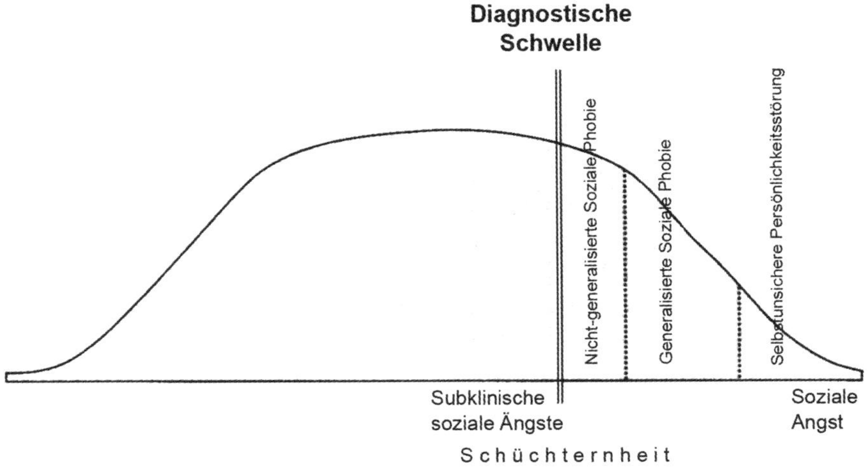

Abb. 6.5: Kontinuitätshypothese der sozialen Phobie nach Reich (aus Stangier et al. 2003, S. 15)

genständigen **diagnostischen Kategorie** haben, von der Symptomatik her sind sie jedoch eher als **subsyndromal** definiert. Exemplarisch genannt sei die Kategorie F41.2 „Angst und depressive Störung, gemischt". Diese Diagnose soll dann vergeben werden, wenn keine der beiden Störungen ein Ausmaß erreicht, dass eine entsprechende einzelne Diagnose gerechtfertigt ist, d.h. dass z.B. nicht einmal die Kriterien der leichten depressiven Störung erfüllt sein dürfen, wenn die Diagnose F41.2 gestellt wird. Ähnliches gilt auch für einige Formen der Anpassungsstörungen (F43.2; z.B. 43.20 kurze depressive Reaktion, F43.22 Angst und depressive Reaktion, gemischt).

Lewinsohn et al. (2004) verweisen auch in diesem Kontext auf das Problem der **Komorbidität** (vgl. auch Abschnitt 4.3.4.1). Es ist auch das gemeinsame Auftreten verschiedener unterschwelliger Störungen zu beachten, wie gleichermaßen die Komorbidität einer unterschwelligen Störung mit dem Vollbild einer anderen Störung. So fanden die Autoren in einer großen Stichprobe von 1704 adoleszenten Patienten 52.5 % mit einer unterschwelligen Störung, von denen 40.0 % eine weitere unterschwellige Störung aufwiesen und 29.9 % sogar eine dritte. Weiterhin wiesen 36.4 % auch das Vollbild einer anderen Störung auf. Derartige Ergebnisse sind nicht nur von klinischer Relevanz, sondern auch bei der Planung von Studien von großer Bedeutung (z.B. Homogenisierung von Stichproben, externe Validität).

Als letzter Aspekt zur Frage der diagnostischen Grenzsetzung (gesund/krank) sei das **Kriterium der klinischen Signifikanz** erwähnt, das im DSM-IV bei den meisten Störungen erfüllt sein muss, damit die Diagnose vergeben werden kann. Es wird meist wie folgt definiert: „Die Symptome verursachen in klinisch bedeutsamer Weise Leiden oder Beeinträchtigungen in sozialen, beruflichen oder anderen wichtigen Funktionsbereichen". Hier könnte es Probleme geben, wenn die Symptomkriterien erfüllt sind, jedoch nicht das Beeinträchtigungskriterium. Dies ist sicherlich auch ein eher problematischer Bereich. Zimmerman et al. (2004) fanden in einer Studie z.B., dass das Beeinträchtigungskriterium bei depressiven Störungen oder auch PTBS weniger relevant zu sein scheint als z.B. bei Zwangsstörungen oder Panikstörungen. So erfüllten alle Patienten, die die Kriterien der Major Depression aufwiesen, auch das Beeinträchtigungskriterium, während dies bei den anderen genannten Störungen nicht immer der Fall war. Derartige Ergebnisse gilt es bei der Revision von Klassifikationssystemen zu berücksichtigen.

Maier (2001) weist zu Recht auf die unterschiedlichen Probleme vor allem im Hinblick auf **Behandlungskonsequenzen** bei unterschwelligen Störungen hin. Am Beispiel depressiver Störungen zeigt er einige interessante Aspekte und Implikationen auf:

- **Prodromalzustand:** Um das Risiko der Entwicklung des Vollbildes einer Störung zu verhindern, wären Frühinterventionen bzw. Präventionsmaßnahmen sinnvoll.
- **Folgezustände:** Bei unvollständiger Remission wäre eine Erhaltungstherapie indiziert.
- **Artefakt:** Aufgrund der Überschneidungen einiger psychischer Störungen auf Symptomebene ergibt sich keine Behandlungsrelevanz (z.B. Generalisierte Angststörung, GAS und depressive Episode teilen gemeinsame Kriterien, d.h. jemand, der eine GAS hätte, könnte automatisch auch die subsyndromalen Kriterien der depressiven Episode erfüllen).

Maier weist weiter darauf hin, dass für eine eigenständige unterschwellige Störung auch das Kriterium bedeutsamer psychosozialer Beeinträchtigungen erfüllt sein sollte (s.o.). Er verweist in diesem Zusammenhang exemplarisch auf die „wiederkehrende kurze Depression" („recurrent brief depression"), wie sie von J. Angst vorgeschlagen wird.

Das Konzept subsyndromaler Störungen scheint aufgrund der bisher vorliegenden Ergebnisse sowie konzeptuellen Überlegungen klinisch relevant und inhaltlich interessant zu sein. Um abschließend den Stellenwert des Ansatzes abschätzen zu können, sind jedoch weitere Forschungsbemühungen nötig, die in folgende Richtungen gehen sollten:

- Klärung, ob das Konzept für alle Störungen Relevanz hat,
- Festlegung von Kriterien der jeweiligen Störungen, wobei zwei Aspekte zu klären sind: reicht ein bestimmter Cut-Off-Wert aus (unabhängig, welche Kriterien erfüllt sind) oder bedarf es der Identifizierung und Festlegung spezifischer Kriterien,
- eventuell Festlegung von (speziellen) Beeinträchtigungskriterien.

6.5 Computerisierte Diagnostik

Die computerunterstütze Testdarbietung wie -auswertung hat vor allem in der Psychologie eine lange Tradition (vgl. im Überblick Butcher et al. 2004), jedoch damit zusammenhängende methodische Probleme werden erst in den letzten Jahren verstärkt diskutiert, nicht zuletzt dadurch bedingt, dass immer mehr Anbieter Computerversionen von Testverfahren zur Verfügung stellen. So bietet z. B. die „Testzentrale Göttingen" im „Testkatalog 2006/2007" unter der Rubrik „Hogrefe Testsystem" verschiedene computergestützte Verfahren an, die auch die meisten bisher erwähnten Selbst- und Fremdbeurteilungsverfahren umfasst (u. a. AMDP-System; BDI, BRMS, HZI). Die Programme beschränken sich jedoch oft nur auf die **Auswertung** von bereits per Fragebogen erhobenen Informationen (z. B. Persönlichkeitsfragebogen), während die **computerisierte Darbietung** erst allmählich an Bedeutung gewinnt und oft zunächst auch nur im Leistungsbereich bzw. neuropsychologischen Bereich eingesetzt wurde (Halsband und Unterrainer 2001). Rose et al. (1999) weisen auf einen Vorteil derartig computergestützter psychometrischer Diagnostik hin. Hinsichtlich der Erhebung reduziert sich der Dokumentationsaufwand, hinsichtlich der Datenorganisation ist im Kontext der Forschung ein schneller Zugriff auf die erhobenen Daten möglich.

Bereits 1986 wurden vom Testkuratorium der Deutschen Psychologenverbände im Hinblick auf den Einsatz zur Aufbereitung von Testergebnissen, die Durchführung psychologischer Tests wie die Diagnosenstellung **Richtlinien für den Einsatz elektronischer Datenverarbeitung** in der psychologischen Diagnostik publiziert. Zumeist werden Papier-Bleistift-Tests (Selbstbeurteilungsverfahren) als Computerversionen eingesetzt. Hier stellt sich die Frage, inwieweit von einer (psychometrischen) Äquivalenz beider Versionen auszugehen ist. Nach Ansicht des Testkuratoriums (1986b) betrifft dies u. a. Fragen der Normen wie die Validität, d. h. inwieweit bisher vorliegende Validitätsbelege übertragbar sind. Kubinger (1993, 1995) diskutiert die von Lienert (1969) unterschiedenen Haupt- und Nebengütekriterien in Bezug auf die Bewertung computerisierter Testverfahren. So hebt er als deren wesentlichen Vorteil die Nützlichkeit hervor, sieht kaum Unterschiede hinsichtlich der Zumutbarkeit sowie im Hinblick auf Reliabilität, Validität oder Verfälschbarkeit. Probleme scheint es im Leistungsbereich in Bezug auf die Normen zu geben, während diese in anderen Bereichen eventuell weniger bedeutsam zu sein scheinen (vgl. z. B. Bader, Hofmann und Kubinger 1993 zum Gießen-Test). Zum gegenwärtigen Zeitpunkt scheint es jedoch noch verfrüht, generelle Aussagen bezüglich der Äquivalenz beider Zugangsweisen treffen zu können. So konnten z. B. Schwenkmezger und Hank (1993) beim Vergleich einer Papier-Bleistift- und Computerversion des *State-Trait-Ärgerausdrucks-Inventars* (STAXI) nur für die Traitvariante Äquivalenz belegen, nicht jedoch für die State-Version. Im psychiatrischen Bereich werden jedoch nicht nur Selbstbeurteilungsverfahren computerisiert eingesetzt, sondern es wird zunehmend versucht, **Fremdbeurteilungsverfahren in Computerversionen** umzusetzen, die dann vom Patienten bearbeitet werden (= Selbstbeurteilung; vgl. auch Abschnitt 4.3). Da bei Fremdbeurteilungsverfahren oft Probleme bezüglich der Interrater-Reliabilität bestehen (s.a. Abschnitt 4.1 und 4.2) könnte diese neue Strategie nachfolgende Vorteile bieten (s.a. Kobak et al. 1998):

- Eine hohe Zuverlässigkeit der Durchführung lässt sich durch deren Standardisierung erreichen (Fragen werden immer auf die gleiche Art und Weise gestellt).
- Die Auswertung erfolgt nach demselben Algorithmus.
- Der gesamte diagnostische Prozess ist zeit- und kostengünstig.
- Vor allem in Therapiestudien (Doppelblindstudien) ist die computerisierte Erfassung deutlich weniger fehleranfällig im Vergleich zu einem Rater, der z.B. bestimmte Vermutung über eine bestimmte Behandlung hat.

Man muss jedoch fordern (s.o.), dass für alle Verfahren, die computerisiert dargeboten werden sollen, sorgfältige Kontrollen im Hinblick auf Reliabilität und Validität durchzuführen sind, um die angenommene Äquivalenz nachweisen zu können. Bereits vor 10 Jahren stellten Kobak et al. (1996) fest, dass es für die meisten klinisch relevanten Bereiche computerisierte Verfahren gibt, vor allem für die **Depression**, aber auch für andere Bereiche wie Angst, Zwang oder soziale Phobie. Von Kobak, Reynolds, Rosenfeld und Greist (1990) wurde eine computerisierte Darbietung der *Hamilton-Depressions-Skala* (HAMD) entwickelt, bei der der Untersucher den Patienten mittels per Computer vorgegebener Fragen interviewt. Erste psychometrische Analysen hinsichtlich Reliabilität (u.a. innere Konsistenz) wie Validität (u.a. Korrelation mit anderen Depressionsmaßen, Gruppenvergleiche) ergaben hohe Übereinstimmungen zwischen der computerisierten Version und der traditionellen Erhebung in einem klinischen Interview. In einer Arbeit zu Instrumenten, die im Kontext der **Sozialen Phobie** oft Anwendung finden, entwickelten Kobak et al. (1998) computerisierte Versionen von 2 Fremdbeurteilungsskalen (*Liebowitz Social Anxiety Scale*, LSAS; *Brief Social Phobia Scale*, BSPS) und einem Selbstbeurteilungsverfahren (*Fear Questionnaire*, FQ). Die psychometrischen Analysen führten zu guten Übereinstimmungen zwischen den jeweiligen Versionen. Ebenso konnten die Autoren die gute Akzeptanz der Computerversionen aufzeigen (s. allgemein auch Kobak et al. 1996, 1998). Vom Patienten werden auch keine Kenntnisse in der Bedienung eines Computers vorausgesetzt.

Der Einsatz des Computers zu diagnostischen Zwecken wurde ursprünglich nicht nur allein unter dem Aspekt der Anwendungsökonomie diskutiert, sondern auch unter **methodischen Aspekten**, die in der Literatur unter dem Begriff **„tailored testing"** oder **„adaptive testing"** zu finden sind (dt. maßgeschneidertes Testen; s.a. Kubinger 2003). Butcher et al. (2004, p. 336) definieren dies wie folgt: „An adaptive test is a tailored, individualized measure which involves selecting a set of test items for each individual that best measures the psychological characteristics of that person". Prinzipiell besteht somit die Möglichkeit, einem Patienten z.B. nur diejenigen Items vorzugeben, die für ihn relevant sind, was in Abhängigkeit vom vorausgegangenen Antwortverhalten gesteuert wird. Vorteile wären u.a. eine geringere Belastung des Patienten. Aufgrund des hohen methodischen Aufwandes so konzipierter Verfahren hat sich der Ansatz bisher jedoch nicht durchsetzen können.

Auf einen Aspekt sei abschließend hingewiesen: die Nutzung des **Internet**. Eine Vielzahl diagnostischer Instrumente ist bereits auch im Internet verfügbar und hat dort oft die Funktion von Screeninginstrumenten (vor allem im Depressions- und Angstbereich, ADHS bei Erwachsenen). Entsprechende Suchmaschinen weisen hier oft schnell den Weg zu entsprechenden Skalen. So sind z.B. der *WHO-5 Fragebogen zum Wohlbefinden* zum Depressionsscreening (Henkel et al. 2003) und der *WHO-Screener für ADHS* im Erwachsenenalter (s.a. Krause und Krause 2005) schnell zu finden. Patienten kommen oft bereits mit den Ergebnissen derartiger Bögen mit dem Ziel einer weiteren Abklärung und ggf. Behandlung.

6.6 Korrespondierende Selbst- und Fremdbeurteilungsverfahren

In verschiedenen Bereichen der Psychiatrie und Psychotherapie sind vor allem Fremdbeurteilungsverfahren eine Art Standard geworden (vgl. auch Abschnitt 4.2). Dies betrifft z.B. die Bereiche Depression mit der *Hamilton-Depressions-Skala* (HAMD) oder die soziale Phobie mit der *Liebowitz Social Anxiety Scala* (LSAS). Fremdbeurteilungsverfahren sind jedoch, wie bereits in Abschnitt 4.2 ausführlich diskutiert, z.T. sehr zeitaufwendig und setzen ein umfassendes Training voraus. Von daher gibt es seit einigen Jahren Bemühungen, zu diesen Verfahren korrespondierende Selbstbeurteilungsversionen zu entwickeln. In Tabelle 6.7 finden sich einige Beispiele.

Als eine der ersten Versuche in diesem Bereich kann sicherlich die *Carroll Rating Scale for Depression* (CRS; Carroll et al. 1981) angesehen werden, die in Anlehnung an die HAMD entwickelt wurde. Sie umfasst wie die HAMD 17 Symptome, die jedoch in 52 Items aufgesplittet sind. Die CRS erlaubt eine Schweregraddifferenzierung zwischen 0 bis 52. Die Skala hat sich jedoch nie richtig

Tab. 6.7: Korrespondierende Fremd- und Selbstbeurteilungsverfahren (Beispiele)

Bereich	Fremdbeurteilungsverfahren	Selbstbeurteilungsverfahren
Depression	Hamilton-Depressions-Skala (HAMD)	Carroll Rating Scale for Depression (CRS; Carroll et al. 1981)
		Hamilton Depression Inventory (HDI; Reynolds und Kobak 1995)
	Montgomery-Åsberg-Depression-Rating-Scale (MADRS; Montgomery und Åsberg 1979)	Montgomery-Åsberg-Depression-Rating-Scale –Self-rating (MADRS-S; Svanborg und Åsberg 1994, 2001)
	Inventar Depressiver Symptome-Fremdbeurteilung (IDS-C; Hautzinger und Bailer 1999)	Inventar Depressiver Symptome-Selbstbeurteilung (IDS-SR; Grässlin 2004)
	Depression Status Inventory (DSI; CIPS 1996)	Self-rating Depression Scale (SDS; CIPS 1996)
Angst	Liebowitz Social Anxiety Scale (LSAS; Liebowitz 1987)	Liebowitz Social Anxiety Scale: Self-Report (LSAS-SR; z.B. Fresco et al. 2001)
	Anxierty Status Inventory (ASI; CIPS 1996)	Self-rating Anxiety Scale (SAS; CIPS 1996)
	Clinician Rated Anxiety Scale (CRAS; Albus et al. 1990)	Patient Rated Anxiety Scale (PRAS; Albus et al. 1990)
Zwang	Yale-Brown-Obsessive-Compulsive-Scala (Y-BOCS, Zaworka et al. 1983)	Yale-Brown-Obsessive-Compulsive-Scala (Y-BOCS; Baer 1993)

durchgesetzt und wurde in den letzten Jahren durch das *Hamilton Depression Inventory* (HDI) von Reynolds und Kobak (1995) ersetzt. Es besteht aus 23 Items (Symptomen), die mittels 38 Fragen erfasst werden. Die Skala ermöglicht drei Auswertungsmöglichkeiten: Auswertung entsprechend der Originalversion der HAMD (17 Items), Symptome der Major Depression nach DSM-IV (23 Items) sowie eine neun Items umfassende Kurzversion. Auch hier ergaben erste psychometrische Analysen (vgl. z.B. Dozois 2003) hinsichtlich Reliabilität (innere Konsistenz) und Validität (u.a. konvergente und divergente Validität) eine hohe Übereinstimmung mit der ursprünglichen HAMD. Die Kombination von HAMD und HDI ermöglich nach Dozois (2003) einen direkten Vergleich sowie zugleich eine umfassendere Beurteilung der Symptomatik eines Patienten. Derartige Entwicklungen sind auch bei anderen Fremdbeurteilungsverfahren denkbar, da sie mit einer **Reihe von Vorteilen** verbunden sind (vgl. auch Kobak et al. 1990):

- Die Anwendung erfordert keinen Rater, d.h. auf den Einsatz eines zeitaufwendig zu trainierenden Untersuchers kann eventuell verzichtet werden.
- Die Anwendung ist dadurch auch mit einem deutlich reduzierten Zeitaufwand verbunden, d.h. ist somit zusätzlich auch zeitökonomisch.
- Die Anwendung führt zu einer stärkeren Standardisierung der Durchführung wie Auswertung.
- In der Forschung ergeben sich darüber hinaus vielfältige Möglichkeiten der Nutzung (z.B. Erfassung großer Patientenzahlen, Erstellung von Datenbanken).
- In der Praxis ergeben sich Möglichkeiten der Qualitätskontrolle (vgl. Grawe und Braun 1994).

Hinsichtlich der psychometrischen Qualität dieser letztendlich neuen Skalen gelten die in Abschnitt 4.2 aufgeführten Kriterien. Von besonderer Bedeutung ist hier wiederum ein Aspekt der Validität, d.h. die möglichst hohe Korrelation zwischen der Selbst- und Fremdbeurteilungsversion nachzuweisen (**konvergente Validität**). In Tabelle 6.8 sind exemplarisch einige Studien zum Vergleich verschiedener Skalenversionen zusammengestellt. So ermittelten z.B. Albus et al. (1990) für zwei inhaltlich völlig identische Verfahren zur Erfassung von Angststörungen (CRAS und PRAS) zu Beginn einer Therapiestudie eine Korrelation von .69, die nach achtwöchiger Therapiedauer auf .82 anstieg, was dem generellen Trend einer Zunahme der Kovariation im Zeitverlauf entspricht (vgl. auch Abschnitt 5.2). Schaible et al. (2001) ermittelten beim Vergleich der Selbst- und Fremdbeurteilungsversion der *Yale-Brown-Obssessive-Compulsive Scale* (Y-BOCS) bei Therapiebeginn eine Korrelation von .83, bei Therapieende von .93, was als sehr hoch zu bewerten ist. Aufgrund ihrer Ergebnisse kommen sie u.a. zu dem Ergebniss, dass bei Gruppenvergleichen in der Forschung vermutlich beide Versionen austauschbar sind, in der Individualdiagnostik die Fremdbeurteilungsversion vorzuziehen ist.
Wie man aus Tabelle 6.8 erkennen kann, sind insgesamt die Zusammenhänge bei korrespondierenden Versionen zwar höher als allgemein üblich (s.a. Abschnitt 5.2), erreichen jedoch auch hier selten die Höhe von Paralleltestkorrelationen. Keller et al. (1997) konnten dies sogar auf Symptomebene zeigen. Beim Vergleich korrespondierender Items aus dem BDI und der HAMD lagen die Korrelationen nur im Bereich von .35–.61, was die Autoren darauf zurückführen, dass Patienten und Rater einzelne Aspekte des Syndroms verschieden gewichten. Auch Corruble et al. (1999) führten beim Vergleich der beiden Versionen des *Inventory for Depressive Symptomatology* (IDS) Analysen auf Itemebene durch. Unterschiede zwischen der Selbst- und Fremdbeurteilungsversion waren dabei u.a. unabhängig von sozio-demographischen Variablen, der Länge der Episode oder dem Schweregrad der Symptomatik,

Tab. 6.8: Produkt-Moment-Korrelationen (r) zwischen inhaltlich übereinstimmenden Selbst- und Fremdbeurteilungsverfahren

Fremdbeurteilung	Selbstbeurteilung	r	Quelle
Hamilton-Depressions-Skala (HAMD)	Carroll Rating Scale for Depression (CRSD)	.71–.75	Möller (1990)
Depression Status Inventory (DSI)	Self-rating Depression Scale (SDS)	.87	Zung (1986)
Inventar Depressiver Symptome-Fremdbeurteilung (IDS-C)	Inventar Depressiver Symptome-Selbstbeurteilung (IDS-SR)	.92 .79–.93	Grässlin (2004) Corruble et al. (1999)
Anxiety Status Inventory (ASI)	Self-rating Anxiety Scale (SAS)	.66–.74	Zung (1974)
Clinician Rated Anxiety Scale (CRAS)	Patient Rated Anxiety Scale (PRAS)	.69–.82	Albus et al. (1990)
Yale-Brown-Obssessive-Compulsive Scala (Y-BOCS): Fremdbeurteilung	Yale-Brown-Obssessive-Compulsive Scala (Y-BOCS): Selbstbeurteilung	.83–.93	Schaible et al. (2001)

waren jedoch abhängig vom Inhalt der Items. So waren die Unterschiede bei den eher auf die Stimmung bezogenen Items größer als bei den somatischen Items. Mögliche Erklärungen hierfür liegen eventuell in der größeren Subjektivität der Bewertung letzterer im Vergleich zu den somatischen Symptomen.
Die bisher vorliegenden Ergebnisse unterstreichen, dass der Ansatz der Entwicklung „paralleler“ Selbst- und Fremdbeurteilungsverfahren inhaltlich sehr interessant ist und auch realisierbar zu sein scheint, wenn man die bisher vorliegenden empirischen Studien betrachtet. Der Ansatz sollte daher unbedingt weiterverfolgt werden.

6.7 Kurzskalen

Für die Entwicklung von Kurzskalen findet sich aus theoretischen und praktischen Überlegungen eine Reihe von **Begründungen:**

- Eine **multimodale Diagnostik** (s. Abschnitt 5.2) fordert den Einsatz nicht nur eines Instrumentes sondern unterschiedlicher Instrumente, um die vielfältigen Facetten psychischer Störungen adäquat abbilden zu können.
- Aus **Zeitgründen** lassen sich oft zeitaufwendigere Verfahren (z.B. AMDP-System; vgl. Abschnitt 4.1) nicht einsetzten. Vor allem auch beim Screening spielt dies eine Rolle. Zu nennen ist hier z.B. besonders der Konsiliar- oder der Hausarztbereich.
- Oft interessiert auch gar nicht so sehr das umfassende Bild, sondern der Anwender möchte sich lediglich einen **Kurzeindruck** verschaffen.
- Zur wiederholten **Verlaufsmessung** sind Kurzverfahren u.U. praktikabler einsetzbar (z.B. schneller durchführbar).

Allgemein lassen sich Kurzskalen in **drei Gruppen** unterteilen (Stieglitz 2000):

- Globalskalen,
- Visuelle Analogskalen,
- Kurzskalen im engeren Sinne.

Bei **Globalskalen** wird entsprechend dem Namen versucht, die interessierenden Phänomene nicht durch Aufaddierung von Einzelsymptomen (sog. additive Skalen wie z.B.

die *Hamilton-Depressions-Skala*, HAMD) zu bewerten, sondern durch einen Gesamteindruck. Am bekanntesten aus dieser Verfahrensgruppe ist die *Clinical Global Impressions* (CGI; vgl. CIPS 2005). Sie erlaubt einerseits in der Skala 1 „Schweregrad der Krankheit“ (von „Patient ist überhaupt nicht krank“ bis „Patient gehört zu den extrem schwer Kranken“) die Globalbewertung des Gesamtzustandes (nicht spezifiziert für bestimmte Störung). Mit der Skala 2 „Gesamtbeurteilung der Zustandsänderung“ (von „Zustand ist sehr viel besser“ über „Zustand ist unverändert“ bis „Zustand ist sehr viel schlechter“) ist weiterhin eine globale Veränderungsbeurteilung möglich. Die CGI stellt eine der am häufigsten in (Psychopharmaka-) Studien eingesetzten Skalen dar. Die *Global Assessment of Functioning* (GAF) des DSM-IV stellt die zweite wichtige Globalskala dar. Sie bildet im multiaxialen System des DSM-IV (vgl. Abschnitt 4.3) die Achse V zur Erfassung der Gesamtbeeinträchtigung des Patienten. Die Bewertung erfolgt auf einer Skala mit 10-stufigen Intervallen, die operationalisiert sind (z.B. 40–31), wobei der Urteiler auch Zwischenstufen angeben kann (z.B. 35). Zu erwähnen ist auch die an die GAF angelehnte *Skala zur Erfassung des Sozialen und Beruflichen Funktionsniveaus* (SOFAS). Sie ist wie die GAF aufgebaut, fordert jedoch entsprechend der Bezeichnung nicht die Bewertung der psychischen Symptomatik.

Als weitere in der Literatur häufig erwähnte Globalskala soll die sog. *Sheehan-Skala* (engl. *Sheehan Disability Scale*, SDS; s. Gräfe 2003) genannt werden. Im Unterschied zu den beiden vorigen Skalen handelt es sich um eine Selbstbeurteilungsskala. Mittels der SDS werden auf einer 10-Punkte-Likert-Skala (von 0: überhaupt nicht bis 10: extrem) die Funktionsbeeinträchtigungen im letzten Monat für drei Bereiche verlangt: Arbeit und Beruf; Sozialkontakte und Freizeitaktivitäten; Familienleben und häusliche Verpflichtungen.

Die **Visuellen Analogskalen** (VAS; s.a. Stieglitz 2000) stellen die zweite Gruppe von Kurzskalen dar. Das allgemeine Prinzip besteht darin, auf einer meist 100 mm langen Linie, die an den Enden unterschiedlich gepolt ist, entsprechend der Zustimmung in die eine oder andere Richtung eine entsprechende Markierung auf der Linie zu machen. Am bekanntesten ist die VAS von Aitken (1969) zur Abbildung depressiver Verstimmungen (s.a. Abbildung 6.6). Sie wurde früher vor allem in Studien eingesetzt, bei denen oft wiederholte Erhebungen notwendig waren (z.B. Schlafentzugsbehandlung).

Kurzskalen im engeren Sinn gewinnen heute zunehmend an Bedeutung. Zu deren Entwicklung finden sich in der Literatur folgende Strategien:

- Ableitung aus der Langform einer Skala oder
- Verkürzung einer Langform.

Hinsichtlich so gewonnener Kurzformen gilt es im ersten Fall, allgemein die psychometrische Qualität der „neuen“ Skala zu prüfen,

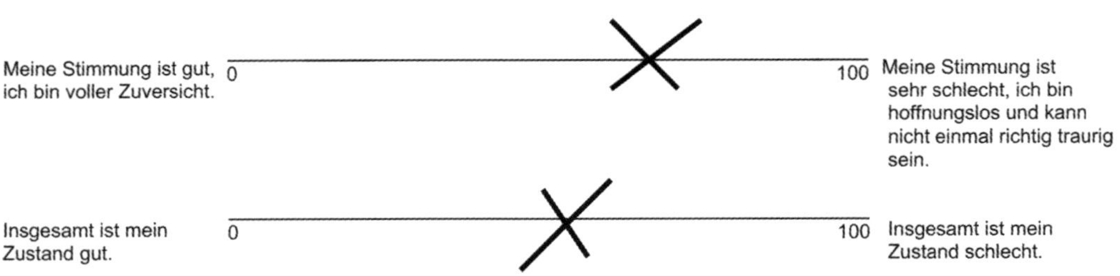

Abb. 6.6: Visuelle Analogskala (VAS) nach Aitken (1969): Auszug

entsprechend den in Abschnitt 4.3.5 genannten Kriterien. Im zweiten Fall gilt es nachzuweisen, dass die psychometrische Qualität der Langform zumindest ähnlich, wenn möglich äquivalent zur Ursprungsskala ist. Nachfolgend sollen zur Illustration einige **Beispiele** aus unterschiedlichen Indikationsbereichen vorgestellt werden.

- **Allgemeine Psychopathologie**

Für die bereits mehrfach erwähnte SCL-90-R liegt seit vielen Jahren eine Kurzversion vor, zwischenzeitlich auch auf Deutsch, das *Brief Symptom Inventory* (BSI; Franke 2000). Es umfasst statt der 90 nur noch 53 Items, die ebenfalls wie die Langversion die 9 Subskalen abbilden. Auch für diese Version liegen deutschsprachige Normen vor. Eine weitere Verkürzung der SCL-90-R wurde von Hardt et al. (2005) publiziert. Sie entwickelten die *Symptom Checkliste-27*. Erfasst werden jetzt jedoch andere Dimensionen (depressive, dysthyme, vegetative, agoraphobe und soziophobe Symptome sowie Symptome von Misstrauen), weiterhin lässt sich ein globaler Schweregrad-Index bestimmen. Lutz et al. (2006) konnten sogar eine nur noch aus 11 Items bestehende sog. *SCL-K11* entwickeln.

- **Demenzbereich**

Gerade für den Demenzbereich sind Kurzskalen von besonderem Interesse (u.a. geringe Belastung des Patienten, Screeningfunktion). Rapp et al. (2002) entwickelten aus dem *Mini-Mental Status-Test* (MMSE) einen sog. *Mikro-Mental-Test*, der die durchschnittliche Durchführungszeit von ca. 15 Minuten fast halbiert auf nur noch ca. 8 Minuten bei vergleichbarer diagnostischer Güte (Sensitivität, Spezifität).

- **Angstbereich**

Rodebaugh et al. (2004) führten eine interessante Methodenstudie zur *Fear of Negative Evaluation Scale* (FNE) durch, einer im Kontext der Sozialen Phobie häufig eingesetzten Skala. Sie überprüften sowohl die Langform (30 Items) als auch eine Kurzform (12 Items). Mittels konfirmatorischer Faktorenanalyse und Item-Response-Theorie (IRT) konnten die Autoren zeigen, dass die postulierte Eindimensionalität für beide Versionen nicht zutraf, die ermittelte 2-dimensionale Lösung jedoch besser durch die Kurzform repräsentiert wird und diese auch eine bessere Differenzierungsfähigkeit zwischen unterschiedlichen Schweregraden aufweist als die Langform.

- **Affektive Störungen**

Dennehy et al. (2004) entwickelten eine aus 10 Items bestehende sog. *Brief Bipolar Disorder Symptom Scale* (BDSS) abgeleitet aus der *Brief Psychiatric Rating Scale* (BPRS; 24er Version). Erste psychometrische Analysen an einer großen Stichprobe von 381 ambulant behandelten Patienten (bipolare Störung I, schizoaffaktive Störung, Typ I) ergaben u.a. gute Ergebnisse hinsichtlich der Übereinstimmung mit anderen Skalen ähnlichen Geltungsbereichs (konvergente Validität) und der Änderungssensitivität.

Ähnlich diente z.B. auch die *Comprehensive Psychiatric Rating Scale* (CPRS) als Ausgangpunkt für die Entwicklung der heute häufig eingesetzten *Montgomery-Åsberg-Depression-Rating Scale* (MADRS; s.a. Abschnitt 4.3).

Auch die *Hamilton-Depressions-Skala* (HAMD) diente verschiedenen Autoren als Itempool für die Entwicklung eigener, meistkürzerer Skalen. Zu nennen ist z.B. die *Bech-Rafaelsen-Melancholie-Skala* (BRMS, Stieglitz et al. 1998). Aus neuerer Zeit zu nennen sind die Arbeiten von McIntyre et al. (2002, 2005) der aus der HAMD eine aus 7 Items bestehende Kurzskala entwickelte (nur 3–4 Minuten Durchführungszeit), die vor allem auf Grund der Kürze zur Verlaufsmessung besonders gut geeignet ist.

Kurzskalen wurden nicht nur für Störungsbereiche entwickelt, sondern auch für unterschiedliche **Anwendungsbereiche:**

- **Psychotherapie**

Röhrig et al. (2006) verglichen die Kurz- und Langform der *Resilienzskala* (RS; Resilienz = Widerstandsfähigkeit) und kamen zu dem Ergebnis, dass die Kurzform (11 Items) mit der Langform (25 Items) hinsichtlich verschiedener Parameter durchaus vergleichbar ist, d.h. hinsichtlich der Validitätsaspekte ähnlich valide zu sein scheint. Albani et al. (2006) konnten den 65 Items umfassenden *Unsicherheitsfragebogen* von Ulrich und Ulrich- de Muynck in einer Kurzversion auf 24 Items reduzieren (*U-Bogen-24*).

Speziell unter dem Aspekt der kontinuierlichen und ökonomischen Dokumentation des therapeutischen Fortschritts wurden von Lutz et al. (2006) für vier im deutschen Sprachbereich gängige Verfahren entsprechende Kurzskalen erstellt. SCL-90-R: statt 90 Items 11 Items (s.o), *Emotionalitätsinventar*, EMI: statt 70 Items 10; *Inventar Interpersonaler Probleme*, IIP: satt 127 Items 12 Items; *Inkongruenzfragebogen*: statt 94 Items 10 Items.

- **Screening**

Besonders zu Screeningzwecken sind Kurzskalen besonders geeignet (Stieglitz 2007 sowie Abschnitt 5.1). So schlagen z.B. Spitzer et al. (2005) statt des *Fragebogens zu Dissoziativen Symptomen* (FDS) eine von 44 auf 20 Items gekürzte Version (sog. FDS-20) vor, die auch zur Veränderungsmessung einsetzbar ist. Auch für diese Kurzform konnten ähnlich wie für die Langform befriedigende psychometrische Werte bestimmt werden.

Zusammenfassend lässt sich festhalten, dass für fast alle Bereiche bzw. sehr viele Skalen zwischenzeitlich Kurz- bis Ultrakurzversionen existieren. Je nach Intention und Indikation können diese sinnvoll eingesetzt werden. Gerade bei komplexen und zeitaufwendigen Erhebungen (Stichwort: multimodale Diagnostik; Abschnitt 5.2) können sie unter der Prämisse einer hinreichenden Reliabilität und Validität gewinnbringend eingesetzt werden.

7 Fazit und Perspektiven

In der psychiatrisch-psychotherapeutischen Diagnostik und Klassifikation lassen sich in den letzten drei Jahrzehnten vielfältige positive, z.T. innovative **Entwicklungen** erkennen. Diese liegen sowohl auf der praktischen/klinischen, konzeptuellen als auch auf Verfahrensebene (vgl. auch Stieglitz 2006a, b):

- **Praktische/klinische Ebene:** Die Einführung der aktuellen Klassifikationssysteme ICD-10 und DSM-IV und der darauf basierenden Instrumente hat zu Verbesserung der Reliabilität der Diagnosestellung geführt. Eine therapiebezogene/-begleitende Diagnostik findet zunehmend Akzeptanz. Gründe hierfür liegen einerseits in positiven Erfahrungen, dass ein Nutzen für die Therapie daraus abgeleitet werden kann (z.B. Veränderung von Therapiestrategien). Durch externe Faktoren wie z.B. die Forderung, therapeutische Maßnahmen begleitend zu dokumentieren (Stichwort: Qualitätssicherung), wurde diese Entwicklung zusätzlich unterstützt.
- **Konzeptuelle Ebene:** Zu nennen ist hier eine Reihe von Ansätzen. So sind z.B. auf der Diagnosenebene vor allem seit der Einführung der Operationalisierung von Störungen als wichtiger Meilenstein im Fahrwasser viele andere, z.T. interessante Entwicklungen zu konstatieren (u.a. Verfahrensentwicklungen). Hinzuweisen ist auch auf die zunehmend störungs- und therapieorientierte Diagnostik sowie die Verbindung einer dimensionalen und kategorialen Sichtweise auch auf Instrumentenebene.
- **Verfahrensebene:** Die Vielzahl neuer Verfahren, die in den letzten 10 Jahren für fast alle Störungsbereiche sowie andere klinisch relevante Bereiche (z.B. Lebensqualität) entwickelt wurden, ist das auffälligste Kennzeichen in diesem Bereich.

Unabhängig von diesen positiven Entwicklungen ist jedoch auch weiterhin eine Reihe von **Defiziten** zu konstatieren:

- **Praktische/klinische Ebene:** Trotz des weiten Spektrums an vorhandenen Möglichkeiten des Einsatzes von Verfahren haben diese in der Praxis letztlich immer noch einen zu geringen Stellenwert. Oft findet ein unreflektierter Einsatz von Verfahren statt, d.h. eine nicht dem Indikationsbereich der Verfahren entsprechende Anwendung. Der Einsatz von bestimmten Instrumenten (vor allem Fremdbeurteilungsverfahren wie Interviews) findet immer noch zu oft ohne ausreichende Qualifikation der Anwender statt oder wird nur technologisch begründet (Instrument wird immer wieder eingesetzt, weil es bekannt ist, trotz ebenso bekannter Defizite).
- **Konzeptuelle Ebene:** Immer noch ist ein Defizit an theoriebezogenen Verfahren zu konstatieren, d.h. Verfahren, die einen direkten Bezug z.B. zu einer (Therapie-) Theorie aufweisen.
- **Verfahrensebene:** Ein großes Problem stellt weiterhin die Erfassung von Veränderungen dar. Hier fehlen immer noch Verfahren, deren Änderungssensitivität hinreichend belegt werden konnte bzw. bei der Entwicklung eines Verfahrens explizit

berücksichtigt worden ist. Damit eng verbunden ist das Fehlen von Ansätzen, die unterschiedliche Gewichtungen von Symptomen berücksichtigen. Die ausschließlich auf der Klassischen Testtheorie basierenden Skalen lassen dies nicht zu (z. B. Suizidalität gleiches Gewicht wie Konzentrationsstörungen). Wünschenswert wäre weiterhin auch die Entwicklung von Instrumenten für spezifische Fragestellungen wie z. B. den Nachweis unterschiedlicher Wirkmechanismen von Antidepressiva (vgl. z. B. Demyttenaere und de Fruyt 2003).

Abschließend sei noch auf einen eher allgemeinen, jedoch sehr wichtigen Aspekt hingewiesen, der eine Gesamteinschätzung von Diagnostik und Klassifikation betrifft. So stellen Freyberger und Stieglitz (2006) fest, dass explizite **Leitlinien zur Diagnostik und Klassifikation psychischer Störungen** bisher nicht veröffentlicht worden sind. Sie sind zwar oft Teil der störungs- oder therapiebezogenen Leitlinienmanuale. Passagen, die die Diagnostik betreffen, sind jedoch meist in Relation zum Gesamttext der Leitlinien deutlich kürzer und meist auch undifferenzierter und, wie Hunsley und Mash (2005) zu Recht betonen, im Vergleich zu den Behandlungsguidelines unterentwickelt. Dies betrifft vor allem den Stellenwert von psychometrischen Verfahren, während Informationen zu durchzuführenden somatischen Untersuchungen (obligatorisch oder fakultativ) wesentlich differenzierter enthalten sind. Während sowohl für psychopharmakologische wie psychotherapeutische Behandlungen vielfältige Empfehlungen basierend auf Evidence-Based Medicine (EBM) bzw. Metaanalysen existieren, fehlen diese für den Bereich der Diagnostik und Klassifikation fast vollständig. Hierzu bedarf es zukünftig verstärkter Anstrengungen und der Etablierung und Konzeptualisierung einer **Evidence-Based Assessment** (EBA). Diese sollte nach Hunsley und Mash (2005) neben **Reliabilitäts-** und **Validitäts-** auch **Nützlichkeitsüberlegungen** berücksichtigen. Zu letzteren rechnen sie folgende Aspekte:

- sog. **treatment utility** = Grad, mit dem eine diagnostische Untersuchung zu einem positiven Behandlungsergebnis beiträgt sowie die
- sog. **diagnostic utility** = Grad, in dem diagnostische Informationen dazu beitragen, eine genaue und umfassende/komplette Diagnose zu formulieren.

Der Prozess, diagnostische Strategien oder auch einzelne Instrumente als evidenzbasiert zu bezeichnen, ist nach Antony und Rowa (2005, S. 262) ungleich komplexer als dies für eine Behandlung nachzuweisen. Eine Vielzahl von Fragen sind zu beantworten („For whom and for what purpose is the measure empirically supported?"). Weiterhin gilt es, eine Vielzahl methodisch und statistischer Aspekte zu berücksichtigen (vgl. auch Abschnitte 4.1.5, 4.2.5 und 4.3.5 zu den Evaluationskriterien).
Unter Berücksichtigung der bisherigen Ausführungen ist sicher den Überlegungen von Achenbach (2005 zit. nach Hunsley und Mash 2005, S. 259) zuzustimmen: „Without attention to EBA, the promotion and dissemination of evidence-based treatments has been linked to building a magnificent house without bothering to construct the foundation."

Literatur

Abramowitz JS (2005) Measuring change in OCD: Sensitivity of the Obsessive-Compulsive Inventory-Revised. J Psychopath Behav Assess 27: 317–324.

Adli M, Berghöfer A, Linden M, Helmchen H, Müller-Oelinghausen, Mackert A, Stamm T, Bauer M (2002) Effectiveness and feasibility of a standardized stepwise drug treatment regimen algorithm for inpatients with depressive disorders: Results of a 2-year observational algorithm study. J Clin Psychiatry 63: 782–790.

Ahrens B, Stieglitz RD (1998) Pattern recognition on the basis of single symptoms in the psychopathological assessment. Psychopathology 31: 138–152.

Aitken RCB (1969) Measuring of feelings using analogue scales. Proc R Soc Med 62: 989–993.

Akiskal HS (1989) The classification of mental disorders. In: Kaplan HI, Sadock BJ (Eds.) Comprehensive textbook of psychiatry/V (5th ed., Vol. 1). Baltimore: Williams & Wilkens. pp. 583–598.

AK OPD (2006) Operationalisierte Psychodynamische Diagnostik (OPD-2) (5. Aufl.). Bern: Huber.

Albani C, Schmutzer G, Blaser G, Körner A, Nawroth C, Geyer M, Brähler E (2006) Die Entwicklung einer Kurzversion (U-Bogen-24) des Unsicherheitsfragebogens von Ullrich und Ullrich-deMuynck. Psychother Psych Med 56: 118–127.

Albers M, Ahrens B (1997) AMDP-Fallbeispiel Depression. In: Haug HJ, Stieglitz RD (Hrsg.) Das AMDP-System in der klinischen Anwendung und Praxis. Göttingen: Hogrefe. S. 183–186.

Albus M, Maier W, Shera D, Bech P (1990) Consistencies and discrepancies in self- and observer-rated anxiety scales. Eur Arch Psychiatry Clin Neurosci: 240: 96–102.

AMDP (1979) Das AMDP-System (3. Aufl.). Berlin: Springer.

AMDP (2007) Das AMDP-System (8. Aufl.). Göttingen: Hogrefe.

AMDP & CIPS (1990) Rating scales for psychiatry. Weinheim: Beltz.

American Psychiatric Association (APA) (1980) Diagnostic and statistical manual of mental disorders (DSM-III) (3rd ed.). Washington DC: APA.

American Psychiatric Association (APA) (1987) Diagnostic and statistical manual of mental disorders (DSM-III-R) (3rd ed. rev.). Washington DC: APA.

American Psychiatric Association (APA) (1994a) Diagnostic and statistical manual of mental disorders (DSM-IV) (4th ed.). Washington DC: APA.

American Psychiatric Association (APA) (1994b) Electronic DSM-IV. Washington DC: APA.

American Psychiatric Association (APA) (1994c) DSM-IV Sourcebook. Vol. 1. Washington DC: APA.

American Psychiatric Association (APA) (2000) Handbook of psychiatric measures. Washington: APA.

American Psychological Association (1995) Template for developing guidelines: interventions for mental disorders and psychosocial aspects of physical disorders. Washington: American Psychological Association.

Amelang M, Zielinski W (1997) Psychologische Diagnostik und Intervention (2. Aufl.). Berlin: Springer.

Andreasen NC (1995) The validation of psychiatric diagnosis: new models and approaches. Am J Psychiat 151: 161–162.

Andreasen NC, Carpenter WT, Kane JM, Lasser RA, Marder SR (2005) Remission in schizophrenia: Proposed criteria and rationale for consensus. Am J Psychiatry 162: 441–449.

Andrews G (1989) Evaluating treatment effectiveness. Aust N Z J Psychiatry 23: 181–186.

Andrews G, Slade T, Peters L (1999) Classification in psychiatry: ICD-10 versus DSM-IV. Br J Psychiatry 174: 3–5.

Angst, J (1998) Subdiagnostische psychiatrische Systeme. In: Gross G, Huber G, Saß H (Hrsg.) Moderne psychiatrische Klassifikationssysteme. Stuttgart: Schattauer. S. 45–54.

Angst J, Bech P, Bobon D, Engel R, Hippius H, Janzen GJ, Lecrubier Y, Lingjaerde O, Möller HJ, Montgomery SA, Paes de Sousa M, Rossi A, Saletu B, Sedvall G, Stefanis C, Stoll KD, Woggon B (1991) Report on the third consensus conference on the methodology of clinical trials with antipsychotic drugs. Pharmacopsychiat 24: 149–152.

Angst J, Bech P, Boyer P, Bruinvels J, Engel R, Helmchen H, Hippius H, Lingjaerde O, Racagni G, Saletu B, Sedvall G, Silverstone JT, Stefanis, CN, Stoll K, Woggon B (1989) Consensus conference on the methodology of clinical trials of antidepressants, Zurich, March 1988: Report of the consensus committee. Pharmacopsychiat 22: 3–7.

Angst J, Bech P, Bruinvels J, Engel RR, Ferner U, Guelfi JD, Lingjaerde O, Müller-Oerlinghausen B, Paes de Sousa M, Paykel E, Rimon R, Rzewuska M, Saletu B, Spiegel R, Stassen HH, Stoll KD, Wiesel FA, Woggon B, Zvolsky P (1994) Report on the fifth consensus conference: Methodology of long-term clinical trials in psychiatry. Pharmacopsychiat 27: 101–107.

Antony MM, Rowa K (2005) Evidence-based assessment of anxiety disorders in adults. Psychol Assess 17: 256–266.

Arenz D (2001) Eponyme und Syndrome in der Psychiatrie. Köln: Viavital.

Arrindell WA, Gerlsma C (1990) The validity of the μ-index for the differentiation of state and trait scales. Psychol Rep 67: 528–530.

Bader P, Hoffmann K, Kubinger KD (1993). Zur Brauchbarkeit der Normen vom Papier-Bleistift-Test für die Computer-Vorgabe. Ein Experiment am Beispiel des Giessen-Tests. Z Diff Diag Psychol 14: 129–135.

Baer L (1993) Alles unter Kontrolle – Zwangsgedanken und Zwangshandlungen überwinden. Bern: Huber.

Bagby RM, Ryder AG, Schuller DR, Marshall MB (2004) The Hamilton Depression Rating Scale: Has the gold standard become a lead weight? Am J Psychiatry 161: 2163–2177.

Baker SL, Heinrichs N, Kim HJ, Hofman SG (2002) The Liebowitz Social Anxiety Scale as a self-report instrument: a preliminary psychometric analysis. Behav Res Ther 40: 701–715.

Ballenger JC (1999) Clinical guidelines for establishing remission in patients with depression and anxiety. J Clin Psychiatry 50 (suppl. 22): 29–34.

Bartko JJ, Carpenter WT (1976) On the methods and theory of reliability. J Nerv Ment Dis 163: 307–317.

Bauer S, Lambert MJ, Nielsen SL (2004) Clinical significance methods: A comparison of statistical methods. J Pers Assess 82: 60–70.

Baumann U (1986) Angst und Depression: Allgemeine methodische Überlegungen zur Begriffsbildung. In: Helmchen H, Linden M (Hrsg.), Die Differenzierung von Angst und Depression. Berlin: Springer. S. 5–13.

Baumann U (1987) Psychiatrische Klassifikation und Interpretation. In: Simhandl C, Berner P, Luccioni H, Alf C (Hrsg.) Klassifikationsprobleme in der Psychiatrie. Wien: Medizinisch-pharmazeutische Verlagsgesellschaft. S. 87–101.

Baumann U (1990) Klinisch-Psychologische Diagnostik: Gibt es Alternativen zur klassischen Diagnostik? Z Klin Psychol 19: 179–182.

Baumann U, Seidenstücker G (1977) Zur Taxonomie und Bewertung psychologischer Untersuchungsverfahren bei Psychopharmakaprüfungen. Pharmakopsychiatr Neuro-Psychopharmakol 10: 165–175.

Baumann U, Stieglitz RD (1983) Testmanual zum AMDP-System. Empirische Studien zur Psychopathologie. Berlin: Springer.

Baumann U, Stieglitz RD (1994) Psychodiagnostik psychischer Störungen: Allgemeine Grundlagen. In: Stieglitz RD, Baumann U (Hrsg.) Psychodiagnostik psychischer Störungen. Stuttgart: Enke. S. 3–20.

Baumann U, Stieglitz RD (1997) AMDP-System: Ein psychologischer Test? In: Haug HJ, Stieglitz RD (Hrsg.) Das AMDP-System in der klinischen Anwendung und Forschung. Göttingen: Hogrefe. S. 30–40.

Baumann U, Stieglitz RD (2001) Psychodiagnostik psychischer Störungen: Allgemeine Grundlagen. In: Stieglitz RD, Baumann U, Freyberger HJ (Hrsg.) Psychodiagnostik in Klinischer Psychologie, Psychiatrie, Psychotherapie. Stuttgart: Thieme. S. 3–20.

Baumann U, Stieglitz RD (2003) Klinisch-psychologische Diagnostik. In: Kubinger KD, Jäger RS (Hrsg.) Schlüsselbegriffe der Psychologischen Diagnostik. Weinheim: Beltz PVU. S. 242–248.

Baumann U, Stieglitz RD (2005) Klassifikation. In: Perrez M, Baumann U (Hrsg.) Lehrbuch Klinische Psychologie – Psychotherapie. Bern: Huber. S. 109–127.

Beaglehole R, Bonita R, Kjellström T (1997) Einführung in die Epidemiologie. Bern: Huber.

Bech P (1991) The Cronholm-Ottoson-Depression Scale: The first depression scale designed to rate changes during treatment. Acta Psychiatr Scand 84: 439–445.

Bech P (1995) The Bech, Hamilton and Zung scales for mood disorders: Screening and listening. Berlin: Springer.

Bech P (2002) The Bech-Rafaelsen Melancholie Scale (MES) in clinical trials of therapies in depressive disorders: a 20-year review of its use as outcome measure. Acta Psychiatr Scand 106: 252–264.

Bech P, Allerup P, Reisby N, Gram LF (1984) Assessment of symptom change from improvement curves on the Hamilton depression scale in trials with antidepressants. Psychopharmacol, 84: 276–281.

Bech P, Coppen A (Eds.) (1990) The Hamilton scales. Berlin: Springer.

Bech P, Rasmussen NA, Raabaek Olsen L, Noerholm V, Abildgaard W (2001) The sensitivity and specifity of the Major Depression Inventory using the Present State Examination as the index of diagnostic validity. J Affect Dis 66: 159–164.

Beck AT (1962) Reliability of psychiatric diagnosis. 1. A critique of systematic studies. Am J Psychiatry 119: 210–216.

Beck AT, Ward CH, Mendelson M, Mock J, Erlbaugh J (1961) An inventory for measuring depression. Arch Gen Psychiatry 4: 561–571.

Beck AT, Ward C, Mendelson M, Mock J, Erlbaugh J (1962) Reliability of psychiatric diagnoses. 2. A study of consistency of clinical judgements and ratings. Am J Psychiatry 119: 351–357.

Becker E, Margraf J (2002). Generalisierte Angststörung. Ein Therapieprogramm. Weinheim: Beltz PVU.

Berger M (Hrsg.) (2004) Psychische Erkrankungen. Klinik und Therapie (2. Aufl). München: Urban & Fischer.

Berner P (1977) Psychiatrische Systematik. Bern: Huber.

Berner P, Gabriel E, Katschnig H, Kieffer W, Koehler K., Lenz G, Simhandl C (1983) Diagnosekriterien für schizophrene und affektive Psychosen. Wien: Weltverband für Psychiatrie.

Biefang S, Potthoff P, Schliehe F (Hrsg.) (1999) Assessmentverfahren für die Rehabilitation. Göttingen: Hogrefe.

Birkenhäger TK, Broek WW vd, Moleman P, Bruijn JA (2006) Outcome of a 4-step treatment algorithm for depressed inpatients. J Clin Psychiatry 67: 1266–1271.

Blackburn IM (1988) Cognitive measures of depression. In: Perris C, Blackburn IM, Perris H (Eds.) Cognitive psychotherapy. Theory and practice. Berlin: Springer. pp. 98–119.

Blashfield RK (1980) Propositions regarding the use of cluster analysis in clinical research. J Consult Clin Psychol 48: 456–459.

Blashfield RK, Draguns JG (1976) Toward a taxonomy of psychopathology: The purpose of psychiatric classification. Br J Psychiatry 129: 574–583.

Blashfield RK, Fuller AK (1996) Predicting the DSM-V. J Nerv Ment Dis 184: 4–7.

Blashfield RK, Livesley WJ (1991) Metaphorical analysis of psychiatric classification as a psychological test. J Abnorm Psychol 100: 262–270.

Blashfield RK, Sprock J, Fuller AK (1990) Suggested guidelines for including or excluding categories in the DSM-IV. Compr Psychiatry 31: 15–19.

Bleuler E (1983) Lehrbuch der Psychiatrie (15. Aufl.). Berlin: Springer.

Bohner G, Hormuth SE, Schwarz N (1991) Die Stimmungs-Skala: Vorstellung und Validierung einer deutschen Version des „Mood Survey". Diagnostica 37: 135–148.

Bohus M, Stieglitz RD, Fiedler P, Hecht H, Berger M (2004) Persönlichkeitsstörungen. In: Berger M (Hrsg.) Psychische Erkrankungen. Klinik und Therapie (2. Auf.). München: Urban & Fischer. S. 875–963.

Bond L, Camara W, van den Bos GR (1989) Psychological test standards and clinical practice. Hosp Community Psychiatry 40: 687–693.

Borg I (1992) Grundlagen und Ergebnisse der Facettentheorie. Bern: Huber.

Bortz J, Döring N (1995) Forschungsmethoden und Evaluation (2. Aufl.). Berlin: Springer.

Boyer WF, Feighner JP (1994) Clinical significance of early non-response in depressed patients. Depression 2: 32–35.

Brähler E, Holling H, Leutner D, Petermann F (Hrsg.) (2002a) Brickenkamp Handbuch psychologischer und pädagogischer Tests (3. Aufl.). Band 1 und 2. Göttingen: Hogrefe.

Brähler E, Schumacher J, Strauss B (Hrsg.) (2002b) Diagnostische Verfahren in der Psychotherapie. Göttingen: Hogrefe.

Breslau N, Lucia VC, Davis G (2004) Partial PTSD versus full PTSD: an empirical examination of associated impairment. Psychol Med 34: 1205–1214.

Bridgman PW (1927) The logic of modern physics. New York: McMillan.

Brieger P, Marneros A (2000) Komorbidität bei psychiatrischen Krankheiten. Nervenarzt 71: 525–534.

Briggs SR, Cheek JM (1986) The role of factor analysis in the development and evaluation of personality scales. J Pers 54: 106–148.

Bronisch T (2005) IDCL-P. Internationale Diagnosen Checkliste für Persönlichkeitsstörungen. In: Strauss B, Schumacher J (Hrsg.) Klinische Interviews und Ratingskalen. Göttingen: Hogrefe. S. 177–184.

Bronisch T, Hiller W, Mombour W, Zaudig M (1995). Internationale Diagnosen Checkliste für Persönlichkeitsstörungen nach ICD-10 und DSM-IV (IDCL-P). Bern: Huber.

Bullinger M, Ravens-Sieberer U (2001) Diagnostik der Lebensqualität. In: Stieglitz RD, Baumann U, Freyberger HJ (Hrsg.) Psychodiagnostik in Klinischer Psychologie, Psychiatrie, Psychotherapie. S. 246–257.

Buse L, Pawlik K (1991) Zur State-Trait-Charakteristik verschiedener Meßvariablen der psychophysiologischen Aktivierung, der kognitiven Leistung und der Stimmung in Alltagssituationen. Z exp angew Psychol 37: 521–538.

Butcher JN, Perry J, Hahn J (2004) Computers in clinical assessment: historical developments, present status, and future challenges. J Clin Psychol 60: 331–345.

Campbell DT, Fiske DW (1959) Convergent and discriminant validation by multitrait-multimethod matrix. Psych Bull 56: 81–105.

Cantor N, Smith EE, French RS, Mezzich J (1980) Psychiatric diagnosis as prototype categorization. J Abnorm Psychol 89: 191–193.

Carroll BJ, Feinberg M, Smouse PE et al. (1981) The Carroll Rating Scale for Depression. I. Development, reliability and validation. Br J Psychiatry 138: 194–200.

Carson RC (1991) Dilemmas in the pathway of the DSM-IV. J Abnorm Psychol 100: 302–307.

Carson TP (1986) Assessment of depression. In: AR Cimero, KS Calhoun, HE Adams (Eds.) Handbook of behavioral assessment (2nd ed.). New York: Wiley. pp. 404–445.

Chang MM, Bidder TG (1985) Noncomparability of research results that are related to psychiatric diagnoses. Compr Psychiatry 26: 195–207.

Christensen L, Mendoza JL (1986) A method of assessing change in a single subject: An alternative of the RC index. Behav Ther 17: 305–308.

Cicchetti DV (1994) Guidelines, criteria, and rule of thumbs for evaluating normed and standardized assessment instruments in psychology. Psychol Assess 6: 284–290.

Cicchetti DV, Prusoff BA (1983) Reliability of depression and associated clinical symptoms. Arch Gen Psychiatry 40: 987–990.

Cicchetti DV, Showalter D, Tyrer PJ (1985) The effect of number of rating scale categories on levels of interrater reliability: A Monte Carlo investigation. Appl Psychol Meas 9: 31–36.

Cicchetti D, Bronen R, Spencer S, Haut S, Berg A, Olivier P, Tyrer P (2006) Rating scales, scales of measurement, issues for reliability. J Nerv Ment Dis 194: 557–564.

CIPS (1996) Internationale Skalen für Psychiatrie (4. Aufl.). Göttingen: Beltz.

CIPS (2005) Internationale Skalen für Psychiatrie (5. Aufl.). Göttingen: Hogrefe.

Clark DB, Feske U, Masia CL, Spaulding SA, Brown C, Mammen O, Shear, MK (1997) Systematic assessment of social phobia in clinical practice. Depression and Anxiety 6: 47–61.

Clark LA, Watson D (1995) Constructing validity: Basic issues in objective scale development. Psychol Assess 7: 309–319.

Clark LA, Watson D, Reynolds S (1995) Diagnosis and classification of psychopathology: Challenges to the current systems and future directions. Ann Rev Psychol 46: 121–153.

Clarkin JF, Docherty JP (1997) Psychological and biological assessment at the turn of the century. Washington: American Psychiatric Press.

Cohen J (1960) A coefficient of agreement for nominal scales. Educational and Psychological Measurement 20: 37–46.

Cohen J (1997) Assessment and treatment of dysthymia. The development of the Cornell Dysthymia Rating Scale. Eur Psychiatry 12: 190–193.

Corcoran K, Fischer J (1987) Measures for clinical practice. New York: Free Press.

Cording C, Gaebel W, Spengler A, Stieglitz RD, Geiselhart H, John U, Netzold DW, Schönell H (1995) Die neue psychiatrische Basisdokumentation. Eine Empfehlung der DGPPN zur Qualitätssicherung im (teil-)stationären Bereich. Spektrum der Psychiatrie, Psychotherapie und Nervenheilkunde 24: 3–21.

Corruble E, Legrand JM, Zvenigorowski H, Duret C, Guelfi JD (1999) Concordance between self-report and clinician's assessment of depression. J Psychiatr Res 33: 457–465.

Cox JL, Holden JM, Sagovsky R (1987) Detection of postnatal depression. Development of the 10-item Edinburgh Postnatal Depression Scale. Br J Psychiatry 150: 782–786.

Cronbach LJ, Meehl PE (1957) Construct validity in psychological tests. Psychol Bull 52: 281–302.

Cuijpers P, Smit F (2004) Subthreshold depression as a risk indicator for major depressive disorder: a systematic review of prospective studies. Acta Psychiatr Scand 109: 325–331.

Das AK (2002) Computers in psychiatry: A review of past programs and an analysis of historical trends. Psychiatric Quarterly 73: 351–365.

Degwitz R, Helmchen H, Kockott G, Mombour W (Hrsg.) (1980) Diagnosenschlüssel und Glossar psychiatrischer Krankheiten (5. Aufl., korrigiert nach der 9. Revision der ICD). Berlin: Springer.

de Kleijn-de Vrankrijker MW (2003) The long way from the International Classification of Impairments, Disabilities and Handicaps (ICIDH) to the International Classification of Functioning, Disability and Health (ICF). Disability and Rehabilitation 25: 11–12.

Demitrack MA, Faries D, Herrera JM, DeBrota DJ, Potter WZ (1998) The problem of measurement error in multisite clinical trials. Psychopharmacol Bull 34:19–24.

Demyttenaere, de Fruyt J (2003) Getting what you ask for: On the selectivity of depression rating scales. Psychother Psychosom 72: 61–70.

Dennehy EB, Suppes T, Crismon ML, Toprac M, Carmody TJ, Rush AJ (2004) Development of the Brief Bipolar Disorder Symptom Scale for patients with bipolar disorder. Psychiatry Res 127: 137–145.

Deutsches Institut für medizinische Dokumentation und Information (DIMDI) (Hrsg.) (1994) Internationale statistische Klassifikation der Krankheiten und verwandter Gesundheitsprobleme. 10. Revision (ICD-10). (Amtliche deutschsprachige Ausgabe, Band 1 – systematisches Verzeichnis). Bern: Huber.

Dieterich R (1973) Psychodiagnostik. München: Reinhardt.

Dilling H (2000) Die vielen Gesichter des Leidens. Bern: Huber.

Dilling H (2002) Lexikon zur ICD-10-Klassifikation psychischer Störungen. Bern: Huber.

Dilling H, Freyberger HJ (2006) Taschenführer zur Klassifikation psychischer Störungen (3. Aufl.). Bern: Huber.

Dilling H, Mombour W, Schmidt MH (Hrsg.) (1991) Internationale Klassifikation psychischer Störungen, ICD-10, Kapitel V (F). Klinische Beschreibungen und diagnostische Leitlinien. Bern: Huber.

Dilling H, Mombour W, Schmidt MH (Hrsg.) (1993) Internationale Klassifikation psychischer Störungen, ICD-10, Kapitel V (F). Klinische Beschreibungen und diagnostische Leitlinien (2. Aufl.). Bern: Huber.

Dilling H, Mombour W, Schmidt MH, Schulte-Markwort E (Hrsg.) (1994a) Internationale Klassifikation psychischer Störungen, ICD-10, Kapitel V (F). Forschungskriterien. Bern: Huber.

Dilling H, Mombour W, Schmidt MH (Hrsg.) (2004) Internationale Klassifikation psychischer Störungen. Klinisch-diagnostische Leitlinien (5. Aufl.). Bern: Huber.

Dilling H, Mombour W, Schmidt MH, Schulte-Markwort E (Hrsg.) (2006) Internationale Klassifikation psychischer Störungen. Diagnostische Kriterien für Forschung und Praxis (4. Aufl.). Bern: Huber.

Dilling H, Schulte-Markwort E, Freyberger HJ (Hrsg.) (1994b) Von der ICD-9 zur ICD-10. Bern: Huber.

Dittmann V, Dilling H, Freyberger HJ (Hrsg.) (1992) Psychiatrische Diagnostik nach ICD-10. Klinische Erfahrungen bei der Anwendung. Bern: Huber.

Dittmann V, Freyberger HJ, Stieglitz RD (1990) Zeit- und Verlaufsparameter in operationalisierten Diagnosesystemen. In: Baumann U, Fähndrich E, Stieglitz RD, Woggon B (Hrsg.) Veränderungsmessung in Psychiatrie und Klinischer Psychologie. Theoretische, methodische und empirische Beiträge. München: Profil. S. 260–271.

Dobson KS (1985) The relationship between anxiety and depression. Clin Psychol Rev 5: 307–324.

Doyle AC, Pollack MH (2003) Establishment of remission criteria for anxiety disorders. J Clin Psychiatry 64 (suppl. 15): 40–45.

Dozois DJA (2003) The psychometric characteristics of the Hamilton Depression Inventory. J Pers Assess 80: 31–40.

Dozois DJA, Covin R, Brinsker JK (2003) Normative data on cognitive measures of depression. J Consult Clin Psychol 71: 71–80.

Drimmelen-Krabbe Jv, Bertelsen A, Pull Ch (1999) Ähnlichkeiten und Unterschiede zwischen ICD-10 und DSM-IV. In: Helmchen H, Henn H, Lauter H, Sartorius N (Hrsg.) Psychiatrie der Gegenwart, Bd. 2 Allgemeine Psychiatrie. Springer: Berlin. S. 89–117.

Eberhard-Gran M, Eskild A, Tambs K, Opjordsmoen S, Samuelsen SO (2001) Review of validation studies of the Edinburgh Postnatal Depression Scale. Acta Psychiatr Scand 104: 243–249.

Eberwein M (1999) Verzeichnis der Testrezensionen. Aktualisierte Bibliographie bisher erschienener Testrezensionen. Report Psychologie 24: 565–594.

Ehlers A, Margraf J, Chambless D (2001) AKV. Fragebogen zu körperbezogenen Ängsten, Kognitionen und Vermeidung (2. Aufl.): Göttingen: Beltz Test.

Eich P, Trabert W (1997) AMDP-Fallbeispiel Organische Störung. In: Haug HJ, Stieglitz RD (Hrsg.) Das AMDP-System in der klinischen Anwendung und Praxis. Göttingen: Hogrefe. S. 187–191.

Emrich HM, Hippius H (1984) Die Bedeutung diagnostischer Kriterien für biologisch-psychiatrische Untersuchungen. In: Hopf A, Beckmann H (Hrsg.) Forschungen zur Biologischen Psychiatrie. Berlin: Springer. S. 43–49.

Engel GL (1977) The need for a new medical model: A challenge for biomedicine. Science 196: 129–136.

Engelhardt N, Feiger AD, Cogger KO, Sikich D, DeBrota DJ et al. (2006) Assessing the quality of Hamilton Rating Scale for depression clinical interviews in two industry-sponsored clinical drug trials. J Clin Psychopharmacol 26: 71–74.

Enns MW, Larsen DK, Cox BJ (2000) Discrepancies between self and observer ratings of depression. The relationship to demographic, clinical and personality variables. J Affect Dis 60: 33–41.

Essen-Möller E, Wohlfahrt S (1947) Suggestions for the amendment of the official Swedish classification of mental disorders. Acta Psychiatr Scand 47 (Suppl.), pp. 551–555.

Evans KR, Sills T, DeBrota DJ, Gelwicks, S, Engelhardt N, Santor D (2004) An item response analysis of the Hamilton Depression Rating Scale used shared data from two pharmaceutical companies. J Psychiatr Res 38: 275–284.

Fähndrich E, Stieglitz RD (2007) Leitfaden zur Erfassung des psychopathologischen Befundes (3. Aufl.).Göttingen: Hogrefe.

Fäsler NC, Wietkoff K, Adli M (2005) Therapiealgorithmen in der Langzeitpsychopharmakotherapie. In: Linden M, Müller WE (Hrsg.) Rehabilitations-Psychopharmakotherapie. Köln: Deutscher Ärzte-Verlag. S. 43–58.

Fahrenberg J (1994) Die Freiburger Beschwerdenliste (FBL). Form FBL-G und revidierte Form FBL-R. Göttingen: Hogrefe.

Fahrenberg J, Hampel R, Selg H (1994) Das Freiburger Persönlichkeitsinventar FPI. Revidierte Fassung FPI-R und teilweise geänderte Fassung FPI-A1 (6. Aufl.). Göttingen: Hogrefe.

Faltermaier-Temizel M, Bossert-Zaudig S, Laakmann G (1996) Untersuchung zur Schweregradeinteilung des depressiven Syndroms in drei Ambulanzstudien. In: Möller HJ, Engel RR, Hoff P (Hrsg.) Befunderhebung in der Psychiatrie: Lebensqualität, Negativsymptomatik und andere aktuelle Entwicklungen. Wien: Springer. S. 273–279.

Faravelli C, Servi P, Arends A, Strik WK (1996) Number of symptoms, quantification, and qualification of depression. Compr Psychiatry 37: 307–315.

Feighner JP, Robins E, Guze SB, Woodruff RA, Winokur G, Munoz R (1972) Diagnostic criteria for use in psychiatric research. Arch Gen Psychiatry 26: 57–63.

First MB, Pincus HA (1999) Classification in psychiatry: ICD-10 v. DSM-IV. Brit J Psychiatr 175: 205–209.

First MB, Pincus HA, Levine JB, Williams JB, Ustun B, Peele R (2004) Clinical utility as a criterion for revising psychiatric diagnoses. Am J Psychiatry 161: 946–954.

First MB, Spitzer RL, Williams JBW (1990) Exclusionary principles and the comorbidity of psychiatric diagnoses: A historical review and implications for the future. In: Maser JD, Cloninger CR (Eds.) Comorbidity of mood and anxiety disorders. Washington: American Psychiatric Press. pp. 83–109.

Fitzgibbon MI, Cella DF, Sweeney JA (1988) Redundancy in measures of depression. J Clin Psychol 44: 372–374.

Floyd FJ, Widaman KF (1995) Factor analysis in the development and refinement of clinical assessment instruments. Psychological Assessment 7: 286–299.

Formann AK (1984) Die Latent-Class-Analyse. Weinheim: Beltz.

Foster SL, Cone JD (1995) Validity issues in clinical assessment. Psychol Assess 7: 248–260.

Frances A, Widiger T, Fyer MR (1990) The influence of classification methods on comorbidity. In Maser JD, Cloninger CR (Eds.) Comorbidity of mood and anxiety disorders. Washington: American Psychiatric Press. pp. 41–59.

Frank E, Prien RF, Jarrett RB, Keller MB, Kupfer DJ, Lavori PW, Rush AJ, Weissman MM (1991) Conceptualization and rationale for consensus definitions of terms in major depressive disorder. Remission, recovery, relapse, and recurrence. Arch Gen Psychiatry 48: 851–855.

Franke G (2000) Brief Symptom Inventory von Derogatis. Göttingen: Beltz Test.

Franke G (2002) SCL-90-R. Die Symptom-Checkliste von L.R. Derogatis (2. Aufl.). Göttingen: Beltz Test.

Franz M, Lemke MR, Meyer T, Ulferts J, Puhl P, Snaith RP (1998) Deutsche Version der Snaith-Hamilton-Pleasure-Scale (SHAPS-D). Fortschr Neurol Psychiat 66: 407–413.

Fresco DM, Coles ME, Heimberg RG, Liebowitz MR, Hami S, Stein MB, Goetz D (2001) The Liebowitz Social Anxiety Scale: a comparison of the psychometric properties of self-report and clinician-administered formats. Psychol Med 31: 1025–1035.

Freyberger HJ, Dilling H (1999) Fallbuch Psychiatrie. Bern: Huber.

Freyberger HJ, Dilling H, Stieglitz RD (1996) ICD-10 Diagnostic Criteria for Research (DCR): Results of the German field trial. Psychopathology 29: 255–314.

Freyberger HJ, Dittmann V, Stieglitz RD (1992) Zur empirischen Relevanz diagnostischer Zeit- und Verlaufskriterien bei schizophrenen und affektiven Störungen in der ICD-10. In: Dittmann V, Dilling H, Freyberger HJ (Hrsg.) Psychiatrische Diagnostik nach ICD-10. Klinische Erfahrungen bei der Anwendung, Bern: Huber. S. 143–152.

Freyberger HJ, Ermer A, Stieglitz RD (2002) Psychiatrische Untersuchung und Befunderhebung. In: Freyberger HJ, Schneider W, Stieglitz RD (Hrsg.) Kompendium Psychiatrie, Psychotherapie, Psychosomatische Medizin (11. Aufl.). Basel: Karger. S. 2–16.

Freyberger HJ, Möller HJ (Hrsg.) (2004) Die AMDP-Module. Göttingen: Hogrefe.

Freyberger HJ, Schulte-Markwort E, Dilling H (1993a) Referenztabellen der WHO zum Kapitel V (F) der 10. Revision der Internationalen Klassifikation der Krankheiten (ICD-10). ICD-9 vs. ICD-10. Fortschr Neurol Psychiat 61: 109–127.

Freyberger HJ, Schulte-Markwort E, Dilling H (1993b). Referenztabellen der WHO zum Kapitel V (F) der 10. Revision der Internationalen Klassifikation der Krankheiten (ICD-10). ICD-10 vs. ICD-9. Fortschr Neurol Psychiat 61: 128–143.

Freyberger HJ, Stieglitz RD (2006) Leitlinien zur Diagnostik in der Psychiatrie und Psychotherapie. Z Psychiatr Psychol Psychother 54: 23–32.

Fydrich T, Renneberg B, Schmitz B, Wittchen HU (1997) Strukturiertes Klinisches Interview für DSM-IV. Achse II: Persönlichkeitsstörungen (SKID-II). Göttingen: Hogrefe.

Gaebel W, Falkai P (2006) Behandlungsleitlinie Schizophrenie. Darmstadt: Steinkopff.

Gaebel W, Müller-Spahn F (Hrsg.) (2002) Diagnostik und Therapie psychischer Störungen. Stuttgart: Kohlhammer.

Garcia C (1987) Die Schichtenregel als Grundsatz der Psychopathologie. Nervenarzt 58: 589–594.

Gibbons RD, Clark DC, Cavanaugh S, Davis JM (1985) Application of modern psychometric theory in psychiatric research. J Psychiat Res 19: 43–55.

Goldman HH, Skodol AE, Lave TR (1992) Revising axis V for DSM-IV: A review of measures of social functioning. Am J Psychiatry 149: 1148–1156.

Gräfe K (2003) Sheehan Disability Scale (SDS). In: Hoyer J, Margraf J (Hrsg.) Angstdiagnostik. Berlin: Springer. S. 158–160.

Grässlin Y (2004) Validierung der deutschen Version des Inventory of Depressive Symptoms (IDS) in einem Selbstbeurteilungsverfahren. Freiburg: Unveröffentlichte medizinische Dissertation.

Grawe K, Braun U (1994) Qualitätskontrolle in der Psychotherapie-Praxis. Z Klin Psychol 23: 242–267.

Grove WM, Andreasen NC (1986) Multivariate statistical analysis in psychopathology. In: Millon T, Klerman GL (Eds.) Contemporary directions in psychopathology. New York: Guilford Press. pp. 347–362.

Grundy CT, Lunnen KM, Lambert MJ, Ashton JE, Tovey (1994) The Hamilton Rating Scale for Depression: One scale or many? Clin Psychol Sci Prac 1: 197–205.

Grunhaus L, Harel Y, Krugler T, Pande AC, Haskett RF (1988) Major depressive disorder and panic disorder. Effects of comorbidity on treatment outcome with antidepressant medications. Clin Neuropharmacol 11: 454–461.

Gülick-Bailer M van, Maurer K, Häfner H (Hrsg.) (1995) Schedules for Clinical Assessment in Neuropsychiatry (SCAN). Bern: Huber.

Häcker H, Leutner D, Amelang M (Hrsg.) (1998) Standards für pädagogisches und psychologisches Testen. Diagnostica (Suppl. 1): 1–116.

Hänsgen KD (1992) Empirische Klassifikationsforschung in der Psychodiagnostik – Konzepte und empirische Überprüfungen. Z Diff Diagn Psychol 13: 1–20.

Härter M (2001) Diagnostik in epidemiologischen Untersuchungen. In: Stieglitz RD, Baumann U, Freyberger HJ (Hrsg.) Psychodiagnostik in Klinischer Psychologie, Psychiatrie, Psychotherapie. Stuttgart: Thieme. S. 339–350.

Härter M, Linster HW, Stieglitz RD (Hrsg.) (2005) Qualitätsmanagement in der Psychotherapie. Göttingen: Hogrefe.

Hahlweg K (2000) Qualitätsmanagement in der ambulanten Psychotherapie. In: Freyberger HJ, Heuft G, Ziegenhagen DJ (Hrsg.) Ambulante Psychotherapie. Stuttgart: Schattauer. S. 43–71.

Hall JN (1980) Ward rating scales for long-stay patients: A review. Psychol Med 10: 277–288.

Halsband U, Unterrainer J (2001) Neuropsychologische Funktionsdiagnostik. In: Stieglitz RD, Baumann U, Freyberger HJ (Hrsg.) Psychodiagnostik in Klinischer Psychologie, Psychiatrie, Psychotherapie. Stuttgart: Thieme. S. 159–168.

Hardt J, Egle UT, Brähler E (2005) Die Symptom-Checkliste-27 in Deutschland. Psychother Psych Med 56: 276–284.

Haslam N (2003) Categorical versus dimensional models of mental disorders: the taxometric evidence. Aust N Z J Psychiatry 37: 696–704.

Haslam N, Beck AT (1993) Categorization of major depression in an outpatient sample. J Nerv Ment Dis 181: 725–731.

Haug HJ, Hoff P (1997) AMDP-Fallbeispiel Schizophrenie. In: Haug HJ, Stieglitz RD (Hrsg.) Das AMDP-System in der klinischen Anwendung und Praxis. Göttingen: Hogrefe. S. 179–182.

Haug HJ, Luderer HJ, Grefe J (1995) AMDP-Dokumentation-Kasuistik mit Beispielen. TW Neurologie Psychiatrie 9: 200–201.

Haug HJ, Stieglitz RD (Hrsg.) (1995) Qualitätssicherung in der Psychiatrie. Stuttgart: Enke.

Hautzinger M, Bailer M (1999) Das Inventar Depressiver Symptome. Tübingen: Psychologisches Institut.

Hautzinger M, de Jong-Meyer R (1996) Zwei Multizenter-Studien zur Wirksamkeit von Verhaltenstherapie, Pharmakotherapie und deren Kombination bei depressiven Patienten; Einführung, Rahmenbedingungen und Aufgabenstellungen. Z Klin Psychol 25: 83–92.

Hautzinger M, Keller F, Kühner C (2006) Beck-II. Beck-Depressions-Inventar (2. Aufl.). Frankfurt: Swets Test Service.

Hawley CJ, Gale TM, Sivakumaran T (2002) Defining remission by cut off score on the MADRS: selecting the optimal value. J Affect Dis 72: 177–184.

Haynes SN, Richard DCS, Kubany ES (1995) Content validity in psychological assessment: A functional approach to concepts and methods. Psychol Assess 7: 238–247.

Hellerstein DJ, Batchelder ST, Lee A, Borisovskaya M (2002) Rating dysthymia: an assessment of the construct and content validity of the Cornell Dythymia Rating Scale. J Affect Disord 71: 85–96.

Helmchen H (1991) Der Einfluß diagnostischer Systeme auf die Behandlungsplanung. Fundamenta Psychiatrica, 5: 18–23.

Helmchen H (1994) Relevanz der Diagnostik in der psychiatrischen Therapie. In: Dilling H, Schulte-Markwort E, Freyberger HJ (Hrsg.) Von der ICD-9 zur ICD-10. Bern: Huber. S. 75–83.

Helmchen H (2001) Unterschwellige psychische Störungen. Nervenarzt 72: 181–189.

Helmchen H (2005) Zum Krankheitsbegriff in der Psychiatrie. Nervenarzt 77: 271–275.

Helmchen H, Linden M (2000) Subthreshold disorders in psychiatry: a clinical reality, methodological artifact, and the double-threshold problem. Compr Psychiatry 41: 1–7.

Helzer JE, Kraemer HC, Krueger RF (2006) The feasibility and need for dimensional psychiatric diagnoses. Psychol Med 15: 1–10.

Hempel CG (1965) Aspects of scientific explanation. New York: Free Press.

Henkel V, Mergl R, Kohnen R, Maier W, Möller HJ, Hegerl U (2003) Identifying depression in primary care: a comparison of different methods in a prospective cohort study. BMJ; 326: 200–201.

Hiller W (2005) IDCL. Internationale Diagnosen Checklisten für ICD-10 und DSM-IV. In: Strauss B, Schumacher J (Hrsg.) Klinische Interviews und Ratingskalen. S. 171–178.

Hiller W, Zaudig M, Mombour W (1995) ICD-10 Checklisten (IDCL für ICD-10). Bern: Huber.

Hiller W, Zaudig M, Mombour W (1997) Internationale Diagnosen Checkliste (IDCL) für DSM-IV (IDCL für DSM-IV). Göttingen: Hogrefe.

Hoff P (1998) Der Einfluß moderner Klassifikationssysteme auf die psychiatrische Forschung. In: Gross G, Huber H, Saß H (Hrsg.) Moderne psychiatrische Klassifikationssysteme. Stuttgart: Schattauer. S. 204–211.

Hoff P (2005) Psychiatrische Diagnose heute – notwendiges Hilfsmittel oder stigmatisierendes Etikett? Schweizer Archiv für Neurologie und Psychiatrie 156: 4–12.

Hohagen F (2002) Zwangsstörungen (F42). In: Gaebel W, Müller-Spahn F (Hrsg.) Diagnostik und Therapie psychischer Störungen. Stuttgart: Kohlhammer. S. 495–509.

Holi MM, Sammallahti PR, Aalberg VA (1998) A Finnish validation study of the SCL-90-R. Acta Psychiatr Scand 97: 42–46.

Horowitz LM, Strupp HH, Lambert MJ, Elkin I (1997) Overview and summary of the Core Battery Conference. In: Strupp H, Horowitz LM, Lambert M (Eds.) Measuring patient changes. Washington: American Psychological Association. pp. 11–54.

Horowitz L, Post D, French R, Wallis K, Siegelman E (1981) The prototype as a construct in abnormal psychology: A clarifying disagreement in psychiatric judgements. J Abnorm Psychol 90: 575–585.

Hotopf M, Sharp D, Lewis G (1998) What's in a name? Soc Psychiatry Psychiatr Epidemiol 33: 27–31.

Howard KI, Moras K, Brill PL, Marinovich Z, Lutz W (1996) Evaluation of psychotherapy – Efficacy, effectiveness, and patient progress. Am Psychol 51: 1059–1064.

Howarth E (1978) The μ-index for differentiation of state and trait scales. Psychol Rep 43: 474.

Hoyer J, Margraf J (Hrsg.) (2003) Angstdiagnostik. Berlin: Springer.

Hunsley J, Mash EJ (2005) Introduction to the special section on developing guidelines for the Evidence-Based Assessment (EBA) of adult disorders. Psychol Assess 17: 251–255.

Hunter EE, Penick EC, Powell BJ, Othmer E, Nickel EJ, Desouza C (2005) Development of scales for eight common psychiatric disorders. J Nerv Ment Dis 193: 131–135.

IGDA (2003a) Standardized multi-axial diagnostic. Br J Psychiatry 182 (suppl.): 152–154.

IGDA (2003b) Illustrative clinical case. B J Psychiatry 182 (suppl.): 162–166.

Jablensky A (2005) Categories, dimensions and prototypes: Critical issues for psychiatric classification. Psychopathology 38: 201–205.

Jacobson NS, Revenstorf D (1988) Statistics for assessing the clinical significance of psychotherapy techniques: Issues, problems, and new developments. Behav Assess 10: 133–145.

Jacobson NS, Follette WC, Revenstorf D (1984a) Psychotherapy outcome research: Methods for reporting variability and evaluating clinical significance. Behav Ther 15: 336–352.

Jacobson NS, Follette WC, Revenstorf D, Baucon DH, Hahlweg K, Margolin G (1984b) Variability in outcome and clinical significance of behavioral marital therapy: A reanalysis of outcome data. J Consult Clin Psychol 52: 497–504.

Jacobson NS, Truax P (1991) Clinical significance: A statistical approach to defining meaningful change in psychotherapy research. J Consult Clin Psychol 59: 12–19.

Jäger RS (1982) Diagnostische Urteilsbildung. In: Groffmann KJ, Michel L (Hrsg.) Grundlagen psychologischer Diagnostik. Göttingen: Hogrefe. S. 295–375.

Jäger RS (1988a) Der diagnostische Prozeß. In: Jäger RS (Hrsg.) Psychologische Diagnostik. München: Psychologie Verlags Union. S. 382–386.

Jäger RS (1988b) Einleitung. In: Jäger RS (Hrsg.) Psychologische Diagnostik. München: Psychologie Verlags Union. S. 1–3.

Jamison C, Scogin F (1995) The outcome of cognitive bibliotherapy with depressed adults. J Consult Clin Psychol 63: 644–650.

Jaspers K (1973) Allgemeine Psychopathologie (9. Aufl.). Berlin: Springer.

Johnston MV, Keith RA, Hinderer SR (1992) Measurement standards for interdisciplinary medical rehabilitation. Arch Phys Med Rehabil, 73 (suppl.): 3–23.

Joiner TE, Walker RL, Pettit JW, Perez M, Cukrowitz KC (2005) Evidence-based assessment of depression in adults. Psychol Assess 17: 267–277.

Kallus KW, Janke W (1988). Klassenzuordnung. In: Jäger RS (Hrsg.) Psychologische Diagnostik. München: Psychologie Verlags Union. S. 131–145.

Katschnig H (1988) Wert und Unwert der operationalisierten Diagnostik für die biologisch-psychiatrische Forschung. In: Beckmann H, Laux G (Hrsg.) Biologische Psychiatrie – Synopsis 1986/87. Berlin: Springer. S. 75–79.

Katschnig H, Simhandl C (1987) Neuere Ansätze in der Klassifikation und Diagnostik psychischer Krankheiten. In: Simhandl C, Berner P, Luccioni H, Alf C (Hrsg.) Klassifikationsprobleme in der Psychiatrie. Wien: Medizinisch-pharmazeutische Verlagsgesellschaft. S. 59–85.

Kay SR, Opler LA, Spitzer RL, Williams JBW, Fiszbein A, Gorelick A (1991) SCID-PANSS: two-tier diagnostic systems for psychotic disorders. Compr Psychiatry 32: 355–361.

Keck PE, McElroy SL, Strakowski SM, West SA, Sax KW et al. (2004) 12-month outcome of patients with bipolar disorder following hospitali-

zation for a manic or mixed episode. Am J Psychiatry 155: 646–652.
Keitner GI, Ryan CE, Miller IW, Kohn R, Epstein NB (1991) 12-month outcome of patients with major depression and comorbid psychiatric or medical illness (compound depression). Am J Psychiatry 148: 345–350.
Keller F, Ruppe A, Stieglitz RD, Wolfersdorf M (1997) Korrelationen zwischen Selbst- und Fremdbeurteilung von Depressivität auf der Symptomebene. In: Wolfersdorf M (Hrsg.) Depressionsstationen/Stationäre Depressionsbehandlung. Berlin: Springer. S. 139–143.
Kempf W (1992) Ein pragmatischer Ansatz in der statistischen Theorie psychologischer Testscores. Z Diff Diagn Psychol 13: 269–275.
Kendall PC, Sheldrick RC (2000) Normative data for normative comparisons. J Consult Clin Psychol 68: 767–773.
Kendell RE (1978) Die Diagnose in der Psychiatrie. Stuttgart: Enke.
Kendler KS (1990) Toward a scientific psychiatric nosology. Arch Gen Psychiatry 47: 969–973.
Klann N, Hahlweg K, Heinrich N (2003) Diagnostische Verfahren für die Beratung (2. Aufl.). Göttingen: Hogrefe.
Klapprott J (1975) Einführung in die psychologische Methodik. Stuttgart: Kohlhammer.
Klerman GL, Weissman MM, Rounsaville BJ, Chevron ES (1984) Interpersonal psychotherapy of depression. New York: Basic Books.
Klosterkötter J (2004) Diagnose und Prognose in der Psychiatrie. Fortschr Neurol Psychiat 72: 67–69.
Kobak KA, Engelhardt N, Williams JBW, Lipsitz JD (2004) Rater training in multicenter clinicla trials: Issues and recommendations. J Clin Psychopharmacol 24: 113–117.
Kobak KA, Greist JH, Jefferson JH, Katzelnick DJ (1996) Computer-administered clinical rating scales: A review. Psychopharmacol 127: 291–301.
Kobak KA, Lipsitz JD, Williams JBW, Engelhardt N, Bellew KM (2005) A new approach to rater training and certification in a multicenter clinical trail. J Clin Psychopharmacol 25: 407–412.
Kobak KA, Reynolds WM, Rosenfeld R, Greist JH (1990) Development and validation of a computer-administered version of the Hamilton Depression Rating Scale. Psychol Assess, 2: 56–63.
Kobak KA, Schaettle SC, Greist JH, Jefferson JW, Katzelnick DJ, Dottl, SL (1998) Computer-admistered rating scales for social anxiety in a clinical drug trial. Depress Anxiety 7: 97–104.
Kraepelin E (1901) Einführung in die psychiatrische Klinik. Leipzig: Barth.
Kraemer HC, Gullion CM, Rush AJ, Frank E, Kupfer DJ (1993) Can state and trait variables be disentangled? A methodological framework for psychiatric disorders. Psychiatry Res 52: 55–69.
Kramer M (1988) Historical roots and structural bases of the International Classification of Diseases. In: Mezzich JE, Cranach Mv (Eds.) International classification in psychiatry. Cambridge: Cambridge University Press. pp. 3–29.
Kranzler HR, Kadsden RM, Babor TF, Roounsaville BJ (1994) Longitudinal expert, all data procedure for psychiatric diagnosis in patients with psychoactive substance use disorders. J Nerv Ment Dis 182: 277–283.
Krause J, Krause KH (2005) ADHS im Erwachsenenalter (2. Aufl.). Stuttgart: Schattauer.
Krauth J (1993) Einführung in die Konfigurationsfrequenzanalyse (KFA). Weinheim: Psychologie Verlags Union.
Krauth J, Lienert GA (1973) Die Konfigurationsfrequenzanalyse (KFA) und ihre Anwendung in Psychologie und Medizin. Freiburg: Alber.
Kretschmer E (1919) Gedanken über die Fortentwicklung der psychiatrischen Systematik. Zeitschrift für die gesamte Neurologie und Psychiatrie 48: 370.
Kubinger KD (1993) Testtheoretische Probleme der Computerdiagnostik. Zeitschrift für Arbeits- und Organisationspsychologie 37: 130–137.
Kubinger KD (1995) Einführung in die Psychologische Diagnostik. Weinheim: Psychologie Verlags Union.
Kubinger KD (2003) Adaptives testen. In: Kubinger KD, Jäger RS (Hrsg.) Schlüsselbegriffe der Psychologischen Diagnostik. Weinheim: Beltz PVU. S. 1–9.
Kühner C (1997) Fragebogen zur Depressionsdiagnostik nach DSM-IV (FDD-DSM-IV). Göttingen: Hogrefe.
Laing RD (1960) The divided self. An existential study in sanity and madness. London: Tavistock Publications.
Laireiter AR (2000) Diagnostik in der Psychotherapie: Perspektiven, Aufgaben und Qualitätskriterien. In: Laireiter AR (Hrsg.) Diagnostik in der Psychotherapie. Wien: Springer. S. 3–23.
Laireiter AR, Baumann U, Stieglitz RD (2001) Soziodiagnostik: Soziales Netzwerk, Soziale

Unterstützung und Soziale Anpassung. In: Stieglitz RD, Baumann U, Freyberger HJ (Hrsg.) Psychodiagnostik in Klinischer Psychologie, Psychiatrie, Psychotherapie. Stuttgart: Thieme. S. 210–228.

Laireiter A, Lettner K, Baumann U (1996) Dokumentation von Psychotherapie. Möglichkeiten und Grenzen. In: Caspar F (Hrsg.) Psychotherapeutische Problemanalyse. Tübingen: dgvt-Verlag. S. 315–343.

Laireiter AR, Vogel H (Hrsg.) (1998) Qualitätssicherung. Tübingen: Deutsche Gesellschaft für Verhaltenstherapie.

Lambert MJ (1983) Introduction to assessment of psychotherapy outcome: Historical perspective and current issues. In: Lambert MJ, Christensen ER; DeJulio SS (Eds.), The assessment of psychotherapy outcome. New York: Wiley. pp. 3–32.

Lambert MJ (1994) Use of psychological tests for outcome assessment. In: Maruish ME (Ed.) The use of psychological testing for treatment planning and outcome assessment. Hillsdale: Lawrence Erlbaum. pp. 75–97.

Lambert MJ, Hannöver W, Nisslmüller K, Richard M, Kordy H (2000) Fragebogen zum Ergebnis von Psychotherapie: Zur Reliabilität und Validität der deutschen Übersetzung des Outcome Questionnaire 45.2 (OQ-45.2). Z Klin Psychol Psychother 31: 40–47.

Lambert MJ, Hannöver W, Nisslmüller K, Richard M, Kordy H (2002) Fragebogen zum Ergebnis von Psychotherapie. Z Klin Psycho Psychothr 31: 40–47.

Lambert MJ, Hatch DR, Kingston MD, Edwards BC (1986) Zung, Beck, and Hamilton rating scales as measures of treatment outcome: A meta-analytic comparison. J Consult Clin Psychol 54: 54–59.

Landis JR, Koch GG (1977) A one-way components of variance model for categorical data. Biometrics 33: 671–679.

Langenbucher JW, Labouvie E, Martin CS, Sanjuan PM, Bavly L, Kirisci L, Chung T (2004) An application of item response theory analysis to alcohol, cannabis, and cocain criteria in DSM-IV. J Abnorm Psychol 113: 72–80.

Leckman JF, Sholomskas D, Thompson WD, Belanger A, Weissman MM (1982) Best-estimate lifetime psychiatric diagnosis. Arch Gen Psychiatry 39: 879–883.

Lehrl S, Gallwitz A, Nusko G, Burkard G (1977) Warum geben Selbstbeurteilungs-Verfahren schwere Depression falsch wieder? Therapeutische Umschau 34: 687–693.

Lecrubier Y (2002) How do you define remission? Acta Psychiatr Scand 106 (suppl. 415): 7–11.

Leichner R (1979) Psychologische Diagostik. Weinheim: Beltz.

Leucht S, Kane JM, Kissling W, Hamann J, Etschel E, Engel R (2005) Clinical implications of Brief Psychiatric Rating Scale scores. Brit J Psychiatry 187: 366–371.

Lewinsohn PM, Shankman SA, Gau JM, Klein DN (2004) The prevalence and co-morbidity of subthreshold psychiatric conditions. Psychol Med 34: 613–622.

Liebowitz MR (1987) Social phobia. Mod Probl Pharmacopsychiatry 22: 141–173.

Lienert GA (1969) Testaufbau und Testanalyse. Weinheim: Beltz.

Lienert GA, Raatz U (1994) Testaufbau und Testanalyse (5. Aufl.). Weinheim: Beltz.

Lipsitz J, Kobak K, Feiger A, Sikich D, Moroz G, Engelhardt A (2004) The Rater Applied Performance Scale: development and reliability. Psychiatry Res 127: 147–155.

Liraud F, Droulout, Parrot M, Verdoux H (2004) Agreement between self-rated and clinically assessed symptoms in subjects with psychosis. J Nerv Ment Dis 192: 352–356.

Loevinger J (1957) Objective tests as instruments of psychological theory. Psychol Rep 3: 635–694.

Löwe B, Spitzer RL, Zipfel S, Herzog W (2002) Gesundheitsfragebogen für Patienten (PHQ-P). Karlsruhe: Pfizer.

Logan P, Loo R (1979) Application of the μ-index to the State-Trait-Anxiety Inventory. Psychol Rep 44: 860–862.

Loo R (1991) Differentiation of trait and state scales by the μ-index. Psychol Rep 69: 371–374.

Lukoff D, Liberman P, Nuechterlein KH (1986) Symptom monitoring in the rehabilitation of schizophrenic patients. Schiz Bull 12: 578–602.

Lutz W, Tholen S, Schürch E, Berking M (2006) Die Entwicklung, Validierung und Reliabilität von Kurzformen gängiger psychometrischer Instrumente zur Evaluation des therapeutischen Fortschritts in Psychiatrie und Psychotherapie. Diagnostica 52: 11–25.

Lyons MJ, Tyrer P, Gunderson J, Tohen M (1997) Heuristic models of comorbidity of axis I and axis II disorders. J Pers Disord 1: 260–269.

Maier W (2001) Unterschwellige psychische Störungen. Das Problem der Spezifität unspezifizierter Diagnosen. Nervenarzt 72: 167–168.

Maier W, Albus M, Bech P (1990) Validitätskriterien für die Veränderungsmessung mit Ratingskalen. In: Baumann U, Fähndrich E, Stieglitz RD, Woggon B (Hrsg.) Veränderungsmessung in Psychiatrie und Klinischer Psychologie. München: Profil. S. 286–306.

Maier W, Benkert O (1987) Methodenkritik des Wirksamkeitsnachweises antidepressiver Pharmakotherapie. Nervenarzt 58: 595–602.

Maier W, Philipp M (1993) Reliabilität und Validität der Subtypisierung und Schweregradmessung depressiver Syndrome. Berlin: Springer.

Malchow C, Dilling H (Hrsg.) (1995) ICD-10 Computer-Tutorial: Psychische Störungen. Bern: Huber.

Marin RS, Firinciogullari S, Biedrzycki, RC (1993) The sources of convergence between measures of apathy and depression. J Affect Dis 28: 7–14.

Margraf J (1994) MINI-DIPS. Diagnostisches Kurzinterview bei psychischen Störungen. Berlin: Springer.

Marshall RD, Olfson M, Hellman F, Blanco C, Guardino M, Struening E (2001) Comorbidity, impairment, and suicidality in subthreshold PTSD. Am J Psychiatry 158: 1467–1473.

Martiny K, Lunde M, Undén M, Dam H, Bech P (2005) Adjunctive bright light in non-seasonal major depression: results from patient-reported symptom and well-being scales. Acta Psychiatr Scand 111: 453–459.

Mason BJ, Kocsis JH, Leon AC et al. (1993) Measurement of severity and treatment response in dysthymia. Psychiatic Ann 23: 625–631.

Mason P, Harrison G, Croudace T, Glazebrook C, Medley I (1997) The predictive validity of a diagnosis of schizophrenia. B J Psychiatry, 170: 321–327.

Mataix-Cols D, Conceição de Rosario-Campos M, Leckma JF (2005) A multidimensional model of obsessive-compulsive disorder. Am J Psychiatry 162: 228–238.

Mathias SD, Fifer SK, Patrick DL (1994) Rapid translation of quality of life measures for international clinical trials: avoiding errors in the minimalist approach. Quality of Life Research 3: 403–412.

McGuffin P, Farmer A (2001) Polydiagnostic approaches to measuring and classifying psychopathology. Am J Med Genet 105: 39–41.

McIntyre R, Kennedy S, Bagby M, Bakiush D (2002) Assessing full remission. J Psychiatry Neurosci 27: 235–239.

McIntyre RS, Konarski JZ, Mancini DA, Fulton KA, Parikh SV et al. (2005) Measuring severity of depression and remission in primary care: validition of the HAMD-7 scale. CMAJ, 173: 1327–1334.

McNamara K, Horan JJ (1986) Experimental construct validity in the evaluation of cognitive and behavioral treatments for depression. J Couns Psychol 33: 23–30.

Mezzich JE (1992) Multiaxiale Diagnostik und internationale Klassifikation in der Psychiatrie. Fundamenta Psychiatrica 6: 150–153.

Mezzich JE, Fabrega H, Mezzich AC (1987a) On the clinical utility of multiaxial diagnosis. In: Titschler GL (Ed.) Diagnosis and classification in psychiatry. Cambridge: Cambridge University Press. pp. 449–463.

Mezzich JE, Goodpasto W, Mezzich AC (1987b) Structural issues in diagnosis. In: Last CG, Hersen M (Eds.) Issues in diagnostic research. New York: Plenum Press. pp. 87–98.

Michel L, Conrad W (1982) Testtheoretische Grundlagen psychometrischer Tests. In Groffmann KJ, Michel L (Hrsg.) Grundlagen psychologischer Diagnostik. Göttingen: Hogrefe. S. 1–12).

Michels R, Siebel U, Freyberger HJ, Stieglitz RD, Schaub RT, Dilling H (1996) The multiaxial system of ICD-10: First results of a multicentric field trial. Psychopathology 29: 347–356.

Michelson L, Mavissakalian M, Marchione K (1985) Cognitive and behavioral treatments of agoraphobia: Clinical, behavioral, and psychophysiological outcomes. J Consult Clin Psychol 53: 913–925.

Miller IW, Bishop S, Norman WH, Maddever H (1985) The modified Hamilton Rating Scale for Depression: Reliability and validity. Psychiatry Res 14: 131–142.

Miller JD, Pilkonis PA (2006) Neuroticism and affective instability: the same or difference? Am J Psychiatry 163: 839–845.

Millon T (1991) Classification in psychopathology: Rationale, alternatives, and standards. J Abnorm Psychol 100: 245–261.

Möller HJ (1990) Möglichkeiten und Grenzen von Selbstbeurteilungsskalen zur Verlaufsbeurteilung depressiver Symptomatik im Rahmen der Therapieevaluation. In: Baumann U, Fähndrich E, Stieglitz RD, Woggon B (Hrsg.) Veränderungsmessung in Psychiatrie und Klinischer Psychologie. München: Profil. S. 307–328.

Möller HJ (1991) Outcome criteria in antidepressant drug trials: Self-rating versus observer-rating scale. Pharmacopsychiat 24: 71–75.

Möller HJ (Hrsg.) (2006) Therapie psychischer Erkrankungen (3. Aufl.). Stuttgart: Thieme.

Moggi F, Donati R (2004) Psychische Störungen und Sucht: Doppeldiagnosen. Bern: Huber.

Mombour W, Hiller W (2005) IPDE. International Personality Disorders Examination. In: Strauss B, Schumacher J (Hrsg.) Klinische Interviews und Ratingskalen. S. 191–196.

Mombour W, Zaudig M, Berger T, Gutierrez K, Berner W, Berger K., Cranach M von, Giglhuber O, Bose M von (1996) International Personality Disorder Examination (IPDE). Bern: Huber.

Montgomery S, Åsberg M (1979) A new depression scale designed to be sensitive to change. Br J Psychiatry 134: 382–389.

Morrison DP, Peck DF (1990) Do self-report measures of affect agree? A longitudinal study. Br J Clin Psychol 29: 395–400.

Müller MJ, Szegedi A, Wetzel H, Benkert O (2000) Moderate and severe depression. Graduations of the Montgomery-Åsberg Depression Rating Scale. J Affect Disord 60: 137–140.

Müller MJ, Wetzel H (1998) Dimensionality of depression in acute schizophrenia: methodological study using the Bech-Rafaelsen Melancholia Scala (BRMES). J Psychiatr Res 32: 369–378.

Müßigbrodt H, Kleinschmidt S, Schürmann A, Freyberger HJ, Dilling H (1996) Psychische Störungen in der Praxis. Leitfaden zur Diagnostik und Therapie in der Primärversorgung nach dem Kapitel V (F) der ICD-10. Bern: Huber.

Müßigbrodt H, Kleinschmidt S, Schürmann A, Freyberger HJ, Dilling H (Hrsg.) (2006) Psychische Störungen in der Praxis (3. Aufl.). Bern: Huber.

Munz T, Kohnen R (2004) Skalenvielfalt – Skalenwirrwarr? Poster auf dem DGPPN Kongress 2004 Berlin.

Nelson-Gray RO (1991) DSM-IV: Empirical guidelines from psychometrics. J Abnorm Psychol 100: 308–315.

Newman FL, Ciarlo JA (1994) Criteria for selecting psychological instruments for treatment outcome assessment. In: Maruish ME (Ed.) The use of psychological testing for treatment planning and outcome assessment. Hillsdale: Lawrence Erlbaum. pp. 98–110.

Newman MG, Holmes M, Zullig AR, Kachin KE, Behar E (2006) The reliability and validity of the Panic Disorder Self-report: A new diagnostic screening measure of panic disorder. Psychol Assess 18: 49–61.

Nierenberg AA, DeCecco LM (2001) Definitions of antidepressant treatment response, remission, nonresponse, partial response, and other relevant outcomes: A focus on treatment-resistant depression. J Clin Psychiatry (suppl. 61): 5–9.

Nietzel MT, Russell RL, Hemmings KA, Gretter ML (1987) Clinical significance of psychotherapy for unipolar depression: A meta-analytic approach to social comparison. J Consult Clin Psychol 55: 156–161.

Noyes R (2001) Comorbidity in generalized anxiety disorder. Psychiatr Clin North Am 24: 41–55.

Nunnally JC (1978) Psychometric theory (2nd ed.). New York: McGraw-Hill.

Nyberg E, Stieglitz RD (2005) Clinician Administered PTSD Scale (CAPS). In: Hoyer J, Margraf J (Hrsg.) Angstdiagnostik. Berlin: Springer. S. 375–379.

O'Donavan C (2004) Achieving and sustaining remission in depression and anxiety disorder: Introduction. Can J Psychiatry 49 (suppl. 1): 5S–9S.

Ogles BM, Lambert MJ, Masters KS (1996) Assessing outcome in clinical practice. Boston: Allyn and Bacon.

Olson LR, Jensen DV, Noerholm V, Martiny K, Bech P (2003) The internal and external validity of the Major Depression Inventory in measuring severity of depressive states. Psychol Med 33: 351–356.

Orlinsky DE, Grawe K, Parks BK (1994) Process and outcome in psychotherapy – Noch einmal. In: Bergin AE, Garfield SL (Eds.) Handbook of psychotherapy and behavior change (4th ed.). New York: Wiley. pp. 270–376.

Os Jv, Burns T, Cavallaro R, Leucht S, Peuskens J et al. (2005) Standardized remission criteria in schizophrenia. Acta Psychiatr Scand 113: 91–95.

Pawlik K (1976) Modell- und Praxisdimensionen psychologischer Diagnostik. In: Pawlik K (Hrsg.) Diagnose der Diagnostik. Stuttgart: Klett. S. 13–43.

Pawlik K (1988) Psychodiagnostik zwischen Allgemeiner und Differentieller Psychologie. Z Diff Diagn Psychol 9: 147–153.

Payk TR (2002) Pathopsychologie. Berlin: Springer.

Paykel ES (1981) Have multivariate statistics contributed to classification? Br J Psychiatry 139: 357–362.

Perrez M (1985) Diagnostik in der Psychotherapie – ein anachronistisches Ritual? Psychologische Rundschau 36: 106–109.

Peters UH (2004) Lexikon Psychiatrie Psychotherapie Medizinische Psychologie (5. Aufl.). München: Urban & Fischer.

Philipp M (1994) Vor- und Nachteile des polydiagnostischen Ansatzes. In: Dilling H, Schulte-Markwort E, Freyberger HJ (Hrsg.) Von der ICD-9 zur ICD-10. Bern: Huber. S. 59–63.

Philipp M, Maier W (1986) The Polydiagnostic Interview: A structured interview for polydiagnostic classification of psychiatric patients. Psychopathology 19: 175–185.

Philipp M, Maier W (1987) Diagnosensysteme endogener Depressionen. Berlin: Springer.

Piel E, Hautzinger M, Scherbarth-Roschmann P (1991) Analyse der Freiburger Beschwerdenliste (FBL-K) mit Hilfe des stochastischen Testmodells von Rasch. Diagnostica 37: 226–235.

Pilkonis PA, Heape CL, Ruddy J, Serrao P (1991) Validity in the diagnosis of personality disorders: The use of the LEAD Standard. Psychol Assess 3: 46–54.

Pincus AP, Wakefield Davis W, McQueen LE (1999) 'Subthreshold' mental disorders. Br J Psychiatry 174: 288–296.

Potts MK, Daniels H, Burnam MA, Wells KB (1990) A structured interview version of the Hamilton Depression Rating Scale: Evidence of reliability and versatility of administration. J Psychiat Res 24: 335–350.

Praag HM van (1993) Diagnosis, the rate-limiting factor of biological depression research. Biol Psychiatry: 28: 197–206.

Prien RF, Carpenter LL, Kupfer DJ (1991) The definition and operational criteria for treatment outcome of major depressive disorder. A review of current research literature. Arch Gen Psychiatry 48: 796–800.

Rapp MA, Rieckmann N, Gutzmann H, Folstein MF (2002) Mikro-Mental-Test. Nervenarzt 73: 839–844.

Reich J (2000) The relationship of social phobia to avoidant personality disorder: a proposal to reclassify avoidant personality disorder based on clinical empirical findings. Eur Psychiatry 15: 151–159.

Reynolds WM, Kobak KA (1995) Reliability and validity of the Hamilton Depression Inventory: A paper-pencil version of the Hamilton Depression Rating Scale Clinical Interview. Psychol Assess 7: 472–483.

Rhoades HM, Overall JE (1988) The semistructured BPRS interview and rating guide. Psychopharmacol Bull 24: 101–104.

Richter P (1991) Zur Konstruktvalidität des Beck-Depressionsinventars (BDI) bei der Erfassung depressiver Verläufe. Regensburg: Roderer.

Rief W, Hiller W, Heuser J (1997) SOMS. Screening für Somatoforme Störungen. Göttingen: Hogrefe.

Riezen H van, Segal M (1988) Comparative evaluation of rating scales for clinical psychopharmacology. Amsterdam: Elsevier.

Riso LP, Thase ME, Howland RH, Friedman ES, Simons AD, Tu TX (1997) A prospective test of criteria of response, remission, relapse, recovery, and recurrence in depressed patients with cognitive behaviour therapy. J Affect Dis 43: 131–142.

Robins LN, Barrett JE (Eds.) The validity of psychiatric diagnosis. New York: Raven Press.

Robins E, Guze SB (1970) Establishment of diagnostic validity in psychiatric illness: Its application to schizophrenia. Am J Psychiatry 126: 983–987.

Rodebaugh Tl, Woods CM, Thissen DM, Heimberg RG, Chambless DL, Rapee RM (2004) More information from fewer questions: The factor structure and item properties of the original and brief Fear of Negative Evaluation Scale. Psychol Assess 16: 169–181.

Röhrig B, Schleussner C, Brix C, Strauss B (2006) Die Resilienzskala (RS): Ein statistischer Vergleich der Kurz- und Langform anhand einer onkologischen Patientenstichprobe. Psychother Psych Med 56: 285–290.

Rohrmann B (1978) Empirische Studien zur Entwicklung von Antwortskalen für die sozialwissenschaftliche Forschung. Zeitschrift für Sozialpsychologie 9: 222–245.

Rose M, Hess V, Hörhold M, Brähler E, Klapp BF (1999) Mobile computergestützte psychometrische Diagnostik. Psychother Psychosom med Psychol 49: 202–207.

Rost J (2004) Lehrbuch Testtheorie Testkonstruktion (2. Aufl.). Bern: Huber.

Rost J, Spada H (1983) Die Quantifizierung von Lerneffekten anhand von Testdaten. Z Diff Diagn Psychol 4: 29–49.

Rush AJ, Hiser W, Gilles DE (1987) A comparison of self-reported versus clinician-rated symptoms in depression. J Clin Psychiatry 48: 246–248.

Rush AJ, Weissenburger JE (1994) Melancholic symptom features and DSM-IV. Am J Psychiatry 151: 489–498.

Sabshin M (2005) Concepts of normality and the classification of psychopathlogy. In: Strack S (Ed.) Handbook of personology and psychopathology. Hoboken: Wiley. pp. 229–337.

Santor DA, Zuroff DC, Ramsey JO, Cervantes P, Palacios J (1995) Examining scale discriminability in the BDI and CES-D as a function of depressive severity. Psychol Assess 7: 131–139.

Sartorius N, Ban T (1986) Assessment of depression. Berlin: Springer.

Sartorius N, Janca A (1996) Psychiatric assessment instruments developed by the World Health Organization. Soc Psychiatry Psychiatr Epidemiol 31: 55–59.

Sartorius N, Kaelber CT, Cooper JE, Roper MT, Rae DS et al. (1993) Progress toward achieving a common language in psychiatry. Arch Gen Psychiatry 50: 115–124.

Sartorius N, Ustun TB, Korten A, Cooper JE, Drimmelen Jv (1995) Progress toward achieving a common language in psychiatry. Am J Psychiatry 152: 1427–1437.

Saß H (1987) Die Krise der psychiatrischen Diagnostik. Fortschr Neurol Psychiat 55: 355–360.

Saß H (1994) Zur Problematik der operationalen Diagnostik in der Psychiatrie. In: Dilling H, Schulte-Markwort E, Freyberger HJ (Hrsg.) Von der ICD-9 zur ICD-10. Neue Ansätze der Diagnostik psychischer Störungen in der Psychiatrie. Bern: Huber. S. 149–155.

Saß H, Houben I (1998) Zukunftsperspektiven psychiatrischer Klassifikationssysteme. In: Gross G, Huber G, Saß H (Hrsg.) Moderne psychiatrische Klassifikationssysteme. Stuttgart. Schattauer. S. 239–252.

Saß H, Wittchen HU, Zaudig M (1996) Diagnostisches und Statistisches Manual Psychischer Störungen (DSM-IV). Göttingen: Hogrefe.

Saß H, Wittchen HU, Zaudig M, Houben I (2003) Diagnostisches und Statistisches Manual Psychischer Störungen – Textrevision (DSM-IV-TR). Göttingen: Hogrefe.

Saß H, Wittchen HU, Zaudig M, Houben I (2003) Diagnostische Kriterien DSM-IV-TR. Göttingen: Hogrefe.

Schaible R, Armburst M, Nutzinger DO (2001) Yale-Brown Obsessive Compulsive Scale: Sind Selbst- und Fremdrating äquivalent? Verhaltenstherapie 11: 298–303.

Scharfetter Ch (1971) Das AMP-System. Berlin: Springer.

Scharfetter Ch (1985) Allgemeine Psychopathologie (2. Aufl.). Stuttgart: Thieme.

Scharfetter Ch (2002) Allgemeine Psychopathlogie (5. Aufl.). Stuttgart: Thieme.

Schauenburg H (2005) OPD. Operationalisierte Psychodynamische Diagnostik. In: Strauss B, Schumacher J (Hrsg.) Klinische Interviews und Ratingskalen. Göttingen: Hogrefe. S. 284–291.

Schelten A (1980) Grundlagen der Testbeurteilung und Testerstellung. Heidelberg: Quelle und Meyer.

Schmidt-Atzert L (1997) Entwicklung und Evaluierung von Skalen zur Erfassung des emotionalen Befindens in den letzten 7 Tagen (EMO-16-Woche). Z Diff Diagn Psychol 18: 182–198.

Schmidt-Atzert L, Hüppe M (1996) Emotionsskalen EMO 16. Ein Fragebogen zur Selbstbeschreibung des aktuellen emotionalen Gefühlszustandes. Diagnostica 42: 242–267.

Schmitz N, Davies-Ostercamp S (1997) Klinische und Statistische Signifikanz – diskutiert am Beispiel der Symptom Check Liste (SCL-90-R). Diagnostica 43: 80–96.

Schneider K (1992) Klinische Psychopathologie (14. Aufl.). Stuttgart: Thieme.

Schneider W, Freyberger HJ (1994) Diagnostik nach ICD-10. Möglichkeiten und Grenzen für die Psychotherapie/Psychosomatik. Psychotherapeut 39: 269–275.

Schneider S, In-Albon T, Margraf J (2005) Diagnostisches Interview bei psychischen Störungen (DIPS) (3. Aufl.). Berlin: Springer.

Schneider S, Margraf J (2006) DIPS. Diagnostisches Interview bei psychischen Störungen (3. Aufl.). Berlin: Springer.

Scholz D, Wittchen HU (2005) SKID. Strukturiertes Klinisches Interview für DSM-IV. In: Strauss B, Schumacher J (Hrsg.) Klinische Interviews und Ratingskalen. Göttingen: Hogrefe. S. 411–418.

Schramm E (2005) Interpersonelle Psychotherapie bei Depressionen und anderen psychischen Störungen (2. Aufl.). Stuttgart: Schattauer.

Schulte-Markwort M, Marutt K, Riedesser P (2002) Crosswalk ICD-10 – DSM-IV. Bern: Huber.

Schumacher J, Klaiberg A, Brähler E (Hrsg.) (2003) Diagnostische Verfahren zur Lebensqualität und Wohlbefinden. Göttingen: Hogrefe.

Schützwohl M, Kallert T Jurjanz L (2007) Dimensionale Diagnostik mit der deutschsprachigen Version der Schedules for Clinical Assessment in Neuropsychiatry 2.1. Nervenarzt 87: 304–313.

Schwarz N, Scheuring B (1992) Selbstberichtete Verhaltens- und Symptomhäufigkeiten: Was Befragte aus Antwortvorgaben des Fragebogens lernen? Z Klin Psychol 21: 197–208.

Schwenkmezger P, Hank P (1993) Paper-Bleistift- versus computergestützte Darbietung von State-Trait-Fragebogen: eine Äquivalenzprüfung. Diagnostica 39: 189–210.

Seidel M (2005) Die Internationale Klassifikation der Funktionsfähigkeit, Behinderung und Gesundheit. Nervenarzt 76: 79–92.

Seidenstücker G, Baumann U (1987) Multimodale Diagnostik als Standard in der Klinischen Psychologie. Diagnostica 33: 243–258.

Shafer A (2005) Meta-analysis of the Brief Psychiatric Rating Scale factor structure. Psychol Assess 17: 324–335.

Sheehan DV, Harnett-Sheehan K, Raj BA (1996) The measurement of disability. Int Clin Psychopharmacol 11 (suppl. 3): 89–95.

Sheehan DV, Lecrubier Y, Sheehan KH, Amorin P, Janavs J, Weiller E, Hergueta T, Baker R, Dunbar GC (1998) The Mini-International Neuropsychiatric Interview (M.I.N.I.): the development and validation of a structured diagnostic psychiatric interview for DSM-IV and ICD-10. J Clin Psychiatry (Suppl) 20: 22–33.

Shrout PE (1998) Measurement reliability and agreement in psychiatry. Stat Methods Med Res 7: 301–317.

Shumway M, Sentell T, Unick G, Bamberg W (2004) Cognitive complexity of self-administered depression measures. J Affect Dis 83: 191–198.

Siebel U, Michels R, Hoff P, Schaub R, Freyberger HJ, Dilling H (1997) Multiaxiales System des Kapitels V (F) der ICD-10. Erste Ergebnisse der multizentrischen Praktikabilitäts- und Reliabilitätsstudie. Nervenarzt 68: 231–238.

Skodol AE (1991) Axis IV: Reliable and valid measure of psychosocial stressors? Compr Psychiatry 32: 503–515.

Slade T, Andrews G (2005) Latent structure of depression in a community sample: a taxometric analysis. Psychol Med 35: 489–497.

Smolka M, Stieglitz RD (1999) On the validity of the Bech-Rafaelsen Melancholia Scale (BRMS). J Affect Dis 54: 119–128.

Snaith RP (1993) What do depression rating scales measure? Br J Psychiatry 163: 293–298.

Spada H (1983) Die Analyse von Veränderungen im Rahmen unterschiedlicher testtheoretischer Modelle. In: Minsel WR, & Scheller R (Hrsg.) Diagnostik. München: Kösel. S. 83–105.

Spitzer C, Stieglitz RD, Freyberger HJ (2005) Fragebogen zu Dissoziativen Symptomen (FDS) (2. Aufl.). Bern: Huber.

Spitzer RL, Endicott J, Robins E (1978) Research Diagnostic Criteria (RDC): Rationale and reliability. Arch Gen Psychiatry 35: 773–782.

Spitzer RL, Fleiss JL (1974) A re-analysis of the reliability of psychiatric diagnosis. Br J Psychiatry 125: 341–347.

Spitzer RL (1983) Psychiatric diagnosis: Are clinicians still necessary? Compr Psychiatry 24: 399–411.

Spitzer RL, Williams JBW (1985) Classification of mental disorders. In: Kaplan HI, Sadock BJ (Eds.) Comprehensive textbook of psychiatry (4th ed.). Baltimore: Williams & Wilkens. pp. 591–613.

Spitzer RL, Williams JBW (1989) Having a dream: A research strategy for DSM-IV. In Robins LN, Barrett JE (Eds.) The validity of psychiatric diagnosis. New York: Raven Press. pp. 293–301.

Sprock J (1985) Classification of depression. Compr Psychiatry 26: 404–420.

Stangier U, Heidenreich T, Peitz M (2003) Soziale Phobien. Weinheim: Beltz.

Steinmeyer EM (1993) Zur klinischen Validität des Beck-Depressionsinventars. Eine facettentheoretische Reanalyse multizentrischer klinischer Behandlungsdaten. Nervenarzt 64: 717–726.

Steinmeyer EM, Möller HJ (1992) Facet analysis of the Hamilton-D scale. J Affect Dis 25: 53–62.

Stengel E (1959) Classification of mental disorders. Bulletin of the WHO 21: 601–663.

Steyer R, Ferring D, Schmitt M (1992) On the definition of states and traits. European J Psychol Assess 2: 79–98.

Stieglitz RD (1998) Aktueller Stand der syndromalen Diagnostik depressiver Störungen. In: Stieglitz RD, Fähndrich E, Möller HJ (Hrsg.) Syndromale Diagnostik psychischer Störungen. Göttingen: Hogrefe. S. 115–128.

Stieglitz RD (2000) Diagnostik und Klassifikation psychischer Störungen. Göttingen: Hogrefe.

Stieglitz RD (2004) Testdiagnostik. In: Hiller W, Leibing E, Leichsenring F, Sulz S (Hrsg.) Lehrbuch der Psychotherapie Band I: Grundlagen der Psychotherapie. München: CIP-Medien. S. 131–143.

Stieglitz RD (2006a) Klinische Diagnostik. In: Petermann F, Eid M (Hrsg.) Handbuch der Psychologischen Diagnostik. Göttingen: Hogrefe. S. 654–664.

Stieglitz RD (2006b) Methoden der Psychopathologie. Die Psychiatrie 3: 233–240.

Stieglitz RD (2007) Screeningverfahren bei psychischen Störungen. Psychothr Psych Med. 57: 178–186.

Stieglitz RD, Baumann U (2001) Veränderungsmessung. In: Stieglitz RD, Baumann U, Freyberger HJ (Hrsg.) Psychodiagnostik in Klinischer Psychologie, Psychiatrie, Psychotherapie. Stuttgart: Thieme. S. 21–38.

Stieglitz RD, Baumann U, Freyberger HJ (Hrsg.) (2001) Psychodiagnostik psychischer Störungen in Klinischer Psychologie, Psychiatrie, Psychotherapie. Stuttgart: Thieme.

Stieglitz RD, Baumann U, Tobien H, Zerssen, D von (1980) Zur Stichproben- und Zeitinvarianz von Testkennwerten bei einer Beschwerdenliste. Z exp angew Psychol 27: 631–654.

Stieglitz RD, Fähndrich E, Renfordt E (1988) Interrater study for the AMDP system. Pharmacopsychiat 21: 451–452.

Stieglitz RD, Freyberger HJ, Mombour W (2002) Klassifikation und diagnostischer Prozess. In Freyberger HJ, Schneider W, Stieglitz RD (Hrsg.) Kompendium Psychiatrie, Psychotherapie, Psychosomatische Medizin (11. Aufl.). Basel: Karger. S. 17–31.

Stieglitz RD, Freyberger HJ (2004) Psychiatrische Untersuchung und Befunderhebung. In: Berger M (Hrsg.) Psychische Erkrankungen. Klinik und Therapie (2. Aufl.). München: Urban & Fischer. S. 17–45.

Stieglitz RD, Smolka M, Bech P, Helmchen H (1998) Die Bech-Rafaelsen-Melancholie-Skala (BRMS). Testmanual. Göttingen: Hogrefe.

Stieglitz RD, Vauth R (2005) Compliance und Patientenbeurteilung in der Rehabilitations-Pharmakotherapie. In: Linden M, Müller WE (Hrsg.) Rehabilitations-Pharmakotherapie. Köln: Deutscher Ärzte-Verlag. S. 71–92

Stieglitz RD, Volz HP (2007) Komorbidität psychischer Störungen. Bremen: Uni-Med.

Stieglitz RD, Wolfersdorf M, Metzger R, Ruppe A, Stabenow S, Hornstein C, Keller F, Schell G, Berger M (1998) Stationäre Behandlung depressiver Patienten: Konzeptuelle Überlegungen und Ergebnisse eines Pilotprojekts zur Qualitätssicherung in Baden-Württemberg. Nervenarzt 69: 59–65.

Strauss B, Schumacher J (Hrsg.) (2005) Klinische Interviews und Ratingskalen. Göttingen: Hogrefe.

Streiner DL (1995) Learning how to differ: Agreement and reliability statistics in psychiatry. Can J Psychiatry 40: 60–66.

Streiner DL, Norman GR (1989) Health measurement scales. Oxford: Oxford University Press.

Stroemgren E (1994) ICD-9, ICD-10, DSM-III, DSM-III-R und DSM-IV – Ansätze und Konzepte der modernen psychiatrischen Diagnostik. In: Dilling H, Schulte-Markwort E, Freyberger HJ (Hrsg.) Von der ICD-9 zur ICD-10. Bern: Huber. S. 11–16.

Strupp HH, Horowitz LM, Lambert MJ (Eds.) (1997) Measuring patient changes in mood, anxiety and personality disorders. Washington: American Psychological Association.

Suppiger A, Margraf J (2005) Mini-DIPS. Diagnostisches Kurzinterview bei psychischen Störungen. In: Strauss B, Schumacher J (Hrsg.) Klinische Interviews und Ratingskalen. Göttingen: Hogrefe. S. 252–256.

Suppiger A, Schneider S (2005) DIPS. Diagnostisches Interview bei psychischen Störungen. In: Strauss B, Schumacher J (Hrsg.) Klinische Interviews und Ratingskalen. Göttingen: Hogrefe. S. 116–120.

Svanborg P, Åsberg M (1994) A new self-rating scale for depression and anxiety disorders based on the Comprehensive Psychopathological Rating Scale. Acta Psychiatr Scand 89: 21–28.

Svanborg P, Åsberg M (2001) A comparison between the Beck Depression Inventory (BDI) and the self-rating version of the Montgomery Åsberg Depression Rating Scale (MADRS). J Affect Disord 64: 203–216.

Szasz TS (1962) The myth of mental illness. London: Secker & Warburg.

Tarelle JD, Schulz SC (1988) Nurses assessment using the BPRS: A structured interview. Psychopharmacol Bull 24: 105–111.

Taylor S (1995) Assessment of obsessions and compulsions: Reliability, validity, and sensitivity to treatments effects. Clin Psychol Rev 15: 261–296.

Testkuratorium der Föderation Deutscher Psychologenverbände (1986a) Kriterienkatalog (Mitteilung). Diagnostica 32: 358–360.

Testkuratorium der Föderation Deutscher Psychologenvereinigungen (1986b). Richtlinien für den Einsatz elektronischer Datenverarbeitung in der psychologischen Diagnostik. Psychologische Rundschau 37: 163–165.

Thornley B, Adams C (1998) Content and quality of 2000 controlled trials in schizophrenia over 50 years. BMJ 317: 1181–1184.

Tränkle U (1983) Fragebogenkonstruktion. In: Feger H, Bredenkamp J (Hrsg.) Datenerhebung. Göttingen: Hogrefe. S. 222–301.

Vauth R, Stieglitz RD (2001) Diagnostik schizophrener Störungen. In: Stieglitz RD, Baumann U, Freyberger HJ (Hrsg.) Psychodiagnostik in Klinischer Psychologie, Psychiatrie, Psychotherapie. Stuttgart: Thieme. S. 405–417.

Vermeersch DA, Lambert MJ, Burlingame GM (2000) Outcome Questionnaire: item sensitivity to change. J Pers Ass 74: 242–261.

Voderholzer U (2006) Psychiatrie ohne Psychopathologie? Der Stellenwert der Psychopathologie in der Aus- und Weiterbilddung des Faches Psychiatrie und Psychotherapie. Die Psychiatrie: 248–254.

Vollmoeller W (2004) Wie sicher ist die Wahrnehmung von Patienten? In: Vollmoeller W (Hrsg.) Grenzwertige psychische Störungen. Stuttgart: Thieme. S. 1–9.

Ward CH, Beck AT, Mendelson M, Mock JE, Erbaugh JK (1962) The psychiatric nomenclature. Reasons for diagnostic disagreement. Arch Gen Psychiatry 7: 198–205.

Weathers FW, Ruscio AM, Keane TM (1999) Psychometric properties of nine scoring rule for the Clinician-Admistered Posttarumatic Stress Disorder Scale. Psychol Assess 11: 124–133.

Weissman M, Beck AT (1978) Development and validation of the dysfunctional attitude scale. Chicago: Paper presented at the annual meeting of the Association for Advancement of Behavior Therapy.

Weltverband für Psychiatrie (1983) Diagnosekriterien für Schizophrene und Affektive Psychosen. Wien: Weltverband für Psychiatrie.

Westhoff G (1993) Handbuch psychosozialer Messinstrumente. Göttingen: Hogrefe.

Westmeyer H (1994) Selbstverständnis und Perspektiven der Verhaltensdiagnostik. Diagnostica 40: 270–292.

WHO (1995) ICD-10 Symptom Checkliste für psychische Störungen. Bern: Huber.

WHO (2002) Towards a common language for functioning, disability and health. Genf: WHO.

Widiger T (2005) A dimensional model of personality disorder. Curr Opin Psychiatry 18: 41–43.

Widiger TA, Frances AJ, Pincus HA, Davis WW (1990) DSM-IV literature reviews: Rationale, process, and limitations. J Psychopath Behav Assess 12: 189–202.

Wiggins JS (1973) Personality and prediction: principles of personality assessment. Reading: Addison-Wesly.

Williams JBW (1988) A structured interview guide for the Hamilton Depression Scale. Arch Gen Psychiatry 45: 742–747.

Wing JK, Cooper JE, Sartorius N (1982) Die Erfassung und Klassifikation psychiatrischer Symptome. Weinheim: Beltz.

Wirtz M, Caspar F (2002) Beurteilerübereinstimmung und Beurteilerreliabilität. Göttingen: Hogrefe.

Wise EA (2004) Methods for analysing psychotherapy outcomes: A review of clinical significance, reliable change, and recommendations for future directions. J Pers Assess 82: 50–59.

Wishman MA, Strosahl K, Frazzetti AE, Schmaling KB, Jacobson NS, Miller DM (1989) A structured interview version of the Hamilton Rating Scale for Depression. Psychol Assess 1: 238–241.

Wittchen HU (1993) Diagnostik psychischer Störungen: Über die Optimierung der Reliabilität zur Verbesserung der Validität. In: Möller HJ, Berger M, Wittchen HJ (Hrsg.) Psychiatrie als empirische Wissenschaft. München: Zuckschwerdt. S. 17–39.

Wittchen HU (1994) Reliability and validity studies of the WHO-Composite International Diagnostic Interview (CIDI): A critical review. J Psychiat Res 28: 57–88.

Wittchen HU (1996) Critical issues in the evaluation of comorbidity of psychiatric disorders. Br J Psychiatry (suppl. 39): 9–16.

Wittchen HU, Pfister H (Hrsg.) (1997) DIA-X Interview. Frankfurt: Swets Test Services.

Wittchen HU, Schulte D (1988) Diagnostische Kriterien und operationalisierte Diagnosen. Grundlagen der Klassifikation psychischer Störungen. Diagnostica 34: 3–27.

Wittchen HU, Semler G (1990) Composite International Diagnostic Interview (CIDI). Weinheim: Beltz.

Wittchen HU, Vossen A (1995) Implikationen von Komorbidität von Angststörungen. Ein kritischer Überblick. Verhaltenstherapie 5: 120–133.

Wittchen HU, Weigel A, Pfister H, Perkonnig A (1997) DIA-X: Expertensystem zur Diagnostik Psychischer Störungen. Frankfurt a. M.: Swets Test.

Wittchen HU, Zaudig M, Fydrich T (1997) Strukturiertes Klinisches Interview für DSM-IV. Göttingen Hogrefe.

Wittmann WW, Matt GE (1986) Meta-Analyse als Integration von Forschungsergebnissen am Beispiel deutschsprachiger Arbeiten zur Effektivität von Psychotherapie. Psychologische Rundschau 37: 20–40.

Wolfersdorf M, Stieglitz RD, Metzger R, Ruppe A, Stabenow S, Hornstein C, Keller F, Schell G, Berger M (1997a) Modellprojekt zur Qualitätssicherung der klinischen Depressionsbehandlung. Erste Ergebnisse und Erfahrungen aus einem Pilotprojekt zur Prozeß- und Ergebnisqualität der Behandlung depressiver Patienten in 4 psychiatrischen Krankenhäusern Baden-Württembergs. In: Gaebel W, Berger M (Hrsg.) Qualitätssicherung in der Psychiatrie. Berlin: Springer. S. 67–86.

Wolfersdorf M, Stieglitz RD, Metzger R, Ruppe A, Stabenow S, Hornstein C, Keller F, Schell G, Berger M (1997b) Qualitätssicherung der stationären Depressionsbehandlung: Aspekte von Qualitätsmonitoring und externer Qualitätssicherung am Beispiel eines Pilotprojektes zur stationären Depressionsbehandlung. Psychiatr Prax, 24: 120–128.

Wottawa H, Hossiep R (1987) Grundlagen psychologischer Diagnostik. Göttingen: Hogrefe.

Zaudig M, Wittchen HU, Sass H (2000) DSM-IV und ICD-10 Fallbuch. Göttingen: Hogrefe.

Zaworka W, Hand I, Jauerning G, Lünenschloss K (1983) HZI. Hamburger Zwangsinventar. Weinheim: Beltz.

Zentralinstitut (1997) Diagnosenverschlüsselung in der Arztpraxis. Köln: Deutscher Ärzte-Verlag.

Zerssen D von (1976a) Klinische Selbstbeurteilungsskalen. Weinheim: Beltz.

Zerssen D von (1976b) Die Paranoid-Depressivitäts-Skala. Weinheim: Beltz.

Zerssen D von (1976c) Die Beschwerden-Liste. Weinheim: Beltz.

Zerssen D von (1976d) Die Befindlichkeits-Skala. Weinheim: Beltz.

Zerssen D von (1977) Konstitutionstypologische Forschung. In: Strube G (Hrsg.) Die Psychologie des 20. Jahrhunderts Band V: Binet und die Folgen. Zürich: Kindler. S. 545–616.

Zerssen D von (1986a) Syndrom. In: Müller C (Hrsg.) Lexikon der Psychiatrie (2. Aufl.). Berlin: Springer. S. 663–664.

Zimmerman M, Chelminski I, Young D (2004) On the threshold of disorder: A study of the impact of the DSM-IV clinical significance criterion on diagnosing depressive and anxiety disorders in clinical practice. J Clin Psychiatry 65: 1400–1405.

Zimmerman M, Coryell W (1987) The Inventory to Diagnose Depression (IDD): a self-report scale to diagnose major depressive disorder. J Consult Clin Psychol 55: 55–59.

Zlotnik C, Franklin CL, Zimmerman M (2002) Does "subthreshold" posttraumatic stress disorder have any clinical relevance? Compr Psychiatry 43: 413–419.

Zung WWK (1974) The measurement of affects – Depression and anxiety. In: Pichot P (Ed.), Psychological measurements in psychopharmacology Basel: Karger. Pp. 170–188.

Zung WWK (1976a) ASI. Anxiety Status Inventory. In: Guy W (Ed.) ECDEU assessment manual for psychopharmacology. Rockville: National Institute of Mental Health. pp. 199–204.

Zung WWK (1976b) DSI. Depression Status Inventory. In: W. Guy (Ed.) ECDEU assessment manual for psychopharmacology. Rockville: National Institute of Mental Health. pp. 171–178.

Zung WWK (1976c) SAS. Self-rating Anxiety Scale. In: W. Guy (Ed.) ECDEU assessment manual for psychopharmacology. Rockville: National Institute of Mental Health. pp. 337–340.

Zung WWK (1986) Zung Self-rating Depression Scale and Depression Status Inventory. In: Sartorius N, Ban TA (Eds.), Assessment of depression Berlin: Springer. Pp. 221–231.

Zwick R (1983) Assessing the psychometric properties of psychodiagnostic systems: How do the Research Diagnostic Criteria measure up? J Consult Clin Psychol 51: 117–131.

Weiterführende Literatur

Nachfolgend eine Liste von Büchern, in denen Verfahren vorgestellt werden, die im Kontext der Diagnostik und Klassifikation in Psychiatrie und Psychotherapie Anwendung finden können.

APA (2000) Handbook of psychiatric measures. Washington: American Psychiatric Association.

- 32 Kapitel mit mehreren hundert Verfahren
- einheitliche Darstellung der Verfahren: Ziele, Beschreibung, praktische Aspekte (u. a. Durchführungszeit, Bezugsquelle), psychometrische Güte (Reliabilität, Validität), klinische Nützlichkeit (u. a. Indikation, Möglichkeiten und Grenzen), weiterführende Literatur
- Neben ausführlichen Informationen zu allgemeinen Grundlagen der Diagnostik Schwergewicht an DSM-IV orientierten Störungsbereichen, zusätzlich allgemein klinisch relevante Bereiche (u. a. Lebensqualität, Partnerschaft)
- Vielzahl Instrumente auf CD-ROM enthalten (nur auf Englisch)

Biefang S, Potthoff P, Schliehe F (Hrsg.) (1999) Assessmentverfahren für die Rehabilitation. Göttingen: Hogrefe.

- ca. 130 Verfahren, original deutschsprachige Instrumente oder deutsche Versionen anglo-amerikanischer Verfahren
- 5 Hauptbereiche: übergreifende Instrumente zur Beurteilung des Gesundheitszustandes und intervenierender Merkmale, spezifische Instrumente zur Beurteilung des Gesundheitszustandes und intervenierender Merkmale, pädiatrische Assessmentverfahren, geriatrische Assessmentverfahren, Verfahren für sozialmedizinische Begutachtung
- einheitliche Darstellung der Verfahren: allgemeine Angaben, Beschreibung, Indikationsgebiete, psychometrische Kriterien, Literatur

Brähler E, Holling H, Leutner D, Petermann F (Hrsg.) (2002) Brickenkamp Handbuch psychologischer und pädagogischer Tests (3. vollständig überarbeitete und erweiterte Auflage). Band 1 und 2. Göttingen: Hogrefe.

- Nachfolger des „Klassikers“ Brickenkamp
- ca. 450 Verfahren
- 3 Hauptbereiche: Leistungstests, psychometrische Persönlichkeitstests, Persönlichkeits-Entfaltungsverfahren
- umfangreichste Gruppe „Klinische Tests“ (als Teil der psychometrischen Persönlichkeitstests): Fragebogen, Interviews, sonstige klinische Verfahren
- einheitliche Darstellung der Verfahren: Grundkonzept, Durchführung, Gütekriterien (Objektivität, Reliabilität, Validität, Normen)

Brähler E, Schumacher J, Strauss B (Hrsg.) (2002) Diagnostische Verfahren in der Psychotherapie. Göttingen: Hogrefe.

- Vorstellung von 93 Verfahren
- Einheitliche Präsentation nach: Autoren, Quellen, Vorgänger/Originalversion, Anwendungsbereich, Bearbeitungszeit, Kurzbeschreibung, Theoretischer Hintergrund, Bezug zur Psychotherapie, Entwicklung des Tests, Aufbau und Auswertung, Gütekriterien, Normen, Literatur

CIPS (2005) Internationale Skalen für Psychiatrie (5. Aufl.). Göttingen: Hogrefe

- Bereits in 5. Auflage vorliegende, ursprünglich erste Übersicht zu Verfahren, die primär im Kontext der Psychiatrie und dort Psychopharmakaforschung Anwendung finden
- Insgesamt 43 Skalen gruppiert nach den Bereichen allgemeine, störungsübergreifend einsetzbare Verfahren, demenzielle Störungen, psychotische Störungen, affektive Störungen, Angst- und Zwangsstörungen, Schlafstörungen, Schmerz, motorische Symptome

- einheitliche Darstellung der Verfahren: Beschreibung und Hinweise zur Anwendung, Aufbau, Auswertung, Stichprobenergebnisse, Reliabilität, Validität, Literatur
- Im Unterschied zu den anderen Übersichten Abdruck der Verfahren

Klann N, Hahlweg K, Heinrich N (2003) Diagnostische Verfahren für die Beratung (2., vollständig überarbeitete Auflage). Göttingen: Hogrefe.

- Ca. 50 Verfahren gruppiert nach Tests Partnerschaft, Tests Familie, allgemeine Klassifikation von Störungen, Diagnostik von speziellen Störungen, störungsübergreifende Verfahren/Differentialdiagnostik
- einheitliche Darstellung der Verfahren: Autoren, Beschreibung, Einsatzmöglichkeiten, Aufbau, Auswertung, Gütekriterien, Stichprobe, Veränderungsmessung, Literatur
- Abdruck, der nicht kommerziell verfügbaren Verfahren

Schumacher J, Klaiberg A, Brähler E (Hrsg.) (2003) Diagnostische Verfahren zu Lebensqualität und Wohlbefinden. Göttingen: Hogrefe.

- 70 Verfahren
- einheitliche Darstellung der Verfahren: Autoren, Quellen, Vorgänger/Originalversion, Anwendungsbereich, Übersetzung, Art des Verfahrens, Bearbeitungszeit, Kurzbeschreibung, Theoretischer Hintergrund, Entwicklung des Verfahrens, Aufbau und Auswertung, Gütekriterien, Vergleichswerte/Normen, Literatur

Stieglitz RD, Baumann U, Freyberger HJ (Hrsg.) (2001) Psychodiagnostik in Klinischer Psychologie, Psychiatrie, Psychotherapie. Stuttgart: Thieme.

- Allgemeine Grundlagen der Diagnostik
- Übersicht zu Verfahrensgruppen und diagnostischen Fragestellungen mit Beispielen von Verfahren, die einsetzbar sind
- Hinweise auf mehrere hundert Testverfahren
- Störungsübergreifende Verfahren und an der ICD-10 orientierte störungsbezogene Verfahren (incl. Kinder- und Jugendbereich)
- Einheitliche Darstellung der störungsbezogenen Verfahren: allgemeine Probleme der Diagnostik, Interviews, Selbstbeurteilungsverfahren, Fremdbeurteilungsverfahren, andere Verfahrensgruppen

Strauss B, Schumacher J (Hrsg.) (2005) Klinische Interviews und Ratingskalen. Göttingen: Hogrefe.

- Vorstellung von 91 Verfahren
- einheitliche Darstellung der Verfahren: Autoren, Quellen, Vorgänger/Originalversion(en), Übersetzung(en), Art des Verfahrens, Bearbeitungszeit, Voraussetzung für die Anwendung, Kurzbeschreibung, Theoretischer Hintergrund, Entwicklung des Tests, Aufbau und Auswertung, Gütekriterien, Vergleichswerte/Normen, Literatur

Westhoff G (1993) Handbuch psychosozialer Messinstrumente. Göttingen: Hogrefe.

- mehr als 400 Verfahren
- einheitliche Darstellung der Verfahren u. a. nach folgenden Merkmalen: Messdimensionen, Methodik, Zielgruppen, psychometrische und methodische Eigenschaften
- Alphabetische Auflistung der Verfahren sowie zusätzlich nach 100 Themenbereichen
- Nicht nur psychiatrische Themenbereiche, sondern auch z. B. psychologische Konstrukte (z. B. Coping, Hilflosigkeit) oder somatische Erkrankungen (z. B. Rückenschmerzen)

Literatur

Aktuelle **Besprechungen von Testverfahren und diagnostischen Instrumenten** finden sich in folgenden deutschsprachigen Fachzeitschriften:

- „Diagnostica" (Hogrefe-Verlag)
- „Zeitschrift für Klinische Psychologie und Psychotherapie" (Hogrefe-Verlag)
- „Zeitschrift für Psychiatrie, Psychologie und Psychotherapie" (Huber-Verlag)

In der „Diagnostica" erfolgen die Besprechungen nach den in Abschnitt 4.2 aufgeführten Kriterien, in der „Zeitschrift für Klinische Psychologie und Psychotherapie" und „Zeitschrift für Psychiatrie, Psychologie und Psychotherapie" meist mehr nach stärker anwendungsbezogenen Aspekten.

Die aktuellste und umfassendste **Übersicht zu Tests sowie Testrezensionen** wird vom Zentrum für Psychologische Information und Dokumentation der Universität Trier vorgelegt:
http://www.zpid.de/index.php?wahl=products&uwahl=printed&uuwahl=testverzeichnis.
In der Version vom Januar 2007 finden sich 2056 bibliographische Nachweise zu 1012 Testverfahren.

Kurzbeschreibungen zu kommerziell verfügbaren Verfahren finden sich im Testkatalog der Testzentrale Göttingen/Bern sowie auf deren Internetseite (www.testzentrale.de bzw. www.testzentrale.ch).